U0337379

丹溪醫書集成

義烏叢書編纂委員會
浙江大學浙江文獻集成編纂中心 編

《丹溪醫書集成》編委會 編

中華書局

丹溪心法

王英　點校

整理説明

一、《丹溪心法》概況

《丹溪心法》是由朱丹溪弟子、門人和私淑者根據其師學術思想、臨床經驗及平素所述纂輯而成的。

本書最早成書於明景泰年間（一四五〇—一四五六），是由楊楚玉根據丹溪經驗類集而成，因其「刊於陝右」，故稱之爲「陝版」，也有人根據作者署名「類集」而將其名爲「丹溪心法類集」。明成化元年（一四六五），四川王季瓛在楊楚玉版本的基礎上，增加了一些附方，重新刊刻，稱爲「蜀版丹溪心法」。至成化十七年（一四八一），安徽休寧人程充對陝版與蜀版都不甚滿意，認爲楊楚玉的陝版篇目或有重出，或有遺漏，并附以他人之論，造成魚目混珠；而王季瓛的蜀版又附添一些方劑，使玉石不分，失却丹溪本旨，於是程充「竊取《平治會萃》《經驗》等方，及《玉機微義》、《衛生寶鑒》、《濟生拔粹》、東垣、河間諸書校之。究尾會首，因證求方」，并獲取了丹溪曾孫家藏本，參考陜版、蜀版，重新編集刊刻，成書於新安，稱爲「徽版丹溪心法」。由於徽版的《丹溪心法》是在整合丹溪《平治會萃》、丹溪家人所傳及各家醫書的基礎上，又結合陜版、蜀版《丹溪心法》編纂而成，能比較全面地反映丹溪的學術思想及診治經驗，所以流傳尤廣，影響頗大。

徽版《丹溪心法》全書共五卷。首載《十二經見證》《不治已病治未病》《亢則害承乃制》《審察病機無失氣宜》《能合色脈可以萬全》《治病必求於本》醫論六篇，集中反映了丹溪重視未病先防的預防醫學思想，以及治病宜合氣機、色脈、求本的治療觀。卷一至卷五則分列以内科雜病爲主，兼及外、婦、兒各科的病證及方藥共百篇。每一病證，先引朱氏的原論，次記其學生戴原禮有關辨證的論述，再介紹治療該病證的方藥。其所收録的方劑分「入方」和「附方」，「入方」爲丹溪所訂，「附方」則取自其他醫家。同時，程充又在各門設有「附録」，以别丹溪原論，而「存編者之意」。

書末附有宋濂的《故丹溪先生朱公石表辭》及戴九靈（戴良）的《丹溪翁傳》，全面介紹了朱丹溪的生平事迹、主要醫事活動。

二、學術特點及貢獻

（一）未病先防，治病求本

丹溪由儒而醫，認真鑽研《内經》《難經》諸書，深得經典之要旨，這在本書所載醫論中得到了充分的體現，開卷所載《十二經見證》《不治已病治未病》《亢則害承乃制》《審察病機無失氣宜》《能合色脈可以萬全》《治病必求於本》醫論六篇，均在《内》《難》諸書的基礎上，結合自己的臨證體會加以闡述，尤其是對「未病先防」「治病求本」的闡發，充分反映了丹溪重視預防爲主、强調辨證論治的臨證治療觀。

如對於《素問·四氣調神大論》「不治已病治未病」觀點，《丹溪心法》發揮説：「與其救療於有疾之後，不若攝養於無疾之先。蓋疾成而後藥者，徒勞而已。是故已病而不治，所以爲醫家之法；未病而先治，所以明攝生之理。夫如是則思患而預防之者，何患之有哉？此聖人不治已病治未病之意也」，「昔黄帝與天師難疑答問之書，未曾不以攝養爲先」，「諄諄然以養身爲急務者，意欲治未然之病，無使至於已病難圖也」。寥寥數語，對《内經》的預防醫學思想作了很好的解讀，也充分體現了丹溪的防病治病觀，對當今「治未病」的研究具有重要的指導意義。

對於疾病的治療，丹溪認爲當「審察病機，無失氣宜」，「治病必求於本」，强調辨證求因，治病求本。「邪氣各有所屬也，當窮其要於前；治法各有所歸也，當防其差於後。蓋治病之要，以窮其所屬爲先。」「將以施其療疾之法，當以窮其受病之源……窮此而療之，厥疾弗瘳者鮮矣。」「誠能窮原療疾，各得其法，萬舉萬全之功，可坐而致也。」明確指出疾病治療探本求源的重要性。

丹溪的這些學術觀點，不僅在開篇的醫論中予以詳細闡述，而且在本書的各科疾病的治療中也得到了充分的體現。「人之生也，禀天地氤氲之氣，在乎保養真元，固守根本，則萬病不生，四體康健。若曰不養真元，不固根本，疾病由是生焉。」固守真元，頤養真氣，是身體康健之本，反之則疾病由是而生。如《勞瘵》篇中論道：

「勞之由，因人之壯年，氣血完聚，精液充滿之際，不能保養性命，酒色是貪，日夜耽嗜，無有休息，以致耗散真元，虚敗精液，則嘔血吐痰，以致骨蒸體熱，腎虚精竭，面白頰紅，口乾咽燥，白濁遺精，盗汗，飲食艱難，氣力全無，謂之火盛金衰。重則半年而斃，輕則一載而亡。」如果「醫者不究其源，不窮其本，或投之以大寒之劑，或療之以大熱之藥，妄爲施治，絶不取效」。又如《破滯氣》篇對氣刺痛的治療，强調根據其體質和不同病因分而治之，「若禀受素壯，而氣則刺痛，枳殼、烏藥。若肥白氣虚之人，氣刺痛者，宜參、术加木香。若因事氣鬱不舒暢而氣刺痛，當用木香」。

（二）氣血痰鬱，雜病總綱

丹溪對雜病的治療亦頗有心得，故有「雜病宗丹溪」「雜病規朱彦修」之説。其對雜病的治療主要是從「氣、血、痰、鬱」四個方面着手，《丹溪心法》就比較集中地體現了丹溪的這一學術觀點。

氣　《丹溪心法》指出：「人以氣爲主，一息不運則機緘窮，一毫不續則穹壤判。

陰陽之所以昇降者，氣也；血脈之所以流行者，亦氣也；榮衛之所以運轉者，此氣也；五臟六腑之所以相養相生者，亦此氣也。」充分闡明了氣是人體生命活動的根本保障。凡各種原因造成氣機運行不暢，均可致病。如七情所傷，「怒則氣上，喜則氣緩，驚則氣亂，恐則氣下，勞則氣耗，悲則氣消，思則氣結」，由此而導致各種疾病的發生，所以在疾病的治療上也强調以順氣、理氣、補氣、和氣爲先。如對中風的治療，《丹溪心法》明示：「治風之法，初得之即當順氣，及日久即當活血」，此爲「萬古不易之理」，不以順氣活血爲先治療中風，「未見能治也」。又如對痰證的治療，《丹溪心法》指出：「善治痰者，不治痰而治氣。氣順，則一身之津液亦隨氣而順矣……古方治痰飲，用汗、吐、下、温之法，愚見不若以順氣爲先，分導次之。」指出了調理氣機在治療痰證方面的重要意義。

血　《丹溪心法》的發病觀，不僅闡述「氣」的重要性，同時强調「血」的作用，「驚悸者血虚……怔忡者血虚」，「盗汗屬血虚、陰虚」，産後「一切病多是血虚」，據統計，全書中論述由血虚而致的病證就有二十餘種。在治療上，則善用四物湯化裁：脱肛，「血虚，四物湯。血熱者凉血，四物湯加炒柏」；嘔血，「火載血上，錯經妄行，用四物湯加炒山梔、童便、薑汁服」；「午後嗽多者，屬陰虚，必用四物湯加炒柏、知母降火」；發熱，「四物湯加炒黄柏、黄芩、龜版」，并稱「四物湯加炒柏，是降火補陰之妙劑」。凡此等等，用四物湯爲主方，加減化裁治療多種疾病，取得了很好的療效。

綜觀全書，氣血論貫穿在整個雜病的治療中，其補氣常用四君子湯，補血常用四物湯，但氣血論治也不是截然分開的，常常相互爲用，如對發熱的治療，「四物湯加炒黄柏、黄芩、龜版。兼氣虚加人參、黄芪、黄芩、白术」，治療婦女崩漏，「氣虚、血虚者，皆以四物湯加參、芪」；在藥物的服法上，根據氣虚血虚的不同情況而輔以補氣補血藥，如大補丸「治筋骨軟。氣虚以補氣藥下，血虚以補血藥下」。

痰　《丹溪心法》論治雜病，將許多病因責於痰，嘗云：「痰之爲物，隨氣昇降，無處不到」，「百病中多有兼痰者，世所不知也」，「凡痰之爲患，爲喘爲咳，爲嘔爲利，爲眩爲暈，心嘈雜，怔忡驚悸，爲寒熱痛腫，爲痞隔，爲壅塞，或胸脅間轆轆有聲，或背心一片常爲冰冷，或四肢麻痹不仁，皆痰飲所致」，足見其在發病學上對「痰」的高度重視。對於痰證的治療，根據氣結則生痰、痰盛則氣愈結的病理特點，在選方用藥上，每以二陳湯爲基本方，并强調隨證加減：「二陳湯，一身之痰都治管，如要下行，加引下藥，在上，加引上藥。」在藥物的選用上，丹溪根據自己的臨床經驗，總結出「黄芩治熱痰……竹瀝滑痰……五倍子能治老痰，佐他藥大治頑痰」，「火動其痰，用二陳湯加山梔子、黄連、黄芩之類……痰在脅下，非白芥子不能達；痰在皮裏膜外，非薑汁、竹瀝不可導達；痰在四肢，非竹瀝不開。痰結核在咽喉中，燥不能出入，用化痰藥和鹹藥軟堅之味」，「海粉即海石，熱痰能降，濕痰能燥，結痰能軟，頑痰能消……」這些用藥經驗，常爲後世取法。

丹溪對痰病的獨特見解，發前人所未發，爲痰病學的發展奠定了基礎，其所倡「百病兼痰」的觀點，爲後世疑難雜病的治療開闢了新的路徑，現今臨床上對一些比較棘手的慢性疾病如高脂血、肥胖病、冠心病以及諸多精神疾病等，常從痰論治，往往能收到較爲滿意的效果。

鬱　《丹溪心法》云：「氣血冲和，萬病不生，一有怫鬱，諸病生焉。故人身諸病，多生於鬱。」强調了氣、血、痰所致諸病都與「鬱」有着密切的關係，所以在臨證治療上，十分重視解鬱之法。「鬱者，結聚而不得發越也。當昇者不得昇，當降者不得降，當變化者不得變化也，此爲傳化失常，六鬱之病見矣。」在治療上，以解鬱理氣爲先，「凡鬱皆在中焦，以蒼朮、撫芎開提其氣以昇之，假如食在氣上，提其氣則食自降矣，餘皆仿此」。對此，何夢瑶在《醫碥·鬱》中也多有闡發：「丹溪分六鬱……大要以理氣爲主，蓋氣滯則血亦滯，而飲食不行，痰濕停積，鬱而成火，氣行則數者皆行，故所重在氣，不易之理也。」丹溪所創製的解諸鬱代表方「越鞠丸」，對後世治療雜病有着重要的作用。王綸《明醫雜著》曰：「故余每用此方（越鞠丸）治病，時以鬱法參之，氣病兼鬱，則用四君子湯加開鬱藥，血病、痰病皆然。」

（三）辨證論治，無泥專方

《丹溪心法》的「氣血痰鬱」學説對後世治療疾病起着重要的指導作用，但丹溪并不泥於一定之法，或一定之方，而是非常强調辨證論治。程敏政在《丹溪心法序》中曰：「朱氏每病世之醫者，專讀宋之《局方》，執一定之法，以應無窮之疾。」《丹溪心法》對疾病的治療常常體現因人、因時、因地制宜的辨證觀，如曰：痛風者，「如肥人肢節痛，多是風濕與痰飲流注經絡而痛，宜南星、半夏，如瘦人肢節痛，是血虛，宜四物加防風、羌活」；中濕者，「凡肥人沉困怠惰，是濕熱，宜蒼朮、茯苓、滑石，凡肥白之人沉困怠惰，是氣虛，宜二朮、人參、半夏、草果、厚朴、芍藥，凡黑瘦而沉困怠惰者，是熱，宜白朮、黄芩」。人體的虚實、胖瘦等體質的差異與疾病的發生關係密切，故治療上也當根據不同的體質情况加减用藥。在治療時間上，也應根據季節不同而選擇，如治療咳嗽，「春作是春昇之氣，用清凉藥，二陳加薄荆之類；夏是火氣炎上，最重，用芩、連；秋是濕熱傷肺；冬是風寒外來」。又如治療中風的愈風湯，提出了根據治療季節的不同而隨證加减：「如望春大寒之後，本方中加半夏、人參、柴胡各二兩，通前四兩……如望春穀雨之後，本方中加石膏、黄芩、知母各二兩……季夏之月，本方中加防己、白朮、茯苓各二兩……初秋大暑之後，本方中加厚朴一兩，藿香一兩，桂一兩……望冬霜降之後，本方中加附子、官桂各一兩，當歸二兩……如得春氣候，减冬所加，四時類此。」除因人因時外，治療還當注意地域的不同，治療中濕者，「東南地下，多陰雨地濕，凡受必從外入，多自下起，以重腿脚氣者多，治當汗散，久者宜疏通滲泄；西北地高，人多食生冷濕麵、湩酪，或飲酒後寒氣怫鬱，濕不能越，以致腹皮脹痛，甚則水鼓脹滿，或通身浮腫，按之如泥不起，此皆自内而出也」。臨證時因人因時因地制宜也當綜合運用，如「中風」篇愈風湯的運用立有四時加減法，但同時又强調：「此雖立四時加減，更宜臨病之際審察虚實寒熱，土地之宜，邪氣多少……無使五臟偏勝」，方能達到愈病的目的。

三、校勘版本説明

據《中國中醫古籍總目》介紹，本書目前國内現存的版本主要有明成化十七年辛丑（一四八一）刻本、明弘治六年癸丑（一四九三）程祖興等刻本、明嘉靖三十三年甲寅（一五五四）養正書館刻本、清宣統元年己酉（一九〇九）蕭氏刻本、清尚德堂刻本、清二酉堂刻本、清兩儀堂刻本等，其他還有明萬曆二十九年辛丑（一六〇一）《古今醫統正脈全書》本、清光緒二十六年（一九〇〇）《丹溪全書》本、一九三五年商務印書館《叢書集成初編》本。

本次校勘選用明成化十七年刊本（程充校訂本）爲底本，明弘治六年刊本（簡稱弘治本）爲主校本，明萬曆二十九年《古今醫統正脈全書》本（簡稱正脈本）、上海科學技術出版社一九五九年據《古今醫統正脈全書》重校本（簡稱上科本）爲參校本。

目録

丹溪心法序

程敏政

醫之先，謂出於神農、黄帝，儒者多不以爲然。予嘗考醫之與卜，并見於《周禮》，曰：醫師隸冢宰，筮人隸宗伯。并稱於孔子，曰：人而無恒，不可以作巫醫。巫、筮字，蓋古通也。然卜之先，實出於羲、文、周、孔，則醫之先，謂出於神農、黄帝，亦必有所從來。大約羲、文、周、孔之書存，故卜之道尊；神農、黄帝之書亡，故醫之道卑。然其書雖亡，而餘緒之出於先秦者，殆亦有之。若今《本草》《素問》《難經》《脈經》此四書者，其察草木、鳥獸、金石之性，論陰陽、風寒、暑濕之宜，標其穴以施針焫，診其脈以究表裏，測諸秋毫之末，而活之危亡之餘，類非神人異士，不足以啓其機緘，而發其肯綮。則此四書者，誠有至理，不可謂非出於聖筆而遂少之也。然則醫之與卜，皆聖人之一事，必儒者乃能知之，其不以爲然者，不能通其説者也。醫之方書，皆祖漢張仲景。仲景之言，實與前四書相出入，亦百世不能易者。自漢而後，代不乏賢，中古以來，予所取五人，曰孫思邈氏，其言嘗見録於程子；曰張元素氏，曰劉守真氏，曰李杲氏，皆見稱於魯齋許文正公；曰朱震亨氏，實白雲許文懿公高第弟子。斯五人皆儒者也，而朱氏實淵源於張、劉、李三君子，尤號集其大成。朱氏每病世之醫者，專讀宋之《局方》，執一定之法，以應無窮之疾。譬之儒者，專誦時文以幸一第，而於聖經賢傳，反不究心。乃作《局方發揮》《格致餘論》等書，深有補於醫道；而方書所傳，則有《丹溪心法》若干卷。推脈以求病，因病而治藥，皆已試之方也。朱氏没而其傳泯焉，近世儒者始知好之，稍稍行世。然業醫者樂檢方之易，而憚讀書之難，於《素》《難》諸書，蓋皆不能以句，而於五人者之著述，則亦視爲迂闊之論，其茫然不知所用力，無足怪者。其以藥試人之疾，間一獲效，則亦如村氓牧豎，望正鵠而射之，偶爾中焉。或從其旁問之射法，瞠目相視，不知所對。彼老成者，日從事乎内志外體之間，雖或小有所失，而矢之所向，終無大遠，此觀射之法也。審醫之能，何以異此？予宗人用光，世業儒而好醫，其讀《素》《難》之書甚稔，最喜朱氏之説。嘗以《丹溪心法》有川、陝二本，妄爲世醫所增附，深懼上有累於朱氏，乃爲之彪分臚列，釐其誤而去其復，以還其舊。凡朱氏之方有别見者，則以類入之。書成，將刻梓以傳，請予序。予故以多病好醫而未能也，輒以醫卜并言於編首，使業醫者知其道本出於聖人，其書本足以比易[一]，而非可以自卑，則日勉焉。以致力乎《本草》《素》《難》《脈經》之書，以及五君子之説，而尤以朱氏爲入道之門，則庶幾乎上可以輔聖主拯世之心，下可以見儒者仁民之效，而醫不失職矣。用光名充，休寧汊口人，與予同出梁將軍忠壯公後。

成化十八年歲次壬寅春二月既望賜進士及第奉訓大夫左春坊左諭德同修國史經筵官兼太子講讀官休寧程敏政序

[一]「易」：上科本作「翼」。

丹溪先生心法序

程　充

夫驅邪扶正，保命全真，拯夭閼於長年，濟疲癃於仁壽者，非資於醫，則不能致之矣。醫之道，肇自軒、岐，論《難》《靈》《素》出焉，降而和、緩、扁、倉，咸神其術，至漢張仲景作《傷寒雜病論》，始製方劑，大濟烝民。晋王叔和撰次其書，復集《脈經》，全生之術，於斯備矣。他如華氏剖腹、王氏針妖，與夫奇才異士，間有一節一法取炫於時者亦多，非百代可行之活法也。嗟夫！去古愈遠，正道湮微，寥寥千載之下，孰能繼往開來而垂法於無窮者？宋、金間，上谷張元素、河間劉守真，俱以穎特之資，深達閫奥，高出前古。元素之學，東垣李杲深得之，明内傷之旨，大鳴於時。王海藏、羅謙甫又受業於東垣，羅太無亦私淑諸賢者也。明哲迭興，肩摩踵接，著爲方論，究極精微，猶水火穀粟之在天下，不可一日無。遵而用之，困蘇廢起，斯民何其幸歟！泰定中，丹溪朱先生起江東。先生許文懿公高第，諱震亨，字彦修，婺之烏傷人，爲元鉅儒。因母病脾，刻志於醫，曰：醫者，儒家格物致知一事，養親不可缺。遂遍游江湖尋師，無所遇。還杭拜羅太無，乃得劉、張、李之學以歸。窮研《素問》之旨，洞參運氣之機，辟《局方》之非宜，悟戴人之攻擊，别陰陽於疑似，辨標本於隱微，審察血氣實虚，探究真邪强弱，一循活法，無泥專方。誠醫道之宗工，性命之主宰，而集先賢之大成者也。其徒趙以德、劉叔淵、戴原禮氏，咸能翼其道，遺書傳播有年。景泰中，楊楚玉集其心法，刊於陝右。成化初，王季瓛附方重梓於西蜀，志欲廣布海内，使家傳人誦，不罹夭枉，其用心仁矣。而楊之集，篇目或有重出，而亦有遺，附以他論，使玉石不分。王因之附添諸方，多失本旨。充，江左一愚，夙志於此，每閲是書，實切病焉，輒不自揆妄意，竊取《平治會萃》《經驗》等方，及《玉機微義》、《衛生寶鑒》、《濟生拔萃》、東垣、河間諸書校之。究尾會首，因證求方，積日既久，復得今中書烏傷王允達先生以丹溪曾孫朱賢家藏的本寄示，合而參考。其或文理乖訛、意不相貫者，詳求原論以正其誤；篇目錯綜、前後重疊者，芟去繁冗以存其要；此有遺而彼有載者，採之以廣其法；論既詳而方未備者，增之以便檢閲。一言去取，無敢妄有損益。庶幾丹溪之書，猶涇渭合流，清濁自别，烏鷺同栖，皂白攸分。學者免惑於他歧，疾疢得歸於正治，未知其然否乎？極知僭逾，無所逃罪，同志之士，倘矜其愚，正其訛舛而賜教之，則充之至願也，於是乎書。

成化十七年歲次辛丑仲冬休寧後學復春居士程充謹識

十二經見證

足太陽膀胱經見證

頭苦痛，目似脱，頭兩邊痛，泪出，臍反出，下腫，便膿血，肌肉痿，項似拔，小腹脹痛，按之欲小便不得。

足陽明胃經見證

惡[一]與火，聞木聲則驚狂，上登而歌，棄衣而走，顔黑，不能言，唇腫[二]，嘔，

［一］「惡」：上科本其下有「人」字。
［二］「腫」：上科本作「胗」。

呵欠，消穀善飲，頸腫，膺、乳、衝〔一〕、股、伏兔、胻外廉、足跗皆痛，胸傍過乳痛，口喎，腹大水腫，奔〔二〕響腹脹，跗内廉胕痛，髀不可轉，膕似結，腨似裂。膝臏腫痛，遺溺失氣，善伸數欠，癲疾，濕浸〔三〕心欲動，則閉户獨處，驚，身前熱，身後寒栗。

足少陽膽經見證

口苦，馬刀挾癭。
胸中、脅肋、髀、膝外至胻、絶骨、外踝前諸節痛。
足外熱，寢寒憎風，體無膏澤，善太息。

〔一〕「衝」：上科本作「氣衝」。
〔二〕「奔」：《靈樞·經脈》作「賁」。
〔三〕「浸」：上科本作「淫」。

手太陽小腸經見證

面白，耳前熱，苦寒，頞[一]頷腫不可轉。腰[二]似折，肩臑、肘臂外後廉腫痛。臑臂内前廉痛。

手陽明大腸經見證

手大指、次指[三]難用，耳聾輝輝焞焞，耳鳴嘈嘈。耳後、肩臑、肘臂外背痛。

〔一〕「頞」：上科本作「頸」。

〔二〕「腰」：《靈樞·經脈》作「臑」。

〔三〕「指」：《靈樞·經脈》其下有「痛」字。

氣滿，皮膚殻殻然，堅而不痛。

足太陰脾經見證

五泄注下五色，大小便不通，面黄。
舌本强痛，口疳，食即吐，食不下咽。
怠惰嗜卧，搶心，善飢善味，不嗜食，不化食，尻、陰、股、膝、腨、胻、足背痛，煩悶，心下急痛。
有動痛，按之若牢，痛當臍，心下若痞。
腹脹腸鳴，飧泄不化，足不收，行善瘈，脚下痛，九竅不通，溏泄，水下後出餘氣則快然。
飲發中滿，食減善噫，形醉，皮膚潤而短氣，肉痛，身體不能動摇，足胻腫若水。

足少陰腎經見證

面如漆，眇中清，面黑如炭，咳唾多血，渴，臍左、脅下、背、肩、髀間痛。胸中滿，大小腹痛，大便難，飢不欲食，心懸如飢，腹大頸腫，喘嗽，脊、臀、股後痛。

脊中痛，脊股内後廉痛，腰冷如冰及腫。

足痿厥，臍下氣逆，小腹急痛，泄，下踵〔一〕，足胻寒而逆，腸癖，陰下濕，四指正黑，手指清厥，足下熱，嗜卧，坐而欲起，凍瘡，下痢，善思，善恐，四肢不收，四肢不舉。

〔一〕「踵」：《難經·十六難》作「重」。上科本、正脈本作「腫」。

足厥陰肝經見證

頭痛，脱色善潔，耳無聞，頰腫。

肝逆頰腫，面青，目赤腫痛。

兩脅下痛引小腹，胸痛，背下則兩脅腫痛，婦人小腹腫，腰痛不可俯仰，四肢滿悶，挺長熱，嘔逆，血，腫睾，疝，暴癢。

足逆寒，胻善瘈，節時腫，遺瀝，淋溲，便難，癃，狐疝，洞泄，大人癩疝，眩冒，轉筋。

陰縮，兩筋攣，善恐，胸中喘，駡詈。

血在脅下，喘。

手太陰肺經見證

善嚏，缺盆中痛，臍上、肩痛，肩背痛，臍右、小腹脹引腹痛，小便數，溏泄，皮膚痛及麻木，喘，少氣，頰上氣見。

交兩手而瞀，悲愁欲哭，洒淅寒熱。

手少陰心經見證

消渴，兩腎内痛，後廉、腰背痛，浸淫，善笑，善恐善忘，上咳吐，下氣泄，眩仆，身熱而腹痛，悲。

手厥陰別脈經見證心主

笑不休，手心熱，心中大熱，面黄目赤，心中動。

手足陰陽經合生見證

頭頂痛，足太陽、手少陰。黄疸，足太陰、少陰。

面赤，手少陰、厥陰，手、足陽明。
目黄，手陽明、少陰、太陽、厥陰，足太陽。
耳聾，手太陽、陽明、少陽、太陰，足少陰。
喉痹，手、足陽明，手少陽。
鼻鼽衄，手足陽明、太陽。
目䀮䀮無所見，足少陰、厥陰。
目瞳人痛，足厥陰。面塵，足厥陰、少陽。
咽腫，足少陰、厥陰。
嗌乾，手太陰，足少陰、厥陰，手少陰、太陽。
噦，手少陽，足太陰。
膈咽不通，不食，足陽明、太陰。
胸滿，手太陰，足厥陰，手厥陰。
胸支滿，手厥陰、少陰。腋腫，手厥陰，足少陽。
脅痛，手少陰，足少陽。胸中痛，手少陰，足少陽。

善嘔苦汁，足少陽、足陽明。
逆，少氣咳嗽，喘渴上氣，手太陰，足少陰。
喘，手陽明，足少陰，手太陰。
臂外痛，手太陽、少陽。
掌中熱，手太陽、陽明、厥陰。
肘攣急，手厥陰、太陰。腸滿脹，足陽明、太陰。
心痛，手少陰、厥陰，足少陰。
痔，足太陽，手、足太陰。
熱，凄然振寒，足陽明、少陽。
如人將捕，足少陰、厥陰。
瘧，足太陰，足三陽。
汗出，手太陽、少陰，足陽明、少陽。
身體重，手太陰、少陰。

不治已病治未病

與其救療於有疾之後，不若攝養於無疾之先。蓋疾成而後藥者，徒勞而已。是故已病而不治，所以爲醫家之法；未病而先治，所以明攝生之理。夫如是則思患而預防之者，何患之有哉？此聖人不治已病治未病之意也。嘗謂備土以防水也，苟不以閉塞其涓涓之流，則滔天之勢不能遏；備水以防火也，若不以撲滅其熒熒之光，則燎原之焰不能止。其水火既盛，尚不能止遏，况病之已成，豈能治歟？故宜夜卧早起於發陳之春，早起夜卧於蕃秀之夏，以之緩形無怒而遂其志，以之食凉食寒而養其陽，聖人春夏治未病者如此。與鷄俱興於容平之秋，必待日光於閉藏之冬，以之斂神匿志而私其意，以之食温食熱而養其陰，聖人秋冬治未病者如此。或曰：見肝之病，先實其脾臟之虚，則木邪不能傳；見右頰之赤，先瀉其肺經之熱，則金邪不能盛，此乃治未病之法。今以順四時調養神志，而爲治未病者，是何意邪？蓋保身長全者，所以爲聖人之道，治病十全者，所以爲上工術。不治已病治未病之説，著於《四氣調神大論》，厥有旨哉。昔黄帝與天師難疑答問之書，未曾不以攝養爲先，始論乎天真，次論乎調神，既以法於陰陽，而繼之以調於四氣，既曰食欲〔一〕有節，而又繼之以起居有常，諄諄然以養身爲急務者，意欲治未然之病，無使至於已病難圖也。厥後秦緩達乎此，見晋侯病在膏肓，語之曰不可爲也；扁鵲明乎此，視齊侯病至骨髓，斷之曰不可救也。噫！惜齊、晋之侯不知治未病之理。

〔一〕「欲」：正脈本作「飲」。

亢則害承乃制

氣之來也，既以極而成災；則氣之乘也，必以復而得平。物極則反，理之自然也。大抵寒、暑、燥、濕、風、火之氣，木、火、土、金、水之形，亢極則所以害其物，承乘則所以制其極，然則極而成災，復而得平，氣運之妙，灼然而明矣，此亢則害承乃制之意。原夫天地陰陽之機，寒極生熱，熱極生寒，鬼神不測，有以斡旋宰制於其間也。故木極而似金，火極而似水，土極而似木，金極而似火，水極而似土，蓋氣之亢極，所以承之者，反勝於己也。夫惟承其亢而制其害者，造化之功可得而成也。今夫相火之下，水氣承而火無其變；水位之下，土氣承而水氣無其災；土位之下，木承而土順；風位之下，金乘而風平。火熱承其燥金，自然金家之疾；陰精承其君火，自然火家之候。所謂亢而爲害、承而乃制者，如斯而已。且嘗考之《六元正紀大論》云：少陽所至爲火生，終爲蒸溽。火化以生，則火生也。陽在上，故終爲蒸溽。是水化以承相火之意。太陽所至爲寒雪、冰雹、白埃，是土化以承寒水之意也。霜雪、冰雹，水也。白埃，下承土也。以至太陰所至爲雷霆驟注、烈風。雷霆驟注，土也。烈風，下承之木氣也。厥陰所至爲風生，終爲肅。風化以生，則風生也。肅，静也。陽明所至爲散落、温。散落，金也。温，若〔一〕乘之火氣也。少陰所至爲熱生，中爲寒。熱化以生，則熱生也。陰精承上，故中爲火〔二〕也。豈非亢爲害，則承乃制者歟？昔者黄帝與岐伯，上窮天紀，下極地理，遠取諸物，近取諸身，更相問難，以作《内經》。至於《六微旨大論》有極於六氣相承之言，以爲制則生化，外别盛衰，害則敗亂，生化大病，諸以所勝之氣來於下者，皆折其標盛也。不然，曷以水發而雹雪，土發而驟飄，木發而毁折，金發而清明，火發而曛昧？此皆鬱極乃發，以承所亢之意也。嗚呼！通天地人曰儒，醫家者流，豈止治疾而已？當思其不明天地之理，不足以爲醫工之語。

〔一〕「若」：王冰注《内經》作「下」。
〔二〕「火」：王冰注《内經》作「寒」。

審察病機無失氣宜

邪氣各有所屬也，當窮其要於前；治法各有所歸也，當防其差於後。蓋治病之要，以窮其所屬爲先，苟不知法之所歸，未免於無差爾。是故疾病之生，不勝其衆，要其所屬，不出乎五運六氣而已。誠能於此審察而得其機要，然後爲之治，又必使之各應於運氣之宜，而不至有一毫差誤之失。若然，則治病求屬之道，庶乎其無愧矣。《至真要大論》曰：審察病機，無失氣宜。意藴諸此。嘗謂醫道有一言而可以盡其要者，運氣是也。天爲陽，地爲陰，陰陽二氣，各分三品，謂之三陰三陽。然天非純陽而亦有三陰，地非純陰而亦有三陽，故天地上下，各有風、熱、火、濕、燥、寒之六氣，其斡旋運動乎兩間者，而又有木、火、土、金、水之五運。人生其中，臟腑氣穴亦與天地相爲流通，是知衆疾之作，而所屬之機無出乎是也。然而醫之爲治，當如何哉？惟當察乎此，使無失其宜而後可。若夫諸風掉眩，皆屬肝木；諸痛癢瘡，皆屬心火；諸濕腫滿，皆屬脾土；諸氣膹鬱，皆屬肺金；諸寒收引，皆屬腎水。此病屬於五運者也。諸暴强直，皆屬於風；諸嘔吐酸，皆屬於熱；諸躁擾狂越，皆屬於火；諸痓强直，皆屬於濕；諸澀枯涸，皆屬於燥；諸病水液，澄徹清冷，皆屬於寒。此病機屬於六氣者也。夫惟病機之察，雖曰既審，而治病之施，亦不可不詳。故必别陰陽於疑似之間，辨標本於隱微之際。有無之殊者，求其有無之所以殊；虚實之異者，責其虚實之所以異。爲汗、吐、下，投其所當投；寒、熱、温、凉，用其所當用。或逆之以制其微，或從之以導其甚，上焉以遠司氣之犯，中焉以辨歲運之化，下焉以審南北之宜，使小大適中，先後合度，以是爲治，又豈有差殊乖亂之失邪？又考之《内經》曰：治病必求其本。《本草》曰：欲療病者，先察病機。此審病機之意也。《六元正紀大論》曰：無失天信，無逆氣宜。《五常大論》曰：必先歲氣，無伐天和。此皆無失氣宜之意也。故《素問》《靈樞》之經，未嘗不以氣運爲言。既曰先立其年以明其氣，復有以戒之曰，治病者必明天道、地理、陰陽更勝；既曰不知年之所加，氣之盛衰虚實之所起，不可以爲工矣。諄諄然若有不能自已者，是豈聖人私憂過計哉？以醫道之要，悉在乎此也。觀乎《原病式》一書，比類物象，深明乎氣運造化之妙，其於病機氣宜之理，不可以有加矣。

能合色脈可以萬全

欲知其内者，當以觀乎外；診於外者，斯以知其内。蓋有諸内者形諸外，苟不以相參，而斷其病邪之逆順，不可得也。爲工者深燭厥理，故望其五色，以青、黄、赤、白、黑以合於五臟之脈，窮其應與不應；切其五脈，急、大、緩、濇、沉以合其五臟之色，順與不順。誠能察其精微之色，診其微妙之脈，内外相參而治之，則萬舉萬全之功可坐而致矣。《素問》曰：能合色脈，可以萬全。其意如此。原夫道之一氣，判而爲陰陽，散而爲五行，而人之所禀皆備焉。夫五脈者，天之真，行血氣，通陰陽，以榮於身；五色者，氣之華，應五行，合四時，以彰於面。惟其察色按脈而不偏廢，然後察病之機，斷之以寒熱，歸之以臟腑，隨證而療之，而獲全濟之效者，本於能合色脈而已。假令肝色如翠羽之青，其脈微弦而急，所以爲生；若浮濇而短，色見如草滋者，豈能生乎？心色如鷄冠之赤，其脈當浮大而散，所以爲順；若沉濡而滑，色見如衃血者，豈能順乎？脾色如蟹腹之黄，其脈當中緩而大，所以爲從；若微弦而急，色見如枳實者，豈能從乎？肺色如豕膏之白，其脈當浮濇而短，所以爲吉；若浮大而散，色見如枯骨者，豈能吉乎？以至腎色見如烏羽之黑，其脈沉濡而滑，所以爲生；或脈來緩而大，色見如炲者，死。死生之理，夫惟診視相參，既以如此，則藥證相對，厥疾弗瘳者，未之有也。抑嘗論之，容色所見，左右上下各有其部；脈息所動，寸關尺中皆有其位。左頰者，肝之部，以合左手關位，肝膽之分，應於風木，爲初之氣；顔爲心之部，以合於左手寸口，心與小腸之分，應於君火，爲二之氣；鼻爲脾之部，合於右手關脈，脾胃之分，應於濕土，爲四之氣；右頰肺之部，合於右手寸口，肺與大腸之分，應於燥金，爲五之氣；頤爲腎之部，以合於左手尺中，腎與膀胱之分，應於寒水，爲終之氣；至於相火，爲三之氣，應於右手，命門、三焦之分也。若夫陰陽五行，相生相勝之理，當以合之於色脈而推之也。是故《脈要精微論》曰：色合五行，脈合陰陽。《十三難》曰：色之與脈，當參相應。然而治病，萬全之功，苟非合於色脈者，莫之能也。《五臟生成篇》云：心之合脈也，其榮色也。夫脈之大小、滑濇、沉浮，可以指别，五色微診可以目察，繼之以能合色脈，可以萬全。謂夫赤脈之至也，喘而堅；白脈之至也，喘而浮；青脈之至也，長而左右彈；黄脈之至也，大而虚；黑脈之至也，上堅而大。此先言五色，次言五脈，欲後之學者，望而切之以相合也。厥後扁鵲明乎此，述之曰：望而知之謂之神，切脈而知之謂之巧，深得《内經》之理也。下迨後世，有立方者，目之曰神巧萬全，厥有旨哉！

治病必求於本

將以施其療疾之法，當以窮其受病之源。蓋疾疢之原，不離於陰陽之二邪也，窮此而療之，厥疾弗瘳者鮮矣。良工知其然，謂夫風、熱、火之病，所以屬乎陽邪之所客，病既本於陽，苟不求其本而治之，則陽邪滋蔓而難制；濕、燥、寒之病，所以屬乎陰邪之所客，病既本於陰，苟不求其本而治之，則陰邪滋蔓而難圖。誠能窮原療疾，各得其法，萬舉萬全之功可坐而致也。治病必求於本，見於《素問·陰陽應象大論》者如此。夫邪氣之基，久而傳化，其變證不勝其衆也。譬如水之有本，故能游至汪洋浩瀚，泒而趍下以漸大；草之有本，故能薦生莖葉實秀，而在上以漸蕃。若病之有本，變化無窮，苟非必求其本而治之，欲去深感之患，不可得也。今夫厥陰爲標，風木爲本，其風邪傷於人也，掉摇而眩轉，瞤動而瘈瘲，卒暴强直之病生矣。少陰爲標，君火爲本，其熱邪傷於人也，瘡瘍而痛癢，暴注而下迫，水液渾混〔一〕之病生矣。少陽爲標，相火爲本，其熱〔二〕邪傷於人也，爲熱而瞀瘈，躁擾而狂越，如喪神守之病生矣。善爲治者，風淫所勝，平以辛凉；熱淫所勝，平以鹹寒；火淫所勝，平以鹹冷。以其病本於陽，必求其陽而療之，病之不愈者，未之有也。太陽〔三〕爲標，濕土爲本，其濕邪傷於人也，腹滿而身腫，按之而没指，諸痙强直之病生矣。陽明爲標，燥金爲本，其燥邪傷於人也，氣滯而膹鬱，皮膚以皴揭，諸澀枯涸之病生矣。太陽爲標，寒水爲本，其寒邪傷於人也，吐利而腥穢，水液以清冷，諸寒收引之病生矣。善爲治者，濕淫所勝，平以辛熱〔四〕，以其病本於陰，必求其陰而治之，病之不愈者，未之有也。豈非將以療疾之法，當以窮其受病之源者哉？抑嘗論之，邪氣爲病，各有其候，治之之法，各有其要，亦豈止於一端而已？其在皮者，汗而發之；其入裏者，下而奪

〔一〕「混」：上科本作「濁」。
〔二〕「熱」：上科本作「火」。
〔三〕「陽」：上科本作「陰」。
〔四〕「辛熱」：上科本作「苦熱」，其下有「燥淫所勝，平以苦温；寒淫所勝，平以辛熱」十六字。

之。其在高者，因而越之，謂可吐也；慓悍者，按而收之，謂按摩也。臟寒虚奪者，治以灸焫；脈病攣痹者，治以針刺。血實蓄結腫熱者，治以砭石；氣滯、痿厥、寒熱者，治以導引。經絡不通，病生於不仁者，治以醪醴；血氣凝泣，病生於筋脈者，治以熨藥。始焉求其受病之本，終焉斸其爲病之邪者，無出於此也。噫！昔黄帝處於法宫之中，坐於明堂之上，受業於岐伯，傳道於雷公，曰：陰陽者，天地之道也，綱紀萬物，變化生殺之妙〔一〕，蓋有不測之神，斡旋宰制於其間也。人或受邪生病，不離於陰陽也，病既本於此，爲工者豈可他求哉？必求於陰陽可也。《至真要大論》曰：有者求之，無者求之。此求其病機之説，與夫求於本其理一也。

〔一〕「妙」：上科本作「始」。

丹溪先生心法卷一

中風一

中風大率主血虚有痰，治痰爲先，次養血行血。或屬虚挾火一作痰與濕，又須分氣虚、血虚。半身不遂，大率多痰，在左屬死血、瘀一作少血，在右屬痰、有熱，并氣虚。左以四物湯加桃仁、紅花、竹瀝、薑汁；右以二陳湯、四君子等湯，加竹瀝、薑汁。痰壅盛者、口眼喎斜者、不能言者，皆當用吐法，一吐不已，再吐。輕者用瓜蒂一錢，或稀涎散，或蝦汁。以蝦半斤，入醬、葱、薑等料物水煮，先吃蝦，次飲汁，後以鵝翎探引吐痰。用蝦者，蓋引其風出耳。重者用藜蘆半錢，或三分，加麝香少許，虀汁調，吐。若口噤昏迷者，灌入鼻内吐之。虚者不可吐。氣虚卒倒者，用參、芪補之。有痰，濃煎參湯加竹瀝、薑汁。血虚，用四物湯，俱用薑汁炒，恐泥痰故也。有痰，再加竹瀝、薑汁入内服。能食者，去竹瀝，加荆瀝。肥白人多濕，少用烏頭、附子行經。凡用烏、附，必用童便煮過，以殺其毒。初昏倒，急掐人中至醒，然後用痰藥，以二陳湯、四君子湯、四物湯加減用之。瘦人陰虚火熱，用四物湯加牛膝、竹瀝、黄芩、黄柏，有痰者，加痰藥。治痰，氣實而能食，用荆瀝；氣虚少食，用竹瀝。此二味開經絡、行血氣故也。入四物湯必用薑汁助之。遺尿屬氣虚〔一〕，以參、芪補之。筋枯者，舉動則痛，是無血，不能滋養其筋，不治也。《脈訣》内言諸不治證：口開手撒，眼合遺尿，吐沫直視，喉如鼾睡，肉脱筋痛，髮直，摇頭上竄，面赤如妝，或頭面青黑，汗綴如珠，皆不可治。

案《内經》已下，皆謂外中風邪，然地有南北之殊，不可一途而論。惟劉守真作將息失宜，水不能制火，極是。由今言之，西北二方，亦有真爲風所中者，但極少爾。東南之人，多是濕土生痰，痰生熱，熱生風也。邪之所凑，其氣必虚，風之傷

〔一〕「虚」：原脱，據上科本補。

人，在肺臟爲多。許學士謂：氣中者，亦有此七情所傷，脈微而數，或浮而緊，緩而遲，必也。脈遲浮可治，大數而極者死。若果外中者，則東垣所謂中血脈、中腑、中臟之理。其於四肢不舉，亦有與痿相類者，當細分之。《局方》風痿同治，大謬，《發揮》甚詳。子和用三法，如的係邪氣卒中，痰盛實熱者可用，否則不可。

入方

肥人中風，口喎，手足麻木，左右俱作痰治。

貝母　瓜蔞　南星　荆芥　防風　羌活　黄柏　黄芩　黄連　白术　陳皮　半夏　薄桂　甘草　威靈仙　天花粉

多食濕麪，加附子、竹瀝、薑汁、酒一匙，行經。

一婦手足左癱，口不能語，健啖。

防風　荆芥　羌活　南星　没藥　乳香　木通　茯苓　厚朴　桔梗　麻黄　甘草　全蝎

右爲末，湯酒調下，不效。時春脈伏，漸以淡鹽湯、虀汁，每早一碗，吐五日，仍以白术、陳皮、茯苓、甘草、厚朴、菖蒲，日二帖，後以川芎、山梔、豆豉、瓜蒂、緑豆粉、虀汁、鹽湯吐之，吐甚快，不食，後以四君子湯服之，以當歸、酒芩、紅花、木通、粘子、蒼术、薑南星、牛膝、茯苓爲末，酒糊丸。服十日後，夜間微汗，手足動而能言。

一人癱左：

酒連　酒芩　酒柏　防風　羌活　川芎　當歸半兩　南星　蒼术　人參一兩　麻黄　甘草三錢　附子三片

右丸如彈子，酒化下。

一人體肥中風，先吐，後以藥：

蒼术　南星　酒芩　酒柏　木通　茯苓　牛膝　紅花　升麻　厚朴　甘草

【附録】風者，百病之始，善行而數變。行者，動也。風本爲熱，熱勝則風動，宜以静勝其燥，養血是也。治須少汗，亦宜少下。多汗則虚其衛，多下則損其榮。治其在經，雖有汗下之戒，而有中臟中腑之分。中腑者，宜汗之；中臟者，宜下之。此雖合汗下，亦不可太過。汗多則亡陽，下多則亡陰，亡陽則損其氣，亡陰則損其形。初謂表裏不和須汗下之，表裏已和，是宜治之在經。其中腑者，面顯五色，有表證而脈浮，惡風惡寒，拘急不仁，或中身之後、身之前、身之側，皆曰中腑也，其治多易。中臟者，唇吻不收，舌不轉而失音，鼻不聞香臭，耳聾而眼瞀，大小便秘結，或眼合直視，摇頭口開，手撒遺溺，痰如拽鋸，鼻鼾，皆曰中臟也。中臟者，多不治也。六腑不和，留結爲癰；五臟不和，九竅不通。無此乃在經也。辨證既真，宜以大藥養之，當順時令而調陰陽，安臟腑而和營衛，少有不愈者也。風中腑者，先以加減續命湯，隨證發其表。如兼中臟，則大便多秘澀，宜以三化湯通其滯，初證已定，别無他變，以大藥和治之。大抵中腑者，多著四肢；中臟者，多滯九竅。中腑者，多兼中臟之證。至於舌强失音，久服大藥能自愈也。又因氣中，其證與中風相似，但風中多痰涎，氣中口中無涎，治之之法，調氣爲先。《經》言：治風者以理氣，氣順則痰消，徐理其風，庶可收效。又有中暑，言不變，志不亂，病在分腠之間者，只宜温肝，取解汗爲可復也。凡中風，脈多沉伏，大法浮遲者吉，沉實者凶。先用麻油調蘇合香丸，或用薑汁，或葱白湯調。如口噤，抉開灌之，稍蘇則服八味順氣散。若痰盛者，只以省風導痰湯服之，若卧則昏沉不省人事，口噤，急以生半夏末吹入鼻中，或用細辛、皂角爲末吹之，噴嚏則蘇，無嚏者不治。肥人中者，以其氣盛於外而歉於内也。肺爲氣出入之道，肥者氣必急，氣急必肺邪盛，肺金克木，膽爲肝之腑，故痰涎壅盛，所以治之必先理氣爲急。中後氣未順，痰未除，調理之劑惟當以藿香正氣散和星香散煎服。此藥非特可治中風之證，治中氣、中惡尤宜，尋常止嘔多痰者，亦可用之。若前症多怒，宜小續命湯加羚羊角；熱而渴者，湯中去附子，加秦艽半錢；恍惚錯語，加茯神、遠志各半錢；不得睡，加酸棗仁半錢；不能言，加竹瀝一蜆殼許；人虚無力者，去麻黄，加人參如其數。若人自蘇，能言能食，惟身體不遂，急則攣踡，緩則亸曳，經年不愈，以加减地仙丹常服。若飲食坐卧如常，但失音不語，只以小續命去附子，加石菖蒲一錢。治風之法，初得之即當順氣，及日久即當活血，此萬古不易之理，惟可以四物湯吞活絡丹，愈者正是此義。若先不順氣化痰，遽用烏、附，又不活血，徒用防風、天麻、羌活輩，吾未見能治也。又見風中於膚腠，輒用腦、麝治之者，是引風入骨髓也，尤爲難治，深可戒哉。如口喎斜未正者，以蓖麻去殼爛搗，右喎塗左，左喎塗右，或鱔魚血入麝香少許，塗之即正。嚏噴，初卒倒殭仆，不知人事，急以皂角末或不卧散於鼻内吹之，就提頭頂髪，立蘇。若有嚏者可治，無嚏者不治。《經》曰：風從汗泄，以〔一〕可微汗，正如解表，表實無汗者，散之劫之；表虚自汗者，温之解之。若氣滯者，難治，宜吐之。餘證見前。可下者，此因内有便溺之阻隔，故裏實，若三五日不大便者，可與《機要》三化湯，或子和搜風丸，老人只以潤腸丸。理氣者，氣滯、氣鬱、肩膊麻痛之類，此七情也，宜烏藥順氣、八味順氣之類；理血者，無表裏之急，血弱舉發不時者，用大秦艽湯，或羌活愈風湯，兼用化痰丸子。灸，可灸風池、百會、曲池、合谷、風市、絶骨、環跳、肩髃、三里等穴，皆灸之以鑿竅疏風。

【附方】

二陳湯　半夏泡　陳皮二兩半　白茯苓半兩　甘草炙，七錢半

右㕮咀，每服四錢，水一盞，生薑七片，烏梅一個，煎。

四君子湯見脾胃類。

四物湯見婦人類。

〔一〕「以」：上科本作「似」。

稀涎散　治中風，忽然若醉，形體昏悶，四肢不收，涎潮搐搦。

猪牙皂角四條，去黑皮　白礬一兩

右爲末，每服三字，温水灌下，但吐出涎便醒。虚人不可大吐。

通頂散　治中風中氣，昏憒不知人事，急用吹鼻即蘇。

藜蘆　生甘草　川芎　細辛　人參各一錢　石膏五錢

右爲末，吹入鼻中一字，就提頭頂中髮，立蘇。有嚏者可治。

八味順氣散　白术　白茯苓　青皮　白芷　陳皮去白　台烏　人參各一兩　甘草五錢

每服五錢，水一鍾半，煎七分，温服。仍以酒化蘇合香丸間服。

烏藥順氣散　麻黄　陳皮　台烏各二兩　白僵蠶炒　川芎　枳殼炒　甘草炙　白芷　桔梗各一兩　乾薑炮，半兩

右爲末，每服三錢，水二盞，生薑三片，棗一枚，煎服。

星香湯　南星八錢　木香一錢

分二服，水一鍾，薑十片，煎服。

省風湯　南星生，八兩　防風四兩　獨活　附子生，去皮臍　全蝎炒　甘草生。各二兩

每服四錢，水一鍾半，生薑十片，煎服。

小省風湯　與導痰湯相合煎服。導痰湯見痰類。

防風　南星生。各四兩　半夏米泔浸　黄芩　甘草生。各二兩

每服四錢，薑十片。

小續命湯　麻黄去節　人參　黄芩　芍藥　川芎　甘草炙　杏仁炒，去皮尖　防己　桂各一兩　防風一兩半　附子炮，去皮臍，半兩

每服五錢，水一盞半，薑五片，棗一枚，煎温服，取微汗。隨人虛實與所中輕重，加減於後：若熱者，去附子，入白附子亦可；筋急拘攣，語遲脈弦，加薏苡仁；若筋急，加人參，去黄芩、芍藥，以避中寒，服後稍輕，再加當歸；煩躁，不大便，去附、桂，倍加芍藥、竹瀝；如大便三五日不去，胸中不快，加枳殼、大黄；如言語蹇澀，手足顫掉，加菖蒲、竹瀝；若發渴，加麥門冬、葛根、瓜蔞根；身體痛，加羌活，搐者亦加之；煩躁多驚，加犀角、羚羊角；汗多者，去麻黄。

家寶丹 治一切風疾癱瘓，痿痹不仁，口眼喎僻者。邪入骨髓可服。

川烏 南星 五靈脂薑汁製，另研 草烏各六兩 白附子 全蝎 没藥 辰砂各二兩 羌活 乳香 僵蠶炒，三兩 片腦五錢 天麻三兩 麝香二錢半 地龍四兩 雄黄 輕粉各一兩

右爲末，作散，調三分。不覺，半錢。或蜜丸如彈子大，含化，茶酒〔一〕皆可。

如神救苦散 治癱瘓，風濕痹走注疼痛不止。此劫劑也，非痛不可服，痛止則已。

米殼一兩，去頂膜，蜜炒 陳皮五錢 虎骨酥炙 乳香研 没藥研 甘草各二錢半

右爲末，每服三錢，水一盞煎，連渣服。病在上食後，在下食前。煎時須順攪之。

大秦艽湯 治中風，外無六經之形證，内無便溺之阻隔，知血弱不能養筋，故手足不能運動，舌强不能言語，宜養血而筋自榮。

秦艽 石膏各二兩 甘草 川芎 當歸 白芍 羌活 防風 黄芩 白芷 白术 生苄 熟苄 茯苓 獨活各一兩 細辛半兩 春夏加知母一兩

〔一〕「酒」：上科本作「調」。

右㕮咀，每服一兩，水煎服，無時。如遇天陰，加生薑七片；心下痞，加枳實一錢。

三化湯 外有六經之形證，先以加減續命湯治之。若内有便溺之阻隔，以此湯主之。

厚朴 大黄 枳實 羌活等分

每服三兩，水煎服，以利爲度。

【附録】法曰：四肢不〔一〕舉，俗曰癱瘓。故《經》所謂大過則令人四肢不舉。又曰：上大過則敦阜。阜，高也；敦，厚也。既厚而又高，則令除去，此真所謂膏粱之疾，非腎肝經虚。何以明之？《經》所謂三陽三陰發病，偏枯痿易，四肢不舉，三陰不足則發偏枯，三陽有餘則爲痿易，易爲變易，常用而痿弱無力也。其治則瀉，令氣弱陽衰，土平而愈，故以三化湯下之，若脾虚則不用也。《經》所謂土不及則卑陷。卑，下也；陷，坑也。故脾病四肢不用，四肢皆禀氣於胃，而不能至經，必因脾方可

〔一〕「不」：上科本其下有「收」字。

得稟受也。今脾不能與胃行其津液，四肢不得稟水穀，氣日以衰，脈道不利，筋骨肌肉皆無氣以生，故不用焉，其治可大補十全散加減，四物湯去邪留正。

愈風湯 中風症，内邪已除，外邪已盡，當服此藥，以行導諸經。久服大風悉去，縱有微邪，只從此藥加減治之。然治病之法不可失於通塞，或一氣之微汗，或一旬之通利，如此乃常治之法也。久則清濁自分，榮衛自和，如初覺風動，服此不至倒仆。

羌活 甘草炙 防風 防己 黄芪 蔓荊子 川芎 獨活 細辛 枳殼 麻黄去根 地骨皮 人參 知母 甘菊 薄荷去梗 白芷 枸杞子 當歸 杜仲炒 秦艽 柴胡 半夏 厚朴薑製 前胡 熟苄各二兩 白茯苓 黄芩三兩 生苄 蒼术 石膏 芍藥各四兩 桂一兩

右銼，每服一兩，水二鍾，生薑三片，煎，空心一服，臨卧煎渣[一]，空心一服，吞下二丹丸，爲之重劑；臨卧一服，吞下四白丹，爲之輕劑。立其法，是動以安神，

〔一〕「煎渣」：上科本作「再煎渣服」。

靜以清肺。假令一氣之微汗，用愈風湯三兩，加麻黄一兩，匀作四服，加生薑空心服，以粥投之，得微汗則佳。如一旬之通利，用愈風湯三兩，加大黄一兩，亦匀作四服，如前服，臨臥服，得利爲度。此藥常服之，不可失四時之輔。如望春大寒之後，本方中加半夏、人參、柴胡各二兩，通前[一]四兩，謂迎而奪少陽之氣也。如望春穀雨之後，本方中加石膏、黄芩、知母各二兩，謂迎而奪陽明之氣也。季夏之月，本方中加防己、白术、茯苓各二兩，謂勝脾土之濕也。初秋大暑之後，本方中加厚朴一兩，藿香一兩，桂一兩，謂迎而奪太陰之氣也。望冬霜降之後，本方中加附子、官桂各一兩，當歸二兩，謂勝少陰之氣也。如得春氣候，減冬所加，四時類此。此雖立四時加減，更宜臨病之際審察虚實寒熱，土地之宜，邪氣多少。此藥具七情六欲四氣，無使五臟偏勝，及不動於榮衛，如風秘服之，永不結燥。此藥與天麻丸相爲表裏，治未病之聖藥也。若已病者，更宜常服。無問男女老幼，驚癇搐搦、急慢驚風、四時傷寒等病，服之神效。

〔一〕「通前」：上科本作「木通」。

四白丹 能清肺氣養魄，謂中風者多昏冒，氣不清利也。

白术 砂仁 白茯苓 香附 防風 川芎 甘草 人參各半兩 白芷一兩 羌活 獨活 薄荷各二錢半 藿香 白檀香各一錢半 知母 細辛各一錢 甜竹葉二兩 麝香一錢，另研 龍腦另研 牛黄各半錢。另研

右爲末，煉蜜丸，每兩作十丸，臨卧嚼一丸，分五七次，細嚼之，煎愈風湯咽下。能上清肺氣，下强骨髓。

二丹丸 治健忘，養神定志和血。内以安神，外華腠理。

丹參 天門冬 熟芐各一兩半 甘草 麥門冬 白茯苓各一兩 人參 遠志去心 朱砂各半兩。研爲末 菖蒲半兩

右爲末，煉蜜丸，如梧桐子大，每服五十丸至百丸，空心食前，煎愈風湯送下。

瀉青丸 治中風自汗，昏冒，發熱不惡寒，不能安卧，此是風熱煩躁之故也。

當歸 川芎 梔子 羌活 大黄 防風 龍膽草等分

右末，蜜丸彈子大，每服一丸，竹葉湯化下。

天麻丸 治風因熱而生，熱勝則動，宜以静勝其躁，是養血也。

天麻　牛膝二味用酒同浸三日，焙乾　萆薢另研　玄參各六兩　杜仲炒，去絲，七兩　附子炮，一兩　羌活十四兩　川歸十兩　生芐一斤

右爲末，蜜丸，梧桐子大，每服五七十丸，空心，温酒、白湯皆可下。一方有獨活五兩，去腎間風。

藿香正氣散　大腹皮　茯苓　白芷　紫蘇各一兩　陳皮　苦梗　白术　厚朴　半夏麯　甘草各二兩　藿香三兩

右爲末，每服二錢，薑三片，棗一枚，煎服。

地仙丹　牛膝　蓯蓉　附子　川椒各四兩　地龍　木鱉子各二兩　覆盆子　白附子　菟絲子　赤豆　南星　骨碎補　羌活　何首烏　狗脊　萆薢　防風　烏藥各二兩　白术　甘草　白茯苓　川烏各一兩　人參　黄芪各一兩半

右爲末，酒糊丸，每服三四十丸，空心酒下。

活絡丹　南星炮　川烏　草烏并炮，去皮尖　地龍去土。各六兩　乳香研　没藥研。各二兩二錢

右爲末，酒糊丸，桐子大，每服二十丸，空心日午冷酒下，荆芥茶亦得。

不卧散子和方。　川芎兩半　石膏七錢半　藜蘆五錢　甘草生，二錢半

右爲細末，口噙水搐之。

子和搜風丸　人參　茯苓　南星　薄荷各半兩　乾薑　寒水石　生白礬　蛤粉　黄芩　大黄各一兩　滑石　牽牛各四兩　藿香一分　半夏一兩

右爲末，水丸如小豆大，生薑湯下，日三。

潤腸丸　麻子仁另研　大黄酒煨。各一兩半　桃仁泥　歸尾　枳實麸炒　白芍　升麻半兩　人參　生甘草　陳皮各三錢　木香　檳榔各二錢

右除麻仁、桃仁外，爲末，却入二仁泥，蜜丸梧子大，每服七八十丸，温水食前下。

中寒二附傷寒　傷風

主乎温散。有卒中天地之寒氣者，有口得寒物者。從補中益氣湯中加發散藥。屬内傷者十居八九。其法，邪之所凑，其氣必虚，只用前湯中從所見之證出入加減。必

先用參芪托住正氣，氣虚甚者少加附子，以行參芪之劑，如果氣虚者，方可用此法。胃氣大虚，必當温散，理中湯相宜，甚者加附子。倉卒感受大寒之氣，其病即發，非若傷寒之邪，循經以漸而深也。已上治法，宜用於南，不宜北。

戴云：此傷寒，謂身受肅殺之氣，口傷生冷物之類。因胃氣大虚，膚腠疏豁，病者脈必沉細，手足厥冷，息微身倦，雖身熱亦不渴，倦言動者是也。宜急温之，遲則不救矣。與熱證若相似而實不同，凡脈數者，或飲水者，煩躁動揺者，皆熱病。寒熱二證，若水火，然不可得而同治，誤即殺人。

【附録】凡證與傷寒相類者極多，皆雜證也，其詳出《内經·熱論》。自長沙以下，諸家推明至甚，千世之下，能得其粹者，東垣也。其曰：内傷極多，外傷間而有之。此發前人之所未發，後人徇俗，不能真切，雷同指爲外傷，極謬。其或可者，蓋亦因其不敢放肆，而多用和解及平和之藥散之爾，若粗率者，則必殺人。初有感冒等輕證，不可便認作傷寒妄治。西北二方極寒，肅殺之地，故外感甚多；東南二方温和之地，外傷極少。雜病亦有六經所見之證，故世俗混而難别。

正治温散，宜桂枝湯、四逆湯輩，甚者三建湯、霹靂散。從治用熱藥，加凉劑引之，或熱藥須俟冷飲最妙。《經》曰：從而逆之。此之謂也。反攻用煎烏頭之類。

傷風屬肺者多，宜辛温或辛凉之劑散之。

戴云：新咳嗽，鼻塞聲重者是也。

【附方】

補中益氣湯見内傷類。

理中湯　人參　甘草　乾薑　白术等分

右銼，每服五錢，水煎温服。

桂枝湯　桂枝　赤芍各一兩半　甘草一兩　生薑一兩半　大棗

右銼，每服五錢，水煎温服。

四逆湯　甘草炙，二兩　乾薑一兩半　附子半兩

右銼，每服五錢，水煎温服。

三建湯　大川烏　附子　天雄并炮，等分

右銼，每四錢，水二盞，薑十五片，煎服。

霹靂散　附子一枚，及半兩者，炮熟取出，用冷灰焙之，細研，入真臈茶一大錢

同和，分二服，每服水一盞，煎六分，臨熟入蜜半匙，放温服之。

薑附湯 治中寒身體强直，口噤不語，逆冷。

乾薑一兩 附子生，去皮臍，一斤

右銼，每服三錢，水煎服。挾氣攻刺，加木香半錢；挾氣不仁，加防風一錢；挾濕者，加白术；筋脈牽急，加木瓜；肢節痛，加桂二錢。

消風百解散 治傷風頭疼發熱，鼻塞聲重。

荆芥 白芷 陳皮 麻黄 蒼术 甘草等分

右銼，用薑三片，葱白三根，水煎服。

神术散 治傷風頭痛，鼻塞聲重。方見痢類。

中暑三 附暑風 注夏

暑證，用黄連香薷飲。挾痰加半夏、南星；虚加人參、黄芪。暑病内傷者，用清暑益氣湯。著暑氣是痰，用吐。注夏屬陰虚，元氣不足，夏初春末，頭疼脚軟，食少體熱者是，宜補中益氣湯去柴胡、升麻，加炒柏、白芍藥。挾痰者，加南星、半夏、陳皮煎服，又或用生脈湯。暑氣挾痰、挾火實者，可用吐法。

暑乃夏月炎暑也，盛熱之氣者，火也。有冒、有傷、有中，三者有輕重之分、虛實之辨。或腹痛水瀉者，胃與大腸受之；惡心者，胃口有痰飲也。此二者冒暑也，可用黄連香薷飲、清暑益氣湯。蓋黄連退暑熱，香薷消蓄水。或身熱頭疼，躁亂不寧者，或身如針刺者，此爲熱傷在分内[一]也，當以解毒湯、白虎湯加柴胡，如氣虛者加人參。或咳嗽、發寒熱、盗汗出不止、脈數者，熱在肺經，用清肺湯、柴胡天水散之類，急治則可，遲則不救，成火乘金也，此爲中暑。凡治病，須要明白辨别，慎勿混同施治。春秋間亦或有之，切莫執一，隨病處方爲妙。

戴云：暑風者，夏月卒倒，不省人事者是也。有因火者，有因痰者。火，君相二火也；暑，天地二火也。内外合而炎爍，所以卒倒也。痰者，人身之痰飲也，因暑氣入而鼓激痰飲，塞礙心之竅道，則手足不知動躡而卒倒也。此二者皆可吐。《内經》

〔一〕「内」：上科本作「肉」。

曰：火鬱則發之。吐即發散也，量其虚實而吐之，吐醒後，可用清劑調治之。

入方

暑湯　生苄　麥門冬　牛膝　炒柏　知母　葛根　甘草

右銼，水煎服。

【附録】中暍是陽證，中暑是陰證。脈沉弱者，切不可用寒凉藥。清熱宜天水、五苓，又白虎湯皆可。熱悶恍惚，辰砂五苓散。脈弦實，黄連香薷湯。熱甚自汗而渴，便澀者，五苓分利之，或桂苓甘露飲。吐瀉，脈沉微甚者，可用附子大順散。伏熱傷冷，縮脾飲、冷香飲子皆可，浸冷服之。或剥蒜肉入鼻中，或研蒜水解灌之。蓋蒜氣臭烈，能通諸竅故也。

【附方】

生脈湯　人參　麥門冬　五味子

右銼，水煎服。

黄龍丸　治一切暑毒。

赤亮雄黄五錢　硫黄　硝石各一兩　滑石　明礬各半兩　好麵四兩

右爲末，水〔一〕丸，梧子大，每服五七十丸，白湯下。

却暑散 治冒暑伏熱，頭目眩暈，嘔吐泄痢，煩渴背寒，面垢。

赤茯苓 生甘草各四兩 寒食麵 生薑各一斤

右爲末，每服二錢，白湯調下。

香薷飲 治傷暑，臟腑不調，霍亂吐利，煩渴引飲。

白扁豆炒 厚朴薑製，八兩 香薷一斤

右水煎，入酒少許，沉冷服。

黄連香薷飲 香薷一斤 厚朴製，半斤 黄連四兩

右㕮咀，每二三錢，水煎服。

大順散 甘草斷寸長，三兩 乾薑 杏仁 桂四兩

右將甘草用白沙炒黄，次入乾薑同炒，令薑裂，次入杏仁同炒，不作聲爲度。篩去沙，入桂爲末，每服二三錢，水煎，温服。如煩躁，井花水調服，以沸湯點服

〔一〕「水」：上科本無。

亦得。

十味香薷飲　香薷一兩　人參　陳皮　白术　茯苓　黄芪　木瓜　厚朴薑炒　扁豆　甘草炙。各半兩

右爲末，每二錢，熱湯或冷水調服。㕮咀，煎亦得。

清暑益氣湯　治長夏濕熱蒸人，人感之四肢困倦，精神少，懶於動作，胸滿氣促，支節疼，或氣高而喘，身熱而煩，心下膨閉，小便黄而數，大便溏而頻，或痢或渴，不思飲食，自汗體虚。

黄芪　蒼术銼　升麻各一錢　人參　白术　神麯　陳皮各半錢　甘草炙　酒柏　麥門冬　當歸各三分　葛根二分　五味子九個　澤瀉五分　青皮二分半

右㕮咀，作一服，水二大盞，煎至一盞，去渣，大温服，食遠。

補中益氣湯見内傷類。

天水散　滑石六兩　甘草炙，一兩

右爲極細末，水調服。

五苓散　白术　猪苓　茯苓各一兩半　桂一兩　澤瀉二兩半

加辰砂，名辰砂五苓散。

人參白虎湯 治暑熱發渴，脈虚。

人參一錢半 知母二錢 石膏半兩 甘草一錢

右㕮咀，入粳米一合，水煎服。

桂苓甘露飲《宣明方》 茯苓 澤瀉各一兩 石膏 寒水石各二兩 滑石四兩 白术 桂 猪苓各半兩

右爲末，每服三錢，白湯調下。

縮脾飲 解伏熱，除煩渴，消暑毒，止吐瀉霍亂。

砂仁 草果 烏梅肉 甘草炙。各四兩 扁豆炒 葛根各一兩

右㕮咀，每服四錢，水煎冷服。

冷香飲子 治傷暑渴，霍亂腹痛，煩躁，脈沉微或伏。

草果仁三兩 附子 陳皮各一兩 甘草半兩

右㕮咀，每服一兩，入薑煎，水旋冷服。

黄連解毒湯 黄連 黄柏 黄芩 梔子等分

右㕮咀，水煎。

中濕四

《本草》云：蒼术治濕，上下部皆可用。二陳湯中加酒芩、羌活、蒼术，散風行濕。脾胃受濕，沉困無力，怠惰好卧。去痰須用白术。上部濕，蒼术功烈；下部濕，宜升麻提之。外濕宜表散，内濕宜淡滲。若燥濕，以羌活勝濕湯、平胃散之類。若風濕相搏，一身盡痛，以黄芪防己湯。若濕勝氣實者，以神佑丸、舟車丸服之；氣虚者，桑皮、茯苓、人參、葶藶、木香之類。凡肥人沉困怠惰，是濕熱，宜蒼术、茯苓、滑石，凡肥白之人沉困怠惰，是氣虚，宜二术、人參、半夏、草果、厚朴、芍藥，凡黑瘦而沉困怠惰者，是熱，宜白术、黄芩。凡飲食不節，脾胃受傷，不能遞送，宜枳术丸。去上焦濕及熱，須用黄芩，瀉肺火故也。又如肺有濕，亦宜黄芩；如肺有虚熱，宜天門冬、麥門冬、知母，用黄芩多則損脾。去中焦濕與痛，熱用黄連，瀉心火故也；如中焦有實熱，亦宜黄連；若脾胃虚弱，不能運轉而鬱悶，宜黄芩、白术、乾葛；若中焦濕熱積久而痛，乃熱勢甚盛，宜黄連，用薑汁炒。去下焦濕腫及痛，并膀胱有火邪者，必須酒洗防己、黄柏、知母、草龍膽。又云：凡下焦有濕，草龍膽、防己爲君，甘草、黄柏爲佐。如下焦腫及痛者，是濕熱，宜酒防己、草龍膽、黄芩、蒼术。若肥人、氣虚之人腫痛，宜二术、南星、滑石、茯苓。黑瘦之人下焦腫痛，宜當歸、桃仁、紅花、牛膝、檳榔、黄柏。

戴云：濕有自外入者，有自内出者，必審其方土之致病源。東南地下，多陰雨地濕，凡受必從外入，多自下起，以重腿脚氣者多，治當汗散，久者宜疏通滲泄；西北地高，人多食生冷濕麵、湩酪，或飲酒後寒氣怫鬱，濕不能越，以致腹皮脹痛，甚則水鼓脹滿，或通身浮腫，按之如泥不起，此皆自内而出也。辨其元氣多少而通利其二便，責其根在内也。此方土内外，亦互相有之，但多少不同，須對證施治，不可執一。

【附方】

二陳湯見中風類。

羌活勝濕湯　羌活　獨活各一錢　藁本　防風　甘草炙　川芎各五分　蔓荆子三分

右㕮咀，作一服，水二盞，煎至一盞，去渣，大温服，空心。如身重，腰沉沉然，加酒洗防己五分，輕者附子五分，重者川烏五分。

平胃散見厥類。

防己黄芪湯　治風濕脈浮，身重汗出，惡風或痛。

防己一兩　甘草炙，半兩　白术七錢半　黄芪一兩一錢

右㕮咀，每服一兩，入薑棗煎。喘者，加麻黄；胃氣不利，加芍藥；氣上衝，加桂枝；下有寒，加細辛。

三花神佑丸　治一切水濕腫病，大腹實脹，喘滿。

輕粉一錢　大黄一兩，爲末　牽牛二兩　芫花醋拌炒　甘遂　大戟各半兩

右爲末，滴水丸，小豆大，初服五丸，每服加五丸，温水下，無時，日三。

舟車丸　大黄二兩　甘遂　大戟　芫花　青皮　陳皮各一兩　牽牛頭末四兩　木香半兩

右爲末，水丸如梧子大，每服六七十丸，白湯下，隨證加減。

枳术丸見内傷類。

昇陽除濕湯見泄瀉類。

瘟疫五附大頭天行病

瘟疫，衆人一般病者是，又謂之天行時疫。治有三法：宜補，宜散，宜降。熱甚者，加童便三酒鍾。

入方

大黄　黄連　黄芩　人參　桔梗　防風　蒼术　滑石　香附　人中黄

右爲末，神麯糊丸，每服六七十丸，分氣血與痰作湯使。氣虚者，四君子湯；血虚者，四物湯；痰多者，二陳湯送下；熱甚者，童便下。

又方　温病，亦治食積痰熱，降陰火。

人中黄

飯爲丸，緑豆大，下十五丸。

又時病：

半夏　川芎　茯苓　陳皮　山楂　白术　蒼术君　甘草

如頭痛加酒芩，口渴加乾葛，身痛加羌活、薄桂、防風、芍藥。

大頭天行病，此爲濕氣在高巔之上，切勿用降藥，東垣有方。

羌活　酒黄芩　酒蒸大黄

【附方】

治大頭病兼治喉痹歌：

人間治疫有仙方，一兩僵蠶二大黄。薑汁爲丸如彈子，井花調蜜便清凉。

冬温爲病，非其時而有其氣也。冬時嚴寒，當君子閉藏，而反發泄於外，專用補藥而帶表藥，如補中益氣之類。

作人中黄法　以竹筒兩頭留節，中作一竅，内甘草於中，仍以竹木釘閉竅，於大糞缸中浸一月，取出曬乾。大治疫毒。

左手脈大於右手，浮緩而盛，按之無力。

大病虚脱，本是陰虚，用艾灸丹田者，所以補陽，陽生陰長故也。不可用附子，止可多服人參。

【附方】

漏蘆湯 治臟腑積熱，發爲腫毒，時疫疙瘩，頭面洪腫，咽嗌填塞，水藥不下，一切危惡疫癘。

漏蘆 升麻 大黄 黄芩 藍葉 玄參等分

右㕮咀，每服二錢，水煎服。腫熱甚，加芒硝二錢。

消毒丸 治時毒疙瘩惡證。

大黄 牡蠣 僵蠶炒，等分

右爲末，煉蜜丸，如彈子大，新水化一丸，内加桔梗、大力子湯尤妙。

潔古雄黄丸 辟時疾，可與病人同床，覆着衣服，亦不相染。

雄黄一兩，研 赤小豆炒 丹參 鬼箭羽各二兩

右爲細末，蜜丸，每服五丸，空心温下。

火六

火，陰虚火動難治。火鬱當發，看何經。輕者可降，重者則從其性而昇之。實火

可瀉，黃連解毒之類，虛火可補。小便降火極速。凡氣有餘便是火，不足者是氣虛。火急甚重者，必緩之，以生甘草兼瀉兼緩，參、术亦可。人壯氣實、火盛顛狂者，可用正治，或硝、黃、冰水之類。人虛火盛狂者，以生薑湯與之，若投冰水正治，立死。有補陰即火自降，炒黃柏、生地黃之類。凡火盛者，不可驟用凉藥，必兼温散。可發有二：風寒外來者可發，鬱者可發。氣從左邊起者，乃肝火也；氣從臍下起者，乃陰火也；氣從脚起，入腹如火者，乃虛之極也。蓋火起於九泉之下多死，一法用附子末，津調，塞涌泉穴，以四物湯加降火藥服之妙。陰虛證本難治，用四物湯加炒黃柏，降火補陰。龜版補陰，乃陰中之至陰也。四物加白馬脛骨，降陰中火，可代黃連、黃芩。黃連、黃芩、梔子、大黃、黃柏降火，非陰中之火不可用。生甘草緩火邪，木通下行瀉小腸火。人中白瀉肝火，須風露中二三年者。人中黃大凉，治疫病須多年者佳。中氣不足者，味用甘寒。山梔子仁大能降火，從小便泄去，其性能屈曲下降，人所不知，亦治痞塊中火邪。

入方

左金丸　治肝火。一名回令丸。

黄連六兩，一本作苓　吴茱萸一兩或半兩

右爲末，水丸或蒸餅丸，白湯下五十丸。

【附録】諸熱瞀瘈，暴瘖冒昧，躁擾狂越，駡詈驚駭，胕腫疼酸，氣逆衝上，禁栗如喪神守，啑嘔，瘡瘍，喉痹，耳鳴及聾，嘔涌溢食不下，目昧不明，暴注瞤瘈，暴瘍，暴死，五志七情過極，皆屬火也。火者有二：曰君火，人火也；曰相火，天火也。火内陰而外陽，主乎動者也，故凡動皆屬火。以名而言，形質相生，配於五行，故謂之君；以位而言，生於虚無，守位禀命，因動而見，故謂之相。腎肝之陰，悉其相火。東垣曰：相火，元氣之賊，火與元氣不相兩立，一勝則一負，然則如之何，則可使之無勝負乎？周子曰：神發知矣。五性感動而萬事出，有知之後，五者之性爲物所感，不能不動，謂之動者，即《内經》五火也。相火易起，五性厥陽之火相扇，則妄動矣。火起於妄，變化莫測，無時不有，煎熬真陰，陰虚則病，陰絶則死。君火之氣，《經》以暑與熱言之；相火之氣，《經》以火言之，蓋表其暴悍酷烈，有甚於君火者也，故曰相火元氣之賊。周子又曰：聖人定之以中正仁義而主静。朱子亦曰：必使道心常爲一身之主，而人心每聽命焉。此善處乎火者。人心聽命於道心，而又能主之以静，彼五火將寂然不作，而相火者惟有裨補造化，而爲生生不息之運用爾，何賊之有？

【附方】

東垣瀉陰火昇陽湯　治肌熱煩熱，面赤食少，喘咳痰盛。

羌活　甘草炙　黄芪　蒼术各一兩　升麻八錢　柴胡兩半　人參　黄芩各七錢　黄連酒炒，半兩　石膏半兩，秋深不用

右㕮咀，每服一兩或半兩，水煎。此藥發脾胃火邪，又心、膽、肝、肺、膀胱藥也。瀉陰火，昇發陽氣、榮養氣血者也。

昇陽散火湯　治男子、婦人，四肢發熱，肌熱，筋痹熱，骨髓中熱，發困，熱如燎，捫之烙手。此病多因血虚而得之，或胃虚過食冷物，抑遏陽氣於脾土，火鬱則發之。

升麻　葛根　獨活　羌活各半兩　防風二錢半　柴胡八錢　甘草炙，三錢　人參　白芍各半兩　甘草生，二錢

右㕮咀，每服半兩或一兩，水煎，稍熱服。

地骨皮散 治渾身壯熱，脈長而滑，陽毒火熾，發渴。

地骨皮 茯苓各半兩 柴胡 黄芩 生苄 知母各一兩 石膏二兩 羌活 麻黄各七錢半，有汗并去之

右㕮咀，每服一兩，入薑煎。

黄連解毒湯見暑類。

丹溪先生心法卷二

斑疹七

斑屬風熱挾痰而作，自裏而發於外，通聖散中消息，當以微汗散之，切不可下。内傷斑者，胃氣極虚，一身火遊行於外所致，宜補以降，於《陰證略例》中求之。發斑似傷寒者，痰熱之病發於外，微汗以散之，若下之非理。疹屬熱與痰在肺，清肺火降痰，或解散出汗，亦有可下者。疹即瘡疹，汗之即愈，通聖散中消息之。癮疹多屬脾，隱隱然在皮膚之間，故言癮疹也。發則多癢或不仁者，是兼風兼温之殊，色紅者兼火化也。黄瓜水調伏龍肝，去紅點斑。

戴云：斑，有色點而無頭粒者是也。疹，浮小有頭粒者，隨出即收，收則又出是也，非若斑之無頭粒者，當明辨之。

【附録】斑疹之病，其爲證各異，瘡發焮腫於外者，屬少陽三焦相火也，謂之斑；小紅靨行皮膚之中不出者，屬少陰君火也，謂之疹。又傷寒陽證發斑有四，惟温毒發斑至重，紅赤者爲胃熱也，紫黑者爲胃爛也，一則下早，一則下之晚，乃外感熱病發斑也，以玄參、升麻、白虎等藥服之。陰證發斑，亦出背胸，又出手足，亦稀少而微紅，若作熱證，投之凉藥，大誤矣。此無根失守之火，聚於胸中，上獨熏肺，傳於皮膚，而爲斑點，但如蚊蚋虱蚤咬形狀，而非錦紋也。只宜調中温胃，加以茴香、芍藥，或以大建中之類，其火自下，斑自消退，可謂治本而不治標也。

入方

調中湯 治内傷、外感而發陰斑。

蒼术一錢半 陳皮一錢 砂仁 藿香 芍藥炒 甘草炙 桔梗 半夏 白芷 羌活 枳殻各一錢 川芎半錢 麻黄 桂枝各半錢

右㕮咀，薑三片，水煎服。

消毒犀角飲子 治斑及癮疹。

牛蒡子六錢　荆芥　防風各三錢　甘草一錢

右㕮咀，水煎。

通聖散出丹溪經驗方。　川芎　當歸　麻黄　薄荷　連翹　白芍　黄芩　石膏　桔梗一兩　滑石三兩　荆芥　梔子　白术二錢半　甘草

右銼，水煎服。如身疼，加蒼术、羌活；痰嗽，加半夏。每服細末三錢，生薑三片，擂細，蕩起，煎沸服之。

玄參升麻湯　斑在身，治汗下吐後，毒不散，表虚裏實發於外，甚則煩躁譫妄。

玄參　升麻　甘草等分

右㕮咀，水煎。

化斑湯　治傷寒汗、吐、下後，斑發脈虚。

白虎湯加人參，守真再加白术。

右㕮咀，時時煎服。

大建中湯　黄芪　當歸　桂心　芍藥各二錢　人參　甘草各一錢　半夏　黑附炮，去皮。各二錢半

右㕮咀，每服五錢，水二盞，薑三片，棗二枚，煎，食前服。

瘧八

瘧疾有風、暑、食、痰、老瘧、瘧母。大法，風暑當發汗。夏月多在風凉處歇，遂閉其汗而不泄故也。惡飲食者，必自飲食上得之。無汗者要有汗，散邪爲主，帶補；有汗者要無汗，正氣爲主，帶散。一日一發者，受病一月；間日一發者，受病半年；三日一發者，受病一年；二日連發住一日者，氣血俱病。瘧病感虚者，須以人參、白术一二帖，托住其氣，不使下陷，後使他藥。内傷挾外邪同發，内必主痰。外以汗解散，二陳湯加柴胡、黄芩、常山、草果煎服。久瘧不得汗者，二陳湯加檳榔，倍蒼术、白术。一方加柴胡、葛根、川芎，一補一發，不可直截。老瘧病，此係風暑於陰分，用血藥引出陽分則散。

入方宜

川芎　撫芎　紅花　當歸　炒柏　白术　蒼术　甘草　白芷

右銼，水煎，露一宿，次早服。

治瘧一日間一日發者，補藥帶表藥，後以截瘧丹截之。若在陰分者，用藥掣起陽分，方可截，即前藥之屬。

充案：瘧在陰分，須徹起陽分者，即《格致論》中云：臟傳出至腑，亂而失期也。又當因其汗之多寡，而爲補養昇發之術。下陷，謂陽氣下陷入陰血中。無汗要有汗，多用川芎、蒼术、乾葛、升麻、柴胡之屬，此丹溪治瘧之微旨，學者所當知也。

截瘧常山飲　穿山甲炮　草果　知母　檳榔　烏梅　甘草炙　常山

右㕮咀，水酒一大碗，煎半碗，露一宿，臨發日早服，得吐爲順。一云：加半夏、柴胡，去穿山甲；如吐，加厚朴，又或加青皮、陳皮。

又方

柴胡　草果　常山　知母　貝母　檳榔

右用酒水同煎，露一宿，臨發前二時服。

又治瘧母，此藥消導，

青皮　桃仁　紅花　神麯　麥芽　鱉甲醋煮爲君　三棱　莪术　海粉　香附并用

醋煮

右爲末，丸如梧子大，每服五七十丸，白湯下。

又治瘧，寒熱，頭痛如破，渴飲冰水，外多汗出：

人參　白术　黄芪　黄芩　黄連　山梔　川芎　蒼术　半夏　天花粉

右㕮咀，水二鍾，薑三片，煎服。

又治瘧病發渴：

生芐　麥門冬　天花粉　牛膝　知母　葛根　炒柏　生甘草

右㕮咀，水煎。

截瘧青蒿丸　青蒿半斤　冬瓜葉　官桂　馬鞭草

右焙乾爲末，水丸胡椒大，每一兩分四服，於當發之前一時服盡。又云：青蒿一兩，冬青葉二兩，馬鞭草二兩，桂二兩。未知孰是，姑兩存之，以俟知者。

截瘧　檳榔　陳皮　白术　常山三錢　茯苓　烏梅　厚朴各一錢半

右㕮咀，作二服，水酒各一鍾，煎至一鍾，當發前一日一服，臨發日早一服，服後少睡片時。

又瘧疾後：

白术　半夏一兩〔一〕　黄連半兩　白芍三錢　陳皮半兩

右爲末，粥丸梧子大，每服六十丸，薑湯下。

【附録】世用砒霜等毒，不可輕用，俗謂脾寒，此因名而迷其實也。苟因飲食所傷而得，亦未必全是寒，况其他乎？在其陽分者易治，陰分者難治。瘧母必用毒藥消之，行氣消堅爲主。東垣謂：寒瘧屬太陽，熱瘧屬陽明，風瘧屬少陽，在三陰經則不分，總曰温瘧。此言是。但三陰經説不明，作於子、午、卯、酉日者，少陰瘧也；寅、申、巳、亥日者，厥陰瘧也；辰、戌、丑、未日者，太陰瘧也。瘧脈多弦，但熱則弦而帶數，寒則弦而帶遲，亦有病久而脈極虚微而無力，似乎不弦，然而必於虚微之中見弦，但不搏手耳，細察可見也。

瘧，又名痁疾者，其證不一。《素問》又有五臟瘧、六腑瘧，詳矣。初得病勢正熾，一二發間，未宜遽截，不問寒熱多少，且用清脾飲，或草果飲，或二陳湯加草果

〔一〕「一兩」：上科本作「各一兩」。

半錢，或平胃加草果半錢、柴胡半錢，又或養胃湯加川芎、草果各半錢。熱少者，進取微汗。寒多者，宜快脾湯，服後寒仍多者，養胃湯加附子、桂枝各半錢，獨寒尤宜，不效，則七棗湯。熱多者，宜驅瘧飲，或參蘇飲，每服加草果半錢；大熱不除，宜小柴胡湯；渴甚者，則以五苓散入辰砂少許；獨熱無寒，亦與小柴胡湯；熱雖劇，不甚渴者，本方加桂四分，或以柴胡桂薑湯，候可截則截之。久瘧〔一〕母不愈者，宜四獸飲，間服山甲湯。

【附方】

清脾湯 青皮 厚朴 白术 草果 柴胡 茯苓 黄芩 半夏 甘草炙。等分

右剉，水二盞，生薑三片，棗一枚，煎，忌生冷油膩。

七棗湯 附子一個，炮，又以鹽水浸，再炮，如此七次，去皮臍。又方，川烏代附子，以水調陳壁土爲糊，浸七次

右剉，分作二服，水二鍾，薑七片，棗七枚，煎七分，當發日早温服。

〔一〕「瘧」：上科本其下有「瘧」字。

驅瘧飲　前胡　柴胡各四兩　桂心　桔梗　厚朴　半夏各三兩　黄芪　乾薑炮　甘草炙。各二兩

右銼，水二盞，生薑三片，棗四個，煎。

山甲湯　穿山甲　木鱉子等分

右爲末，每服二錢，空心，温酒調下。

人參　白术　茯苓　甘草減半　陳皮　草果　半夏　棗子　烏梅　生薑等分

右銼，同薑棗，以鹽少許淹，食頃，厚皮紙裹，以水潤濕，慢火煨令香熟，焙乾，每服半兩，水煎，未發前并進數服。

有汗要無汗，正氣爲主，小柴胡加桂，或白虎加桂。無汗要有汗，散邪爲主，帶補，桂枝加黄芪知母石膏湯，或人參柴胡飲子。熱多寒少，目痛，多汗，脈大，以大柴胡湯微利爲度，餘邪未盡，以白芷石膏三物湯，以盡其邪。

六和湯　人參　知母　草果　貝母　烏梅　白芷　檳榔　柴胡各一錢，用酒拌　常山二錢

右銼，水煎，薑三片，棗一個。

秘方清脾丸 治瘧三日一發，或十日一發。

薑黃三錢 白术二〔一〕兩半 人參 檳榔 草果 莪术醋炒 厚朴各半兩 黄芩 半夏 青皮各一兩 甘草三錢

右爲末，飯丸如梧子大，每六十丸，食遠，白湯下，日二服。

紅丸子 消食瘧。

胡椒一兩 阿魏一錢，醋化 莪术 三棱醋煮一伏時。各二兩 青皮炒，三兩

右爲末，另用陳倉米末，同阿魏醋煮，糊丸梧子大，炒土硃爲衣，每服七十丸，薑湯下。

二陳湯見中風類。

草果飲子 草果 川芎 紫蘇葉 白芷 良薑 炙甘草 青皮去白，炒 陳皮去白

右等分，爲粗末，每服三錢，水一盞，煎至七分，去渣，温服。留渣兩服并一服，當日進三服，不以時。

〔一〕「二」：上科本作「一」。

人參養胃湯　平胃散加人參、茯苓、半夏、草果、藿香、生薑、烏梅。

參蘇飲　陳皮去白　枳殼麩炒　桔梗　甘草炙　木香各半兩　半夏　乾葛　蘇葉　前胡　人參　茯苓各七錢半。一方不用木香

右銼，每服五錢，水盞半，生薑七分，棗一個，煎微熱服。

五苓散見中暑類。

柴胡桂薑湯　柴胡八兩　桂枝　黄芩各三兩　瓜蔞根四兩　牡蠣二兩　甘草炙，二兩　乾薑二兩

右銼，水煎，日三服，煩，汗出愈。

小柴胡湯　柴胡八兩　黄芩　人參　甘草炙。各三兩　半夏三兩

右銼，每五錢，水盞半，生薑五片，棗一枚，煎服，不拘時。

白虎加桂枝湯　治温瘧。

知母六兩　甘草炙，二兩　石膏四兩，碎　桂枝一兩　粳米六合

右銼，水煎，日三，汗出愈。

小柴胡加桂湯　本方去人參加桂一兩。

桂枝加黄芪知母石膏湯　本方加黄芪、知母、石膏各四錢半。

大柴胡湯　柴胡八兩　黄芩　赤芍各三兩　大黄二兩　半夏一〔一〕兩半　枳實半兩，麩炒

右銼，每五錢，水盞半，生薑五片，棗一枚，煎服，無時。

白芷石膏三物湯　白芷一兩　知母一兩七錢　石膏四兩

右爲粗末，每半兩，水一盞半，煎一盞，温服。

痢九

痢，赤屬血，白屬氣，有身熱，後重，腹痛，下血。身熱挾外感，小柴胡湯去人參。後重，積與氣墜下之故，兼昇兼消，宜木香檳榔丸之類。不愈者，用秦艽、皂角子、煨大黄、當歸、桃仁、黄連、枳殼。若大腸風盛，可作丸服。保和丸亦治因積作後重者。五日後不可下，蓋脾胃虚故也。後重窘迫者，當和氣，木香、檳榔。腹痛者，肺金之氣鬱在大腸之間，如實者，以劉氏之法下之，虚則以苦梗開之，然後用治

〔一〕「一」：上科本作「二」。

痢藥，氣用氣藥，血用血藥，有熱用黄芩、芍藥之類，無熱腹痛，或用温藥，薑、桂之屬。下血，四物爲主。下血，多主食積與熱，或用朴硝者。青六丸治血痢，效。痢疾初得一二日間，以利爲法，切不可便用止澀之劑。若實者，調胃承氣、大小承氣、三乙承氣下之；有熱先退熱，然後看其氣病血疾〔一〕加減用藥，不可便用參、术，然氣虚者可用，胃虚者亦用之。血痢久不愈者，屬陰虚，四物湯爲主；凉血和血，當歸、桃仁之屬。下痢久不止，發熱者，屬陰虚，用寒凉藥，必兼昇散藥并熱藥。下痢大孔痛者，因熱流於下也，以木香、檳榔、黄連、黄芩、炒乾薑。噤口痢者，胃口熱甚故也。大虚大熱，用香連丸、蓮肉各一半，共爲末，米湯調下。又方，人參二分、薑炒黄連一分，爲末，濃煎，終日細細呷之。如吐則再服，但一呷下咽便開。人不知此，多用温熱藥甘味，此以火濟火，以滯益滯。封臍引熱下行，用田螺肉搗碎，入麝香少許，盦臍内。下痢不治之證，下如魚腦者半死半生，下如塵腐色者死，下純血者死，下如屋漏水者死，下如竹筒注者不治。赤痢乃自小腸來，白痢乃自大腸

〔一〕「疾」：上科本作「病」。

來，皆濕熱爲本，赤白帶濁同法。下痢有風邪下陷，宜昇提之，蓋風傷肝，肝主木故也。有濕傷血，宜行濕清熱。《内經》所謂身熱則死，寒則生，此是大概言，必兼證詳之方可，今豈無身熱而生、寒而死者？脈沉小留連或微者易治，洪大數者難治也。脈宜滑大，不宜弦急。仲景治痢，可温者五法，可下者十法，或解表，或利小便，或待其自已，還分易治、難治、不治之證，至爲詳密，但與瀉同，立論不分，學者當辨之。大孔〔一〕痛，一曰温之，一曰清之，按久病身冷，脈沉小者，宜温；暴病身熱，脈浮洪者，宜清宜補。有可吐者，亦有可汗可下者。初得之時，元氣未虛，必推蕩之，此通因通用之法，稍久氣虛則不可下。壯實初病宜下，虛弱衰老久病宜昇之。先水瀉後膿血，此脾傳腎，賊邪，難愈；先膿血後水瀉，此腎傳脾，微邪，易愈。下痢如豆汁者，濕也。蓋脾腎爲水穀之海，無物不受，常兼四臟，故五色之相雜，當先通利，此迎而奪〔二〕之之義。如虛者，亦宜審之。因熱而作，不可用巴豆；如

〔一〕「孔」：上科本作「扺」。
〔二〕「奪」：原作「專」，據上科本改。

傷冷物者，或可用，宜謹。又有時疫作痢，一方一家之内，上下傳染相似，却宜明逆氣之勝復以治之。

戴云：痢雖有赤白二色，終無寒熱之分，通作濕熱治，但分新舊，更量元氣，用藥與赤白帶同。

入方

黄連　滑石　生苄　白芍　蒼术　白术　當歸　青皮　條芩

右銼，水煎。裹急後重，炒連、滑石，加桃仁、檳榔，甚者大黄。嘔者，用薑汁、半夏。

又方

乾薑一錢　當歸二錢半　烏梅三個　黄柏一錢半　黄連一錢

右銼，作一服，水煎，食前。若水瀉，可等分用，或加枳殼。

又方　治熱與血：

大黄　黄連　黄芩　黄柏　枳殼　當歸　芍藥　滑石　桃仁　甘草　白术等分

右爲末，或湯調，或作丸，用麵糊，或神麯糊丸服。一本云：誤服熱藥、澀藥，毒犯胃者，當明審，以祛其毒。

治白痢：

蒼术　白术　神麯　茯苓　地榆　甘草

右銼，水煎。

治赤痢：

地黄　芍藥　黄柏　地榆　白术

右銼，水煎。腹痛，加枳殻、厚朴；後重，加滑石、木香、檳榔；有熱，加黄芩、山梔。

又治痢方：

滑石一兩　蒼术半兩　川芎三錢　桃仁《活法》用　芍藥半兩，炒　甘草一錢

右爲末，薑一片，擂細，煎滚服。

又方　孫郎中因飲水過多，腹脹，瀉痢帶白。

蒼术　白术　厚朴　茯苓　滑石

右㕮咀，水煎，下保和丸。又云：加炒麯、甘草。

又方　痢後脚弱漸細者。

蒼术　酒芩　白芍各二兩半　酒柏炒，半兩

右爲末，粥丸，以四物湯加陳皮、甘草，水煎送下。

又方　痢後腰痛，兩脚無力。

陳皮　半夏　白芍各一錢　茯苓　蒼术　當歸　酒芩各半錢　白术　甘草各二錢

右㕮咀，作一服，薑煎，食前。

又方　治小兒八歲下痢純血，作食積治。

蒼术　白术　黄芩　滑石　白芍　茯苓　甘草　陳皮　神麯炒

右㕮咀，水煎，下保和丸。

治痢十法

其或惡寒發熱，身首俱痛，此爲表證，宜微汗和解，用蒼术、川芎、陳皮、芍藥、甘草、生薑三片煎。其或腹痛後重，小水短，下積，此爲裏證，宜和中疏氣，用炒枳殼、製厚朴、芍藥、陳皮、滑石、甘草，煎。其或下墜異常，積中有紫黑血，而又痛甚，此爲死血證，法當用擂細桃仁、滑石行之。或口渴，及大便口燥辣，是名挾熱，即加黄芩；或口不渴，身不熱，喜熱手熨燙，是名挾寒，即加乾薑。其或下墜在血活之後，此氣滯證，宜於前藥加檳榔一枚。其或在下則纏住，在上則嘔食，此爲毒積未化，胃氣未平證，當認其寒則温之，熱則清之，虚則用參术補，毒解積下，食自進。其或力倦，自覺氣少，惡食，此爲挾虚證，宜加白术、當歸身，虚甚者加人參，又十分重者，止用此一條加陳皮補之，虚回而痢自止。其或氣行血和積少，但虚坐努責，此爲無血證，倍用當歸身，尾却，以生芍藥、生芐、生桃仁佐之，復以陳皮和之，血生自安。其或纏墜退減十之七八，穢積已盡，糟粕未實，當炒芍藥、炒白术、炙甘草、陳皮、茯苓煎湯，下固腸丸三十粒。然固腸丸性燥，恐尚有滯氣未盡行者，但當單飲此湯，固腸丸未宜退〔一〕用，蓋固腸丸有去濕實腸之功。其或痢後糟粕未實，或食粥稍多，或飢甚方食，腹中作痛，切不可驚恐，當以白术、陳皮各半煎湯，和之自安。其或久痢後，體虚氣弱，滑下不止，又當以藥澀之，可用訶子、肉豆蔻、白礬、半夏，甚者添牡蠣，可擇用之。然須用陳皮爲佐，恐大澀亦能作痛。又甚者，灸

〔一〕「退」：上科本作「進」。

天樞、氣海。上前方用厚朴，專瀉滯凝之氣，然厚朴性大温而散氣，久服大能虚人，滯氣稍行即去之。餘滯未盡，則用炒枳殼、陳皮，然枳殼亦能耗氣，比之朴稍緩，比陳皮稍重，滯氣稍退當去之，只用陳皮以和衆藥。然陳皮去白，有補瀉之功，若爲參、术之佐，亦純作補藥用。凡痢疾腹痛，必以白芍藥、甘草爲君，當歸、白术爲佐，惡寒痛者加桂，惡熱痛者加黄柏。達者更能參以歲氣時令用藥，則萬舉萬全，豈在乎執方而已哉！

【附録】痢有氣虚兼寒熱，有食積，有風邪，有熱，有濕，有陽氣下陷，而感不一，當分治。瀉輕痢重，諸有積，以肚熱纏痛推之；諸有氣，以肚如蟹渤驗之。究其受病之源，决之對病之劑，大要以散風邪、行滯氣、開胃脘爲先，不可遽用肉豆蔻、訶子、白术輩，以補住寒邪。不可投米殼、龍骨輩，以閉澀腸胃。邪得補而愈盛，故證變作，所以日夕淹延而未已也。若昇散者，以胃風湯、防風芍藥湯、神术散、蒼术防風湯、敗毒散，皆可汗之。攻裹，若有濕者，用導水丸；兼鬱，承氣湯、和中丸；若積滯，用聖餅子、脾積丸；冷積，用《局方》蘇感丸；若濕熱甚者，宜《宣明》玄青膏；若後重窘迫，用木香檳榔丸。色白者屬氣，赤白者屬氣血受病，赤黑相兼屬濕熱，青緑雜色是風與火濕。下血者，當凉血，當歸、生苄。赤者屬血，《保命集》四物湯加槐花、黄連、米殻醋炒。下痢，脈沉弱而腹痛，用薑附湯，加對五苓、理中，又《機要》漿水散。若青色者，寒兼風。若陽氣下陷者，以昇陽益胃湯加桔梗、醋沃南星。用梅葉外貼眉攢極效，起泡便止。下痢，若濕盛，勝濕者，以平胃散對五苓散最可，或麯芎丸。老人奉養大過，飲食傷脾，爲脾泄，《機要》白术芍藥湯，濕勝，仙术炒用。若陰陽不分，當滲泄，以五苓之類，或單用芣苡實炒爲末，米飲調二錢。若氣血俱虚，神弱者，以人參、白术、當歸、芍藥炒、茯苓，少加黄連服之，或錢氏白术散，又或十補湯佳。若暑痢而脈虚者，香薷飲，或清暑益氣，又或六和湯、藿香正氣各加木香半錢，名木香交加散。若白痢下如凍膠，或鼻涕，此屬冷痢，宜除濕湯加木香一錢，虚弱者亦與十補湯。赤痢發熱者，以敗毒散加陳蒼米一撮煎。下痢，小便不通者，黄連阿膠丸爲最。

【附方】

胃風湯 治風冷入於腸胃，泄下鮮血，或腸胃濕毒，下如豆汁，或瘀血。

人參　茯苓　川芎　當歸　桂　白术　白芍等分

右銼，水煎，入粟米百餘粒，同煎。腹痛加木香。

噤口痢：

石蓮肉日乾

右爲末，服二錢，陳倉米湯調下，便覺思食，仍以日照東方壁土炒真橘皮爲末，薑棗略煎佐之。

戴人木香檳榔丸 木香 檳榔 青皮 陳皮 廣朮 枳殼 黄連 黄柏 大黄各半兩 丑末 香附各二兩

右爲末，水丸梧子大，每五六十丸，煎水下，量虛實與之。《紺珠》多三棱、黄芩、當歸，分兩不同。

調胃承氣湯 芒硝半斤 甘草炙，二兩 大黄四兩，去皮，酒洗

右銼，每服臨期斟酌多少，先煮二味熟，去渣，下硝，上火煮二三沸，頓服之。

大承氣湯 大黄四兩，如棋子大，酒洗 厚朴八兩，薑製 枳實大者五枚，炒 芒硝二合

每服看證斟酌多少，先煮二物至七分，去渣，内大黄煮八分，去渣，内芒硝煎一

二沸，温服。

小承氣湯 大黄四兩 厚朴二兩，薑炒 枳實大者三枚，炒

右銼，看證斟酌多少用之。

防風芍藥湯 防風 芍藥 黄芩各一〔一〕兩

右㕮咀，每服半兩，水煎〔二〕服。

神术散 蒼术一斤 藁本 川芎各六兩 羌活四兩 粉草 細辛一兩六錢

右爲粗末，每服三錢，薑三片煎。要出汗，加葱白。

蒼术防風湯 蒼术二兩 防風一兩

薑七片煎。

敗毒散 羌活 獨活 人參 甘草炙 柴胡 前胡 茯苓 枳殼麩炒 川芎 桔梗等分

〔一〕「一」：正脈本作「二」。

〔二〕「煎」：上科本其下有「温」字。

右銼，每服四錢，水一盞，薑三片，薄荷五葉煎，熱服。寒多則熱服，熱多則温服。傷濕加白术，脚痛加天麻。

神芎導水丸　大黄　黄芩二兩　丑末　滑石四兩

右爲末，滴水丸，每四五十丸，温水下。

和中丸　白术二兩四錢　厚朴二兩　陳皮一兩六錢　半夏泡，一兩　檳榔五錢　枳實五錢　甘草四錢　木香二錢

右用生薑自然汁浸，蒸餅爲丸，每三十丸，温水下，食遠。

聖餅子　黄丹二錢　定粉三錢　密陀僧二錢　舶上硫黄三錢　輕粉少許

右爲細末，入白麵四錢，滴水和爲指尖大，捻作餅子，陰乾，食前，漿水磨化服之，大便黑色爲妙。

蘇感丸　以蘇合香丸與感應丸，二藥和匀，如粟米大，每五丸，淡薑湯空心下。

宣明玄青膏　黄連　黄柏　大黄　甘遂　芫花醋拌炒　大戟各半兩　丑頭末二兩　輕粉二錢　青黛一兩

右爲末，水丸小豆大，初服十丸，每服加十丸，日三，以快利爲度。

保命集四物湯 本方内加槐花、黄連、御米殼等分。

薑附湯 **理中湯**并見中寒類。

五苓散見中暑類。

漿水散 半夏一兩，湯洗 附子半兩，炮 乾薑一作乾生薑 桂 甘草炙。各五錢 良薑二錢半

右爲細末，每服三五錢，漿水二盞，煎至半盞，和滓熱服。

昇陽益胃湯 羌活 獨活 防風各半兩 柴胡 白术 茯苓渴勿用 澤瀉各三錢 黄芪二兩 人參 半夏 甘草炙。各一兩 黄連一錢 陳皮四錢 白芍五錢

右㕮咀，每服三錢，水煎，入薑、棗，温服。

麯丸 川芎 神麯 白术 附子炮。等分

右爲細末，麵糊丸梧子大，每服三五十丸，温米飲下。此藥亦治飧泄。

機要白术芍藥湯 白术 芍藥各一兩 甘草五錢

右銼，每服一兩，水煎。

錢氏白术散　人參　白茯苓　白术　木香　甘草　藿香各一兩　乾薑〔一〕

右爲粗末，水煎。

香薷飲　**清暑益氣湯**并見中暑類。

六和湯見霍亂類。或加香薷、厚朴〔二〕。

藿香正氣散見中風類。

黄連阿膠丸　阿膠炒，二兩　黄連三兩　茯苓二兩

右水熬阿膠膏，搜和二末爲丸，米飲下。

固腸丸見婦人類。

除濕湯見泄瀉類。

十全大補湯見諸虚類。

〔一〕「乾薑」：上科本其下有「二兩」二字。

〔二〕「或加香薷、厚朴」：上科本無。

泄瀉十

泄瀉，有濕，火，氣虚，痰積〔一〕。

濕用四苓散加蒼术，甚者蒼白二术同加，炒用，燥濕兼滲泄。火用四苓散加木通、黄芩，伐火利小水。痰積宜豁之，用海粉、青黛、黄芩，神麯糊丸服之。在上者用吐提。在下陷者宜昇提之，用升麻、防風。氣虚用人參、白术、炒芍藥、升麻。食積，二陳湯和〔二〕澤瀉、蒼术、白术、山楂、神麯、川芎，或吞保和丸。瀉水多者，仍用五苓散。久病大腸氣泄，用熟地黄半兩，炒白芍、知母各三錢，升麻、乾薑各二錢，炙甘草一錢，爲末，粥丸服之。仍用艾炷如麥粒，於百會穴灸三壯。脾瀉當補脾氣，健運復常，用炒白术四兩，炒神麯三兩，炒芍藥三兩半，冬月及春初用肉蔻代

〔一〕「積」：上科本其下有「食積」二字。
〔二〕「和」：上科本作「加」。

之，或散或湯，作餅子尤佳。食積作瀉，宜再下之，神麯、大黄作丸子服。脾泄已久，大腸不禁，此脾已脱，宜急澀之，以赤石脂、肉豆蔻、乾薑之類。

戴云：凡瀉水，腹不痛者是濕；飲食入胃不住，或完穀不化者是氣虚；腹痛瀉水腸鳴，痛一陣瀉一陣是火；或瀉時或不瀉，或多或少是痰；腹痛甚而瀉，瀉後痛減者是食積。

入方

一老人奉養太過，飲食傷脾，常常水瀉，亦是脾泄。

黄芩炒，半兩　白术炒，二兩　白芍酒拌炒　半夏各一兩，炮　神麯炒　山楂炒。各一兩半

右爲末，青荷葉包飯燒熟，研，丸如梧子大，食前，白湯下。

一老人年七十，面白，脈弦數，獨胃脈沉滑，因飲白酒作痢，下血淡膿水，腹痛，小便不利，裏急後重。參、术爲君，甘草、滑石、檳榔、木香、蒼术爲佐，下保和丸二十五丸。第二日前證俱减，獨小便不利，以益元散與之，安。

治痛泄：

炒白术三兩　炒芍藥二兩　炒陳皮兩半　防風一兩

久瀉，加升麻六錢。

右銼，分八帖，水煎，或丸服。

止瀉方薑麯丸　隔年陳麥麵作麯二兩，炒，又一兩　茴香五錢　生薑二兩。又一兩

右爲末，或丸，每服五七錢，白湯下。

又方

肉豆蔻五兩　滑石夏二兩半〔一〕，春冬一兩二錢半

右爲末，飯丸，或水調服。

青六丸　去三焦濕熱，治泄瀉多與清化丸同用，并不單用，兼治産後腹痛或自利者，能補脾補血，亦治血痢。

六一散一料　紅麯炒，半兩，活血。又云二兩半

右爲末，餅丸梧子大，每五七十丸，白湯下。

〔一〕「夏二兩半」：正脈本其下有「秋二兩」三字。

又方　治泄瀉或嘔吐：

右以六一散，生薑汁入湯調服。

【附録】寒泄，寒氣入腹，攻刺作痛，洞下清水，腹内雷鳴，米飲不化者，理中湯，或吞大已寒丸，宜附子桂香丸，畏食者八味湯。熱瀉，糞色赤黄，肛門焦痛，糞出穀道，猶如湯澆，煩渴，小便不利，宜五苓散，吞香連丸。濕瀉，由坐卧濕處，以致濕氣傷脾，土不克水，梅雨久陰，多有此病，宜除濕湯，吞戊己丸，佐以胃苓湯，重者术附湯。傷食瀉，因飲食過多，有傷脾氣，遂成泄瀉，其人必噫氣，如敗卵臭，宜治中湯加砂仁半錢，或吞感應丸尤當。有脾氣久虚，不受飲食者，食畢即腸鳴腹急，盡下所食物，才方寬快，不食則無事，俗名禄食瀉，經年不愈，宜快脾丸三五粒。因傷於酒，每晨起必瀉者，宜理中湯加乾葛，或吞酒煮黄連丸。因傷麵而瀉者，養胃湯加蘿蔔子炒，研破，一錢，痛者更加木香半錢，瀉甚者去藿香，加炮薑半錢。有每日五更初洞瀉，服止瀉藥并無效，米飲下五味丸，或專以五味子煎飲，亦治脾腎瀉。雖省節飲食忌口，但得日間，上半夜無事，近五更其瀉復作，此病在腎，俗呼爲脾腎瀉，分水飲下二神丸及椒朴丸，或平胃散下小茴香丸。病久而重，其人虚甚，宜椒附湯。暑瀉，因中暑熱者，宜胃苓湯或五苓散，加車前子末少許，甚效。世俗類用澀藥治痢與瀉，若積久而虚者，或可行之，初得之者，必變他疾，爲禍不小，殊不知多因於濕，惟分利小水最爲上策。

【附方】

四苓散即五苓散内去桂。

五苓散　**益元散**并見中暑類。

理中湯見中寒類。

大已寒丸　蓽撥　肉桂各四兩　乾薑炮　高良薑各六兩

右爲末，水煮麪糊丸，梧子大，每三十丸，空心，米飲吞下。

八味湯　吴茱萸湯洗七次　乾薑炮。各二兩　陳皮　木香　肉桂　丁香　人參　當歸洗，焙。各一兩

右銼，每四錢，水一盞，煎七分，温服。

香連丸　黄連去鬚，十兩，用吴茱萸五兩，同炒赤色，去茱萸不用　木香二兩四錢，不見火

右爲末，醋糊丸梧子大，每二十丸，空心，米飲下。

昇陽除濕湯　升麻　柴胡　防風　神麯　澤瀉　猪苓各半兩　蒼术一兩　陳皮　甘草炙　大麥蘖麵各三錢

右作一服，水煎，飯後熱服。胃寒腸鳴，加益智仁、半夏各半錢，薑、棗煎，非腸鳴不用。

戊己丸　治胃經受熱，泄痢不止。

黄連　吴茱萸去梗，炒　白芍各五兩

右爲末，麵糊丸梧子大，每三十丸，米飲下。

胃苓湯　夏秋之間，脾胃傷冷，水穀不分，泄瀉不止。

五苓散　平胃散

右合和，薑棗煎，空心服。

术附湯《和劑》　甘草二兩，炙　白术四兩　附子炮，一兩半

右銼，每服三錢，薑五片，棗一枚，煎，空心服。

治中湯見脾胃類。

感應丸出《寶鑒》。　木香　肉豆蔻　丁香各一兩半　乾薑炮，一兩　巴豆七十個，去

皮、心、膜，研出油　杏仁百四個，湯浸，去皮尖，研

右前四味爲末，外入百草霜二兩，研，與巴豆、杏仁七味同和匀，用好蠟六兩，溶化成汁，以重絹濾去渣，更以好酒一升，於銀石器内煮蠟數沸，傾出，待酒冷，其蠟自浮於上，取蠟秤用。春夏修合，用清油一兩，銚内熬令末散香熟，次下酒，煮蠟四兩，同化成汁，就銚内乘熱拌和前項藥末。秋冬修合，用清油一兩半同煎，煮熟成汁，和匀藥末成劑，分作小鋌子，油紙裹，旋丸服之，每三十丸，空心，薑湯下。

保和丸見積聚類。

酒蒸黄連丸　黄連半斤，净酒二升浸，以瓦器置甑上蒸至爛，取出曬乾

右爲末，滴水丸，每五十丸，食前，温水下。

養胃湯見瘧類。

五味子散　治腎泄。

五味子二兩　吴茱萸半兩，細粒緑色者

右二味，炒香熟爲度，細末，每服二錢，陳米飲下。有一親識，每五更初曉時必溏泄一次，此名腎瀉，服此愈。

椒附丸《微義》　椒紅炒　桑螵蛸炙　龍骨　山茱萸取肉　附子炮　鹿茸酒蒸，焙

右爲末，酒糊丸，每六十，空心。

二神丸　破故紙炒，四兩　肉豆蔻二兩，生

右爲末，以大肥棗四十九個，生薑四兩，切，同煮，棗爛，去薑，取棗肉研膏，入藥和丸，每五十丸，鹽湯下。

燥結十一

燥結血少，不能潤澤，理宜養陰。

入方

治大腸虚秘而熱：

白芍一兩半　陳皮　生苄　歸身一兩　條芩　甘草二錢

右爲末，粥丸，白湯下七八十丸。

【附録】凡人五味之秀者養臟腑，諸陽之濁者歸大腸，大腸所以司出而不納也。

今停蓄藴結，獨不得疏導，何哉？抑有由矣。邪入裏則胃有燥糞，三焦伏熱則津液中乾，此大腸挾熱然也；虚人臟冷而血脈枯，老人臟寒而氣道澀，此大腸之挾冷然也。亦有腸胃受風，涸燥秘澀，此證以風氣蓄而得之。若夫氣不下降，而穀道難，噫逆泛滿，必有其證矣。

東垣諸論，原附於此，今節不録，觀者宜於東垣書中求之。

【附方】理宜節去，姑存以便閲者。

導滯通幽湯 治大便難，幽門不通，上衝，吸門不開，噎塞不便，燥秘，氣不得下，治在幽門，以辛潤之。

歸身　升麻　桃仁泥各一錢　生苄　熟苄各半錢　甘草炙　紅花各三分

右作一服，水煎，食前，調檳榔末半錢，或加麻仁泥一錢。加大黄，名當歸潤燥湯。

潤燥湯 升麻　生苄各二錢　歸梢　生甘草　大黄煨　熟苄　桃仁泥　麻仁各一錢　紅花半錢

右除桃仁、麻仁另研，作一服，水煎，次下桃仁、麻仁煎，空心熱服。

活血潤燥丸　治大便風秘、血秘，常常燥結。

歸梢一錢　防風三錢　大黄紙裹煨　羌活各一兩　桃仁二兩，研如泥　麻仁二兩五錢，研　皂角仁燒存性，一兩五錢，其性得温則滑，温滑則燥結自通

右除二仁另研外，餘爲末後和匀，蜜丸梧子大，空心服五十丸，白湯送下。三兩服後，以蘇子麻子粥，每日早晚食之，大便不致結燥。以磁器盛之，紙封，無令見風。

半硫丸　治冷秘、風秘結、老人秘。

透明硫黄研　半夏洗七次。等分

右爲末，生薑糊丸梧子大，服二十丸，薑湯下。或用[一]葱白一條，薑三片，煎入阿膠二片，溶開，食前空心送下。

麻仁丸　治大便秘、風秘、脾約。

郁李仁　麻子仁各六兩，另研　大黄二兩半，以一半炒　山藥　防風枳殻炒，七錢

[一]「用」：其下原有「一」字，據上科本删。

半

檳榔五錢　羌活　木香各五錢半

右爲末，蜜丸梧子大，服七十丸，白湯下。

脾約丸　麻仁一兩一錢半，研　枳實　厚朴　芍藥各二兩　大黄四兩，蒸　杏仁去皮，麸炒，一兩二錢，研

右爲末，煉蜜丸梧子大，服三五十丸，温水下。

凡諸秘，服藥不通，或兼他證，又或老弱虚極，不可用藥者，用蜜熬，入皂角末少許，作錠〔一〕以導之。冷秘，生薑汁〔二〕亦佳。

霍亂十二

内有所積，外有所感，致成吐瀉，仍用二陳湯加減，作吐以提其氣。此非鬼神，

〔一〕「錠」：原脱，據上科本補。
〔二〕「汁」：原脱，據上科本補。

皆屬飲食，前人確論，乃陽不昇，陰不降，乖隔而成。切莫與穀食，雖米飲一呷，入口即死。必待吐瀉過二三時，直至飢甚，方可與稀粥食之。脈多伏欲絶。見成吐瀉不徹，還用吐提其氣起。或用樟木煎湯吐之亦可。大法生薑理中湯最好，不渴者可用。如渴者用五花散，有吐者以二陳湯探吐，亦有可下者。轉筋不住，男子以手挽其陰，女子以手牽乳近兩邊，此《千金》妙法也。轉筋皆屬乎血熱，四物湯加酒芩、紅花、蒼术、南星煎服。乾霍亂者，最難治，死在須臾，昇降不通，當以吐提其氣，極是良法，世多用鹽湯。此係内有物所傷，外有邪氣所遏，有用吐者，則兼發散之義，有用温藥解散者，不可用凉藥，宜二陳湯加解散藥。

二陳湯加川芎、蒼术、防風、白芷又云白术。

右銼，薑五片，煎服。

治霍亂方　蒼术　厚朴　陳皮　葛根各一錢半　滑石三錢　白术二錢　木通一錢　甘草炙

右銼，入薑煎湯，下保和丸四五十丸。

戴云：霍亂者，吐也，有聲有物。凡有聲無物而躁亂者，謂之乾霍亂也。

【附録】霍亂之候，揮霍變亂，起於倉卒，多因挾食傷寒，陰陽乖隔，上吐下利，而燥擾痛悶，是其候也。偏陽則多熱，偏陰則寒，卒然而來，危甚風燭。其濕霍亂死者少，乾霍亂死者多，蓋以所傷之物，或因吐利而盡泄出則止，故死者少也。夫上不得吐，下不得利，所傷之物擁閉正氣，關格陰陽，其死者多。霍亂，熱多而渴者，五苓散；寒多而不飲水者，理中湯。或有寒，腹滿而痛，四肢拘急，轉筋下利者，以理中湯加生附子、官桂。中暑霍亂，煩躁大渴，心腹撮痛，四肢冷，冷汗出，脚轉筋，用藿香散。《千金方》云：轉筋者，用理中湯加火煅石膏。若霍亂吐瀉，心腹疞痛，先以鹽湯探吐，後服藿香正氣加木香半錢。若頻欲登圊不通者，更加枳殼一錢。人於夏月，多食瓜果，多飲冷乘風，以致食留不化，因食成痞，隔絶上下，遂成霍亂，以六和湯倍加藿香煎服，皆要藥也。

【附方】

六和湯　砂仁　半夏　杏仁　人參　甘草炙。各一兩　赤茯苓　藿香　扁豆炒　木瓜各二兩

右銼，每服五錢，水二鍾，生薑三片，棗一個，煎，温服。一本有香薷、厚朴各

四兩。

二陳湯見中風。

五苓散見中暑。

理中湯見中寒。

藿香正氣散見中風。

通脈四逆湯　治霍亂多寒，身冷脈絶。

吴茱萸二兩，炒　附子炮，一兩　桂心　通草　細辛　白芍　甘草炙。各半兩　當歸二錢

右㕮咀，每四錢，水酒各半，加生薑煎。

木瓜湯　治霍亂吐下，舉體轉筋，入腹則悶絶。

乾木瓜一兩　吴茱萸半兩　茴香　炙甘草各一〔一〕錢

〔一〕「一」：上科本作「二」。

右吹咀，每服四大〔一〕錢，薑三片，蘇葉〔二〕煎。

痰十三

脈浮當吐。久得脈澀，卒難開也，必費調理。大凡治痰，用利藥過多，致脾氣虚，則痰易生而多。濕痰，用蒼术、白术；熱痰，用青黛、黄連、芩；食積痰，用神麯、麥芽、山楂；風痰，用南星；老痰，用海石、半夏、瓜蔞、香附、五倍子，作丸服。痰在膈上，必用吐法，瀉亦不能去。風痰多見奇證，濕痰多見倦怠軟弱。氣實痰熱結在上者，吐難得出。痰清者屬寒，二陳湯之類。膠固稠濁者，必用吐。熱痰挾風，外證爲多。熱者清之，食積者必用攻之，兼氣虚者，用補氣藥送。痰因火盛逆上者，以治〔三〕火爲先，白术、黄芩、軟石膏之類。内傷挾痰，必用參、芪、白术之屬，

〔一〕「大」：上科本無。
〔二〕「蘇葉」：上科本作「紫蘇十葉」。
〔三〕「治」：原作「致」，據上科本改。

多用薑汁傳送，或加半夏，虚甚加竹瀝。中氣不足，加參、术。痰之爲物，隨氣昇降，無處不到。脾虚者，宜清中氣，以運痰降下，二陳湯加白术之類，兼用升麻提起。中焦有痰則食積，胃氣亦賴所養，卒不便虚，若攻之盡則虚矣。痰成塊，或吐咯不出，兼氣鬱者，難治。氣濕痰熱者難治。痰在腸胃間者，可下而愈。在經絡中，非吐不可，吐法中就有發散之義焉。假如癇病因驚而得，驚則神出舍，舍空則痰生也。血氣入在舍，而拒其神不能歸焉。血傷必用薑汁傳送。黄芩治熱痰，假其下火也。竹瀝滑痰，非薑汁不能行經絡。五倍子能治老痰，佐他藥大治頑痰。二陳湯，一身之痰都治管，如要下行，加引下藥，在上，加引上藥。凡用吐藥，宜昇提其氣便吐也，如防風、山梔、川芎、桔梗、芽茶、生薑、齏汁之類，或用瓜蒂散。凡風痰病，必用風痰藥，如白附子、天麻、雄黄、牛黄、片芩、僵蠶、猪牙皂角之類。諸吐法另具於後。

凡人身上中下有塊者，多是痰，問其平日好食何物，吐下後方用藥。許學士用蒼术治痰成窠囊一邊行，極妙。痰挾瘀血，遂成窠囊。眩運嘈雜，乃火動其痰，用二陳湯加山梔子、黄連、黄芩之類。噫氣吞酸，此食鬱有熱，火氣上動，以黄芩爲君，南星、半夏爲臣，橘紅爲使，熱多加青黛。痰在脅下，非白芥子不能達；痰在皮裹膜外，非薑汁、竹瀝不可導達；痰在四肢，非竹瀝不開。痰結核在咽喉中，燥不能出入，用化痰藥和鹹藥軟堅之味，瓜蔞仁、杏仁、海石、桔梗、連翹，少佐朴硝，以薑汁、蜜和丸，噙服之。海粉即海石，熱痰能降，濕痰能燥，結痰能軟，頑痰能消，可入丸子，末子不可入煎藥。枳實瀉痰，能衝墻壁。小胃丹治膈上痰熱，風痰濕痰，肩膊諸痛，能損胃氣，食積痰實者用之，不宜多。

喉中有物，咯不出，咽不下，此是老痰，重者吐之，輕者用瓜蔞輩，氣實必用荆瀝。天花粉大能降膈上熱痰。痰在膈間，使人顛狂，或健忘，或風痰，皆用竹瀝。亦能養血，與荆瀝同功。治稍重能食者，用此二味，效速穩當。二瀝治痰結在皮裹膜外，及經絡中痰，必佐以薑汁。韭汁治血滯不行，中焦有飲，自然汁冷吃二三銀盞，必胸中煩躁不寧，後愈。參萸丸能消痰。

入方

青礞石丸 解食積，去濕痰，重在風化硝。

南星二兩，切作片，用白礬末五錢，水浸一二日，曬乾。又云一兩　半夏一兩，湯泡，切作片，以皂角水浸一日，曬乾　**黄芩**薑汁炒　**茯苓**　**枳實**炒。各一兩　**法製硝**同萊菔水煮化去蔔，綿濾令結，入臘月牛膽内，風化，秤五錢，或只風化硝亦可。又云一兩　**礞石**二兩，搥碎，焰硝二兩，同入小砂罐内，瓦片蓋之，鐵綫縛定，鹽泥固濟，曬乾，火煅紅，候冷取出

右爲末，神麯糊丸梧子大，每服三五十丸，白湯下。一方加蒼术半兩，滑石一兩，看病冷熱虚實，作湯使。

一本礞石、南星各一兩，無枳實。

又方

半夏二兩　**白术**一兩　**茯苓**七錢半　**黄芩**　**礞石**一兩〔一〕　**風化硝**二錢

右爲末，同前。

潤下丸　降痰甚妙。

南星一兩　**半夏**二兩，各依橘紅製　**黄芩**　**黄連**各一兩　**橘紅**半斤，以水化鹽五錢，拌令得所，煮乾焙燥　**甘草**炙，一兩

〔一〕「一兩」：上科本其上有「各」字。

右爲末，蒸餅丸如緑豆大，每服五七十丸，白湯下。一方單用陳皮半斤，鹽半兩，水拌，煮陳皮候乾，焙燥爲末，入甘草末一兩，炊餅同上丸。亦好去胸膈有痰兼嗽，上熱加青黛，有濕加蒼术，或加參、萸，看虛實作湯使。

又方　治濕痰喘急，止心痛。

半夏一味，不拘多少，香油炒

右爲末，粥丸梧子大，每服三五十丸，薑湯下。

又方

黄芩　香附　半夏薑製　貝母

已上治濕痰，加瓜蔞仁、青黛作丸子，治熱痰。

又方　燥濕痰，亦治白濁因痰者。

南星　半夏各一兩　蛤粉二兩

右爲末，神麯糊丸如梧子大，青黛爲衣，每服五十丸，薑湯下。濕痰加蒼术，食積痰加神麯、麥芽、山楂，熱加青黛。

中和丸　治濕痰氣熱。

蒼术　黄芩　半夏　香附等分

右爲末，粥丸梧子大，每服五七十丸，薑湯下。

又方　治痰嗽。

黄芩酒洗，一兩半　貝母　南星各一兩　滑石　白芥子去殼。各半兩　風化硝二錢半，取其輕浮速降

右爲末，湯泡，蒸餅丸服。

導痰湯　南星炮，一兩　橘紅去白，一兩　赤茯苓去皮，一兩　枳殼去穰，麩炒，一兩　甘草炙，半兩。又云一兩　半夏四兩。又云四錢

右水煎，生薑五片，食前服。

千緡湯　治喘。

半夏七個，泡製，每個作四片　皂角去皮，炙，一寸　甘草炙，一寸

右吹咀，作一服，生薑如指大，煎。

小胃丹　芫花好醋拌匀，過一宿，瓦器不住手攪，炒令黑，不要焦　甘遂濕麵裹，長流水浸半日，再用水洗，曬乾，又水浸，冬七、春秋五日，或水煮亦可　大戟長流水煮一時，再水

洗，曬乾。各半兩　大黄濕紙裹煨，勿焦，切，焙乾，再酒潤炒熟，焙乾，一兩半　黄柏三兩，焙炒

右爲末，粥丸麻子大，每服二三十丸，臨卧，津液吞下，或白湯一口送下。取其膈上之濕痰熱積，以意消息之，欲利則空心服。又方：甘遂、大戟減三分之一，朱砂爲衣，名辰砂化痰丸。一方加木香、檳榔各半兩，蒸餅丸，每服七八丸，至十丸止。

治酒痰：

青黛　瓜蔞

右爲末，薑蜜丸，噙化，救肺。

治鬱痰：

白僵蠶　杏仁　瓜蔞仁　訶子　貝母　五倍子

右爲末，糊丸梧子大，每服五十丸，白湯下。

導痰丸　吴茱萸三錢，製　茯苓一兩　黄連半兩　滑石七錢半　蒼术泔浸，一兩

右爲末，糊丸梧子大，每服八九十丸，薑湯下。

茯苓丸出《千金方》，《百一選方》同。

半夏四兩　茯苓二兩　枳殼一兩　風化硝半兩

右爲末，蒸餅或神麯、薑汁糊丸，�〔一〕子大，每服三十丸，薑湯下。

又方　治食積痰火，并瀉胃火。

軟石膏不拘多少，研細

右用醋糊丸，如緑豆大，每服二十丸，白湯下。

又方　治陰虚，内多食積痰。

川芎七錢　黄連　瓜蔞仁　白术　神麯　麥芽各一兩　青黛半兩　人中白三錢

右爲末，薑汁蒸餅丸服。

久吐痰喘：

杏仁去皮尖，生用　來復丹炒

右等分爲末，粥丸麻子大，每服十五丸，白湯下。

黄連化痰丸　半夏一兩半　黄連一兩　吴茱萸湯洗，一錢半　桃仁二十四個，研　陳

〔一〕「�」：上科本作「梧」。

皮半兩

右爲末，麵糊丸緑豆大，每服一百丸，薑湯送下。

白玉丸　巴豆三十個，去油　南星　半夏　滑石　輕粉各三錢

右爲末，皂角仁浸濃汁，丸梧子大，每服五七丸，薑湯下。

黄瓜蔞丸　治食積，痰壅滞喘急。

瓜蔞仁　半夏　山楂　神麯炒。各等分

右爲末，瓜蔞水丸，薑湯、竹瀝送下二三十丸。

又方

瓜蔞仁　半夏一兩　蒼术二兩　香附二兩半　黄芩　黄連半兩

又方

瓜蔞仁　黄連半兩　半夏一兩

右爲末，糊丸梧子大，服五十丸。

抑痰丸　瓜蔞仁一兩　半夏二錢　貝母二錢

右爲末，蒸餅丸如麻子大，服一百丸，薑湯下。

清膈化痰丸 黄連 黄芩一兩〔一〕 黄柏 山梔半兩〔二〕 香附一兩半 蒼术二兩

右爲末，蒸餅丸，白湯下。

搜風化痰丸 人參 槐角子 僵蠶 白礬 陳皮去白 天麻 荆芥各一兩 半夏四兩，薑汁炒 辰砂半兩，另研

右爲末，薑汁浸，蒸餅爲丸，辰砂爲衣，服四十丸，薑湯下。

墜痰丸 治痰飲。

黑丑頭末，二兩 枳實炒，一兩半 白礬三錢，枯一半 朴硝二錢，風化 枳殼一兩半，炒 猪牙皂角二錢，酒炒

右爲末，用蘿蔔汁丸，每服五十丸，鷄鳴時服，初則有糞，次則有痰。

治濕痰：

蒼术三錢 白术六錢 香附一錢半 白芍酒浸，炒，二錢半

〔一〕「一兩」：上科本其上有「各」字。
〔二〕「半兩」：上科本其上有「各」字。

右爲末，蒸餅丸服。

治肥人濕痰：

苦參　半夏各錢半　白术一錢半　陳皮一錢

右㕮咀，作一服，薑三片，竹瀝半盞，水煎，食遠，吞三補丸十五丸。

祛風痰，行濁氣：

明礬一兩　防風二兩　川芎　猪牙皂角　鬱金各一兩　蜈蚣二條，用赤脚、黄脚各一條

右爲末，蒸餅丸梧子大，每服三十丸，食前，茶湯下。春以芭蕉湯探吐。

上焦風痰：

瓜蔞　黄連　半夏　牙皂

薑汁浸，炊餅丸。

痰氣方　片芩炒　半夏半兩〔一〕　白术　白芍一兩〔二〕　茯苓　陳皮三錢〔三〕

〔一〕「半兩」：上科本其上有「各」字。
〔二〕「一兩」：上科本其上有「各」字。
〔三〕「三錢」：上科本其上有「各」字。

右爲末，蒸餅泡薑汁丸服。

利膈化痰丸　南星　蛤粉研細，一兩　半夏　瓜蔞仁　貝母去心，治胸膈痰氣最妙　香附半兩，童便浸

右爲末，用猪牙皂角十四挺，敲碎，水一碗半煮，杏仁去皮尖一兩，煮水將乾，去皂角，擂杏仁如泥，入前藥搜和，再入薑汁泡，蒸餅丸，如緑豆大，青黛爲衣。每服五十丸，薑湯下。

清痰丸　專清中管[一]熱痰積。

烏梅　枯礬　黄芩　蒼术　陳皮　滑石炒　青皮　枳實各半兩　南星　半夏　神麯炒　山楂　乾生薑　香附各一兩

右爲末，湯浸，蒸餅丸服。

【附録】凡痰之爲患，爲喘爲咳，爲嘔爲利，爲眩爲暈，心嘈雜，怔忡驚悸，爲寒熱痛腫，爲痞隔，爲壅塞，或胸脅間轆轆有聲，或背心一片常爲冰冷，或四肢麻痹

〔一〕「管」：上科本作「焦」。

不仁，皆痰飲所致。善治痰者，不治痰而治氣，氣順，則一身之津液亦隨氣而順矣。又嚴氏云：人之氣道貴乎順，順則津液流通，决無痰飲之患。古方治痰飲，用汗、吐、下、温之法，愚見不若以順氣爲先，分導次之。又王隱君論云：痰清白者爲寒，黄而濁者爲熱。殊不知始則清白，久則黄濁，清白稀滑漬於上，黄濁稠粘凝於下。嗽而易出者，清而白也；咳而不能出，則黄濁結滯也。若咯唾日久，濕熱所鬱，上下凝結也，皆無清白者也。甚至帶血，血敗則黑，痰爲關格異病，人所不識。又清白者氣味淡，日久者，漸成惡味，酸、辣、腥、臊、焦若〔一〕不一。百病中多有兼痰者，世所不知也。凡人身中有結核，不痛不紅，不作膿者，皆痰注也。治痰法：實脾土、燥脾濕，是治其本也。

【附方】

二陳湯見中風。

瓜蔕散見疸。

〔一〕「若」：上科本作「苦」。

二補丸見虚損。

參萸丸見秘方。

青金丸　**蒼莎丸**并見咳嗽。

充按：丹溪治病，以痰爲重，諸病多因痰而生，故前諸方間有别出者，亦其平日常用，故不另開於附録，觀者詳焉。

哮喘十四

哮喘必用薄滋味，專主於痰，宜大吐。藥中多用酣〔一〕，不用凉藥，須常帶表散，此寒包熱也。亦有虚而不可吐者。一法用二陳湯加蒼朮、黄芩作湯，下小胃丹，看虚實用。

入方　治寒包熱而喘：

〔一〕「酣」：上科本作「醋」。

半夏　枳殼炒　桔梗　片芩炒　紫蘇　麻黄　杏仁　甘草

右水煎服。天寒，加桂枝。

治哮治〔一〕積方：

用鷄子一個，略敲，殼損膜不損，浸尿缸内三四日夜，取出，煮熟吃之，效。蓋鷄子能去風痰。

紫金丹　治哮，須三年後可用。

用精猪肉二十兩，一作三十兩。切作骰子塊，用信一兩明者，研極細末，拌在肉上令匀，分作六分，用紙筋黄泥包之，用火烘令泥乾，却用白炭火於無人處煅，青煙出盡爲度，取於地上一宿出火毒，研細。以湯浸蒸餅丸，如緑豆大，食前，茶湯下，大人二十丸，小人七八丸，量大小虚實〔二〕與之。

〔一〕「治」：上科本作「喘」。

〔二〕「實」：原作「食」，據上科本改。

喘十五

喘病，氣虚、陰虚、有痰。凡久喘之證，未發宜扶正氣爲主，已發用攻邪爲主。氣虚短氣而喘甚，不可用苦寒之藥，火氣盛故也，宜導痰湯加千緡湯。有痰亦短氣而喘。陰虚，自小腹下火起，衝於上喘者，宜降心火補陰。有火炎者，宜降心火，清肺金。有痰者，用降痰下氣爲主。上氣喘而躁者，爲肺脹，欲作風水證，宜發汗則愈。有喘急風痰上逆者，《大全方》千緡湯佳，或導痰湯加千緡湯。有陰虚挾痰喘者，四物湯加枳殼、半夏，補陰降火。諸喘不止者，用劫藥一二服則止。劫之後，因痰治痰，因火治火。劫藥以椒目研極細末一二錢，生薑湯調下止之，氣虚不用。又法：蘿蔔子蒸熟爲君，皂角燒灰，等分爲〔一〕末，生薑汁煉蜜丸，如小豆子大，服五七十丸，噙化止之。氣虚者，用人參蜜炙、黄柏、麥門冬、地骨之類。氣實人，因服黄芪過多

〔一〕「等分爲」：上科本作「爲臣研」。

而喘者，用三拗湯以瀉氣。若喘者，須用阿膠。若久病氣虚而發喘，宜阿膠、人參、五味子補之。若新病氣實而發喘者，宜桑白皮、苦葶藶瀉之。

戴云：有痰喘，有氣急喘，有胃虚喘，有火炎上喘。痰喘者，凡喘便有痰聲；氣急喘者，呼吸急促而無痰聲；有胃氣虚喘者，抬肩擷項，喘而不休；火炎上喘者，乍進乍退，得食則減，食已則喘，大概胃中有實火，膈上有稠痰，得食入咽，墜下稠痰，喘即止，稍久，食已入胃，反助其火，痰再昇上，喘反大作。俗不知此，作胃虚治，以燥熱之藥者，以火濟火也。葉都督患此，諸醫作胃虚治之，不愈，後以導水丸利五六次而安。

入方

痰喘方

南星　半夏　杏仁　瓜蔞子　香附　陳皮去白　皂角炭　蘿蔔子

右爲末，神麯糊丸，每服六七十丸，薑湯下。

又方

蘿蔔子蒸，半兩　皂角半兩　海粉一兩　南星一兩　白礬一錢半，薑汁浸，曬乾右用瓜蔞仁，薑蜜丸，噙化。

劫喘藥　好銅青研細　虢丹少許，炒轉色

右爲末，每服半錢，醋調，空心服。

【附録】肺以清陽上昇之氣居五臟之上，通榮衛，合陰陽，昇降往來，無過不及，六淫七情之所感傷，禽〔一〕食動作，臟氣不和，呼吸之息不得宣暢，而爲喘急。亦有脾腎俱虚，體弱之人，皆能發喘。又或調攝失宜，爲風寒暑熱〔二〕邪氣相干，則肺氣脹滿，發而爲喘；又因痰氣，皆能令人發喘。治療之法，當究其源，如感邪氣則驅散之，氣鬱即調順之，脾腎虚者温理之，又當於各類而求。凡此證，脈滑而手足温者生，脈濇而四肢寒者死。風傷寒者，必上氣急不得卧，喉中有聲，或聲不出，以三拗湯、華蓋散、九寶湯、神秘湯，皆可選用。若痰喘，以四磨湯或蘇子降氣湯。若虚喘，脈微，色青黑，四肢厥，小便多，以《活人書》五味湯，或四磨湯。治嗽與喘，

〔一〕「禽」：上科本作「飽」。
〔二〕「熱」：上科本作「濕」。

用五味子爲多。但五味子有南北，若生津止渴，潤肺益腎，治勞嗽，宜用北五味；若風邪在肺，宜用南五味。

【附方】

分氣紫蘇飲 治脾胃不和，氣逆喘促。

五味 桑白皮 茯苓 甘草炙 草果 腹皮 陳皮 桔梗各等分 紫蘇減半

右每服五錢，水二鍾，薑三片，入鹽少許煎，空心服。

神秘湯 治上氣喘急不得卧。

陳皮 桔梗 紫蘇 五味 人參等分

每服四錢，用水煎，食後服。

四磨湯 治七情鬱結，上氣喘急。

人參 檳榔 沉香 台烏

右四味，各濃磨水取七分盞，煎三五沸，温服。

三拗湯 治感冒風邪，鼻塞聲重，語音不出，咳嗽喘急。

生甘草 麻黄不去節 杏仁不去皮尖。等分

右服五錢，水一鍾半，薑五片，煎服。

小青龍湯 治水氣發喘尤捷。

麻黄 芍藥 甘草炙 肉桂 細辛 乾薑炮。各三兩 半夏炮七次，二兩半 五味二兩

右㕮咀，每三錢，煎七分，食後服。

導痰湯 **千緡湯**并見痰類。

華蓋散 治感寒而嗽，胸滿聲重。

蘇子 陳皮 赤茯苓 桑白皮 麻黄各一兩 甘草五錢 或加〔一〕杏仁

右爲末，每服二錢，水煎，食後服。

九寶湯 治咳而身熱，發喘惡寒。

麻黄 薄荷 陳皮 肉桂 紫蘇 杏仁 甘草 桑白皮 腹皮各等分

右㕮咀，薑葱煎服。

〔一〕「加」：原作「那」，據上科本改。

蘇子降氣湯見氣類。

活人書五味子湯　五味半兩　人參　麥門冬　杏仁　陳皮　生薑各二錢半　棗三個

右㕮咀，水煎。

導水丸見痢類。

咳嗽十六附肺痿　肺癰

咳嗽，有風寒、痰飲、火〔一〕、勞嗽、肺脹。春作是春昇之氣，用清凉藥，二陳加薄荆之類；夏是火氣炎上，最重，用芩、連；秋是濕熱傷肺；冬是風寒外來，以藥發散之後，用半夏逐痰，必不再來。風寒，行痰開腠理，用二陳湯加麻黄、桔梗、杏仁。逐風飲降痰，隨證加藥。火，主清金化痰降火。勞嗽，宜四物湯加竹瀝、薑汁，補陰爲主。乾咳嗽難治，此係火鬱之證，乃痰鬱其火邪，在中用苦梗開之，下用補陰

〔一〕「火」：上科本其下有「鬱」字。

降火之劑，四物加炒柏、竹瀝之類。不已則成勞，此不得志者有之，倒倉法好。肺虚嗽甚，此好色腎虚者有之，用參膏，以陳皮、生薑佐之，大概有痰加痰藥。上半日多嗽者，此屬胃中有火，用貝母、石膏降胃火。午後嗽多者，屬陰虚，必用四物湯加炒柏、知母降火。黄昏嗽者，是火氣浮於肺，不宜用凉藥，宜五味子、五倍子斂而降之。五更嗽多者，此胃中有食積，至此時火氣流入肺，以知母、地骨皮降肺火。肺脹而嗽，或左或右，不得眠，此痰挾瘀血，礙氣而病，宜養血以流動乎氣，降火疏肝以清痰，四物湯加桃仁、訶子、青皮、竹瀝、薑汁之類。嗽而脅下痛，宜疏肝氣，以青皮挾痰藥，實者白芥子之類，在後以二陳湯加南星、香附、青黛、青皮、薑汁。血礙氣作嗽者，桃仁去皮尖、大黄酒炒，薑汁丸服。治嗽多用生薑，以其辛散故也。痰因火動，逆上作嗽者，先治火，次治痰，以知母止嗽清肺，滋陰降火。夜嗽，用降陰分嗽。治嗽多用粟殼，不必疑，但要先去病根，此乃收後藥也，治痢亦同。勞嗽，即火鬱嗽，用訶子能治肺氣，因火傷極，遂成鬱遏脹滿，不得眠，一邊取其味酸苦，有收斂降火之功，佐以海石、童便浸香附、瓜蔞、青黛、杏仁、半夏麯之類，薑蜜調，噙化，必以補陰爲主。治嗽，灸天突穴、肺腧穴，大瀉肺氣。肺腧穴在三椎骨下兩傍[一]各一寸五分。

師云：陰分嗽者，多屬陰虚治之。有嗽而肺脹，壅遏不得眠者，難治。肺痿，專主養肺氣，養血清金。嗽而肺氣有餘者，宜瀉之，桑白皮爲主，半夏、茯苓佐之，瀉其有餘，補其不足。肺燥者當潤之，屬熱者，桔梗、大力、知母、鷄清。聲啞者屬寒，宜細辛、半夏、生薑，辛以散之。肺虚者，人參膏、阿膠爲主。陰不足者，六味地黄丸爲要藥，或知母茯苓湯爲妙。陰虚氣喘，四物湯加陳皮、甘草些少，以降其氣，補其陰。白芍藥須用酒浸曬乾。濕痰帶風喘嗽者，不可一味苦寒折之，如千緡湯、墜痰丸，更以皂角、蘿蔔子、杏仁、百藥煎，薑汁丸，噙化。濕痰帶風，以千緡湯、墜痰丸固捷。痰積嗽，非青黛、瓜蔞不除。有食積之人，面青白黄色不常，面上有如蟹爪路，一黄一白者是。咳逆嗽，非蛤粉、青黛、瓜蔞、貝母不除。口燥咽乾有痰者，不用半夏、南星，用瓜蔞、貝母。飲水者，不用瓜蔞，恐泥膈不鬆快。

[一]「傍」：原作「傷」，據上科本改。

知母止嗽清肺，滋陰降火。杏仁瀉肺氣，氣虚久嗽者，一二服劫〔一〕止。治酒嗽，青黛、瓜蔞、薑蜜丸，噙，救肺。食積痰作嗽，發熱者，半夏、南星爲君，瓜蔞、蘿蔔子爲臣，青黛、石碱爲使。

戴云：風寒者，鼻塞聲重，惡寒者是也。火者，有聲痰少，面赤者是也。勞者，盗汗出，兼痰者，多作寒熱。肺脹者，動則喘滿氣急，息重。痰者，嗽動便有痰聲，痰出嗽止。五者大概耳，亦當明其是否也。

入方　治痰嗽。

杏仁去皮尖　蘿蔔子各半兩

右爲末，粥丸服。

清化丸　治肺鬱痰喘嗽，睡不安寧。

貝母　杏仁　青黛

右爲末，砂糖入薑汁泡，蒸餅丸如彈大，噙化。

〔一〕「劫」：上科本作「即」。

治久嗽風入肺：

鵝管石　雄黄　鬱金　款花

右爲末，和艾中，以生薑一片，安舌上灸之，以煙入喉中爲度。

飲酒傷肺痰嗽，以竹瀝煎紫蘇，入韭汁，就吞瓜蔞杏連丸。

治咳嗽劫藥　五味子五錢　甘草二錢半　五倍子　風化硝各四錢

右爲末，蜜丸，噙化。又云乾噙。

治咳嗽聲嘶，此血虚火多：

青黛　蛤粉

右爲末，蜜調噙化。

治嗽喘，去濕痰：

白术　半夏　蒼术　貝母　香附各一兩　杏仁去皮尖，炒　黄芩各半兩

右爲末，薑汁打糊丸。

治婦人形瘦，有時夜熱痰嗽，月經不調：

青黛　瓜蔞仁　香附童便浸，曬乾

右爲末，薑蜜調，噙化。

治一人風熱痰嗽：

南星　海粉各二兩　半夏一兩　青黛　黄連　瓜蔞子　石碱　蘿蔔子各半兩　皂角炭　防風各三錢

右爲末，神麯糊丸服。

治勞嗽吐紅：

人參　白朮　茯苓　百合　紅花　細辛　五味　官桂　阿膠　黄芪　半夏　杏仁　甘草　白芍　天門冬

右銼，水煎。若熱，去桂、芪，用桑白皮、麻黄不去節、杏仁不去皮同煎。

又方　治嗽血。

紅花　杏仁去皮尖　枇杷葉去毛　紫花茸　鹿茸炙　木通　桑白皮又云：加大黄

右爲末，煉蜜丸，噙化。

嗽烟筒　治痰嗽久遠者。

佛耳草　款花二錢　鵝管石　雄黄半錢

右爲末，鋪艾上卷起，燒煙，吸入口内，細茶湯送下。

定嗽劫藥　訶子　百藥煎　荆芥穗

右爲末，薑蜜丸，噙化。

又方　治心煩咳嗽等證。

六一散加辰砂服。

清金丸　治食積火鬱嗽劫藥。

貝母　知母各半兩，爲末　巴豆去油膜，半錢

右爲末，薑泥丸，辰砂爲衣，食後服，每五丸，白湯下。一云：青黛爲衣。

清金丸　一名與點丸。與清化丸同用，瀉肺火，降膈上熱痰。

片子黄芩炒

右爲末，糊丸，或蒸餅丸梧子大，服五十丸。

清化丸　與清金丸同用，專治熱嗽及咽痛，故苦能燥濕熱，輕能治上。

燈籠草炒

右爲末，蒸餅丸。又細末，醋調敷咽喉間痛。

又方　治痰嗽。

礞石半兩，煅　風化硝二錢半　半夏二兩　白术一兩　茯苓　陳皮各七錢半　黄芩半兩

右爲末，粥丸。

又方　治咳嗽氣實，無虚熱者可服，汗多者亦用之。

粟殼四兩，蜜炒，去蒂膜　烏梅一兩　人參半兩　款花半兩　桔梗半兩　兜鈴一兩

南星薑製，兩〔一〕

右爲末，蜜丸彈子大，含化。

蒼莎丸　調中散鬱。

蒼术　香附各四兩　黄芩二兩

右爲末，蒸餅丸梧子大，每服五十丸，食後，薑湯下。

人參清肺散　治痰嗽咽乾，聲不出。

人參一錢半　陳皮一錢半　半夏一錢　桔梗一錢　麥門冬半錢　五味十個　茯苓一

〔一〕「兩」：上科本其上有「一」字。

錢　甘草半錢　桑白皮一錢　知母一錢　地骨皮一錢　枳殼一錢　貝母一錢半　杏仁一錢　款花七分　黄連一錢

右水煎，生薑三片。

六味地黄丸見諸虚。

千緡湯　**墜痰丸**見痰類。

肺痿治法，在乎養血養肺，養氣清金。曾治一婦人，二十餘歲，胸膺間一竅，口中所咳膿血，與竅相應而出，以人參、黄芪、當歸補氣血之劑，加退熱排膿等藥而愈。

【附録】《金匱方論》曰：熱在上焦者，因咳而[一]肺痿，得之或從汗出，或從嘔吐，或消渴，小便利數，或從便難，又被快藥下利，重亡津液，故寸口脈數。其人咳，口中有濁唾涎沫者，爲肺痿之病。其人脈數虚者是。

【附方】

海藏紫菀散　治咳中有血，虚勞肺痿。

[一]「而」：上科本作「爲」。

人參一錢　紫菀半錢　知母一錢半　貝母錢半　桔梗一錢　甘草半錢　五味十五個　茯苓一錢　阿膠炒，半錢

右㕮咀，水煎。

知母茯苓湯　治咳嗽不已，往來寒熱，自汗肺痿。

甘草　茯苓各一兩　知母　五味　人參　薄荷　半夏　柴胡　白术　款花　桔梗　麥門冬　黄芩各半兩　川芎二錢　阿膠三錢

右水煎，生薑三片。

肺癰已破入風者，不治。用《醫壘元戎》搜風湯吐之，或用太乙膏成丸，食後服。收斂瘡口，止有合歡樹皮、白蘞煎飲之。合歡，即槿樹皮也，又名夜合。

【附録】肺癰爲何？口中辟辟燥，咳即胸中隱隱痛，脈反滑數，或數實者，此爲肺癰也。

【附方】

桔梗湯　治肺癰，咳嗽膿血，咽乾多渴，大小便赤澀。

桔梗　貝母　當歸酒洗　瓜蔞仁　枳殼炒　桑白蜜炙　薏苡仁炒　防己一兩　甘草

節生　杏仁炒　百合炙。各半兩　黄芪兩半

右㕮咀，每服五錢，生薑五片，水煎。大便秘加大黄，小便秘加木通。

團參飲子〔一〕治七情及飢飽失宜，致傷脾肺，咳嗽膿血，漸成勞瘵。

人參　紫菀　阿膠蛤粉炒　百合　細辛　款花　經霜桑葉　杏仁炒　天門冬去心　半夏　五味各一兩　甘草半兩

右每服四錢，水煎，生薑五片。氣嗽加木香，唾血而熱加生地黄，唾血而寒加鍾乳粉，疲極咳嗽加黄芪，損肺咳血加没藥、藕節，嘔逆，腹滿不食加白术，咳而小便多者加益智，咳而面浮氣逆加沉香、橘皮。

勞瘵十七

勞瘵主乎陰虚，痰與血病。虚勞漸瘦屬火，陰火銷爍，即是積熱做成。始健，可

〔一〕「子」：原作「之」，據上科本、《重訂嚴氏濟生方·卷二》改。

用子和法，後若羸瘦，四物湯加減送消積丸，不做陽虚〔一〕。蒸〔二〕蒸發熱，積病最多。勞病，四物湯加炒柏、竹瀝、人尿、薑汁，大補爲上。肉脱熱甚者，難治。

入方

青蒿一斗五升，童便三斗，文武火熬，約童便減至二斗，去蒿，再熬至一斗，入猪膽汁七枚，再熬數沸，甘草末收之，每用一匙，白湯調服。

【附録】勞瘵之證，非止一端。其始也，未有不因氣體虚弱、勞傷心腎而得之，以心主血，腎主精，精竭血燥，則勞生焉。故傳變不同，骨蒸殗殜，復連屍疰。夫疰者，注也。自上至下，相傳骨肉，乃至滅門者有之。其證臟中有蟲，嚙心肺間，名曰瘵疾，難以醫治。傳屍勞瘵，寒熱交攻，久嗽咯血，日見羸瘦，先以三拗湯與蓮心散煎，萬不一〔三〕失。

【附方】

〔一〕「不做陽虚」：上科本作「使熱不作」。
〔二〕「蒸」：上科本作「骨」。
〔三〕「不一」：原作「一不」，據上科本乙轉。

蓮心散 治虚勞或大病後，心虚脾弱，盗汗遺精。

人參 白茯苓 蓮肉各二兩 白术 甘草 白扁豆炒 薏苡炒 桔梗炒 乾葛炒 黄芪各一兩。炒 當歸各半兩 桑皮 半夏麯 百合 乾薑炮 山藥炒 五味 木香 丁香 杏仁炒 白芷 神麯炒。各一兩

右銼，每服五錢，生薑三片，棗同煎，空心温服。

樂令建中湯 治臟腑虚損，身體消瘦，潮熱自汗，將成勞瘵。此藥退虚熱，生血氣。

前胡一兩 細辛 黄芪 人參 橘皮 麥門冬 桂心 當歸 白芍 茯苓 甘草炙，一兩 半夏七錢

右銼，每服四錢，薑三片，棗一枚，水煎服。

黄芪鱉甲散 治虚勞客熱，肌肉消瘦，四肢煩熱，心悸盗汗，减食多渴，咳嗽有血。

生苄三兩 桑白 半夏三兩半 天門冬五兩 鱉甲醋煮，五兩 紫菀二兩半 秦艽三兩三錢 知母 赤芍 黄芪各三兩半 人參 肉桂 桔梗二兩六錢半 白茯苓 地骨

皮　柴胡三兩三錢　甘草二兩半

右銼，每服三錢，水煎服。

清骨散　治男子婦人五心煩熱，欲成勞瘵。

北柴胡　生芐各二兩　人參　防風　熟芐　秦艽各一兩　赤苓一兩　胡黃連半兩　薄荷七錢半

右每服四錢，水煎，温服。

三拗湯見喘類。

【附録】葛可久先生勞症，《十藥神書》内摘書七方。夫人之生也，禀天地氤氳之氣，在乎保養真元，固守根本，則萬病不生，四體康健。若曰不養真元，不固根本，疾病由是生焉。且真元根本，則氣血精液也。余嘗聞先師有言曰：萬病莫若勞症最爲難治。蓋勞之由，因人之壯年，氣血完聚，精液充滿之際，不能保養性命，酒色是貪，日夜耽嗜，無有休息，以致耗散真元，虚敗精液，則嘔血吐痰，以致骨蒸體熱，腎虚精竭，面白頰紅，口乾咽燥，白濁遺精，盗汗，飲食艱難，氣力全無，謂之火盛金衰。重則半年而斃，輕則一載而亡。况醫者不究其源，不窮其本，或投之以大寒之劑，或療之以大熱之藥，妄爲施治，絶不取效。殊不知大寒則愈虚其中，大熱則愈竭其内，所以世之醫勞者，萬無一人焉。先師用藥治勞，如羿之射，無不中的，今開用藥次第於後。用藥之法，如嘔吐咯嗽血者，先以十灰散遏住，如甚者須以花蕊石散止之。大抵血熱則行，血冷則凝，見黑必止，理之必然。止血之後，其人必倦其體，次用獨參湯一補，令其熟睡一覺，不要驚動，睡起病去五六分，後服諸藥。

保和湯止嗽寧肺，保真湯補虚除熱，太平丸潤肺除痿，消化丸下痰消氣。

保和湯，内分血盛、痰盛、喘盛、熱盛、風盛、寒盛六事，加味和之。保真湯，内分驚悸、淋濁、便澀、遺精、燥熱、盜汗六事，加味用之。餘無加用。服藥之法，每日仍濃煎薄荷湯，灌漱喉中，用太平丸先嚼一丸，徐徐咽下，次噙一丸，緩緩溶化，至上床時亦如此用之，夜則肺竅開，藥必流入竅中，此訣要緊。如痰壅，却先用飴糖拌消化丸一百丸吞下，次又依前噙嚼太平丸，令其仰面卧而睡。服前七藥後，若肺有嗽，可煮潤肺丸，食之如常。七藥之前有餘暇，煮此服之亦可。續煮白鳳膏食之，固其根源，完其根本。病可之後，方可合十珍丸服之，此爲收功起身之妙用也。

十灰散 治勞症嘔血、咯血、嗽血，先用此遏之。

大薊　小薊　柏葉　荷葉　茅根　茜根　大黄　山梔　牡丹皮　椶櫚灰

右等分，燒灰存性，研細，用紙包，碗蓋地上一夕，出火毒。用時，先以白藕搗碎絞汁，或蘿蔔搗絞汁亦可，磨真京墨半碗，調灰五錢，食後服。病輕用此立止，病重血出升斗者，如神之效。

又方

花蕊石燒過存性，研如粉

右用童子小便一盞煎，醋調末三錢，極甚者五錢，食後服。如男子病，則和酒一半，婦人病，則和醋一半，一處調藥，立止，其瘀血化爲黄水。服此藥後，其人必疏解其病體，却用後藥而補。

獨參湯　治勞症後，以此補之。

人參一兩，去蘆

右㕮咀，水二鍾，棗五個，煎，不拘時，細細服之。

保和湯　治勞嗽肺燥成痿者，服之決效。

知母　貝母　天門冬　麥門冬　款花各三錢　天花粉　薏苡　杏仁炒。各二錢　五

味　粉草炙　兜鈴　紫菀　百合　桔梗各一錢　阿膠炒　當歸　生芐　紫蘇　薄荷各半錢　一方無地黄，有百部

右以水煎，生薑三片，入飴糖一匙，入藥内服之，每日三服，食後進。加減於後：血盛，加蒲黄、茜根、藕節、大薊、茅花；痰盛，加南星、半夏、橘紅、茯苓、枳殻、枳實、瓜蔞實炒；喘盛，加桑皮、陳皮、大腹皮、蘿蔔子、葶藶、蘇子；熱盛，加山梔子、炒黄連、黄芩、黄柏、連翹；風盛，加防風、荆芥、金沸草、甘菊、細辛、香附；寒盛，加人參、芍藥、桂皮、五味、蠟片。

保真湯　治勞症體虚骨蒸，服之决補。

當歸　生芐　熟芐　黄芪　人參　白术　赤苓　白苓各半錢　天門　麥門　赤芍　知母　黄柏炒　五味　白芍　柴胡　地骨　甘草　陳皮各二錢　蓮心半錢

右以水煎，生薑三片，棗一枚，食後服。驚悸，加茯神、遠志、柏子仁、酸棗仁；淋濁，加萆薢、台烏藥、猪苓、澤瀉；便澀，加木通、石葦、萹蓄；遺精，加龍骨、牡蠣、蓮鬚、蓮子；燥熱，加滑石、石膏、青蒿、鱉甲；盗汗，加浮麥子、炒牡蠣、黄芪、麻黄根。

太平丸　治勞症咳嗽日久，肺痿肺壅，并宜噙服。

天門　麥門　知母　貝母　款花　杏仁各二錢　當歸　生芐　黄連　阿膠炮。各一兩半　蒲黄　京墨　桔梗　薄荷各一兩　北蜜四兩　麝香少許。一方有熟芐

右將蜜煉和丸，如彈子大，食後，濃煎薄荷湯，先灌嗽喉中，細嚼一丸，津唾送下，上床時再服一丸。如痰盛，先用飴糖拌消化丸一百丸送下，後即噙嚼此丸，仰面睡，從其流入肺竅。

消化丸　白茯二兩　枳實一兩半　青礞石煅黄金色，二兩　白礬枯　橘紅二兩　牙皂二兩，火炙　半夏二兩　南星二兩　枳殼一兩半　薄荷葉一兩

右爲末，以神麯打糊丸，如梧桐子大。每服一百丸，上床時飴糖拌吞，次噙嚼太平丸，二藥相攻，痰嗽掃迹除根。

潤肺膏　羊肺一具　杏仁一兩，净研　柿霜　真酥　蛤粉各一兩　白蜜二兩

右先將羊肺洗净，次將五味入水攪黏，灌入肺中，白[一]煮熟，如常服食。與前七

〔一〕「白」：上科本其下有「水」字。

藥相間服之，亦佳。

吐血十八

吐血，陽盛陰虚，故血不得下行，因火炎上之勢而上出，脈必大而芤，大者發熱，芤者血滯與失血也。大法補陰抑火，使復其位，用交趾桂五錢爲末，冷水調服。山梔子最清胃脘之血。吐血，覺胸中氣塞，上吐紫血者，桃仁承氣湯下之。先吐絶〔二〕，後見痰嗽，多是陰虚火動，痰不下降，四物湯爲主，加痰藥、火藥；先痰嗽，後見紅，多是痰積熱，降痰火爲急。痰嗽涎帶血出，此是胃口清血熱蒸而出，重者梔子，輕者藍實。或暴吐紫血一碗者，無事，吐出爲好，此熱傷血死於中，用四物湯、解毒湯之類。吐血挾痰積，吐一二碗者，亦只補陰降火，四物加火劑之類。挾痰若用血藥，則泥而不行，只治火則止。吐血，火病也。大吐紅不止，以乾薑炮末，童便調，

〔二〕「絶」：上科本作「紅」。

從治。喉啘〔一〕痰血，用荆芥散。舌上無故出血，如綫不止，以槐花炒末乾摻之。若吐血，一方：童便一分，酒半分，擂柏葉温飲，非酒不行。嘔吐，血出於胃也，實者犀角地黄湯主之，虚者小建中湯加黄連主之。

入方

二黄補血湯　治初見血，及見血多，宜服。

熟苄一錢　生苄五分　當歸七分半　柴胡五分　升麻　白芍二錢　牡丹皮五分　川芎七分半　黄芪五分

右以水煎服。血不止，可加桃仁半錢，酒大黄酌量虚實用之，内却去柴胡、升麻。

又方　治見血後脾胃弱，精神少，血不止者。

人參一錢　黄芪三錢　五味十三個　芍藥　甘草五分　當歸五分　麥門冬五分

右㕮咀，水煎服。加玉金研入亦可。

又方

〔一〕「啘」：原作「腕」，據上科本改。

人參一錢　白术一錢　茯苓一錢　半夏麯五分　陳皮一錢　甘草　青皮三分　川芎五分　神麯三分

右㕮咀，水煎服。如胃不和，加藿香；如渴者，加葛根半錢；若痰結塊者，加貝母一錢，黄芩半錢，去白陳皮半錢；若小便赤色，加炒黄柏半錢；若大便結燥，加當歸七分；心煩，加黄連酒拌曬乾半錢；若小便滑，加煅牡蠣；如見血多，去半夏；恐燥，加生苄一錢，牡丹半錢，桃仁三分；若胃中不足，飲食少進，加炒山梔子仁八分；若血溢入濁道，留聚膈間，滿則吐血，宜蘇子降氣湯加人參、阿膠各半錢；上膈壅熱吐血者，以四物湯加荆芥、阿膠各半錢，更不止，於本方中加大黄、滑石各半錢；胃傷吐血，宜理中湯加川芎、乾葛各半錢，此是飲酒傷胃也；吐血不止，用生茜根爲末二錢，水煎，放冷，食後服，良。白芨末調服，治吐血。

以上諸方，雖非丹溪所出，以其藥同，故録於前。

【附録】凡血證上行，或唾或嘔或吐，皆逆也。若變而下行，爲惡痢者，順也。上行爲逆其治難，下行爲順其治易。故仲景云：蓄血證，下血者當自愈也。與此意同。若無，病人忽然下痢，其病進也。今病血證上行，而復下行惡痢者，其邪欲去，是知吉也。諸見血，身熱脈大者難治，是火邪勝也；身凉脈静者易治，是正氣復也。故《脈訣》云：鼻衄吐血沉細宜，忽然浮大即傾危。

【附方】

四生丸 治吐血，陽乘於陰，血熱妄行，服之良。

生荷葉　生艾葉　生柏葉　生地黄等分

右爛研，如鷄子大，服一丸，水三盞，煎一盞，去滓服。

大阿膠丸 治肺虚客熱，咳嗽咽乾，多唾涎沫，或有鮮血，勞傷肺胃，吐血嘔血，并可服。

麥門冬去心　茯神　柏子仁　百部根　杜仲炒　丹參　貝母炒　防風各半兩　山藥　五味　熟苄　阿膠炒。各一兩　遠志　人參各二錢半　茯苓一兩

右爲末，煉蜜丸如彈子大，每服一丸，水煎六分，和渣服。

犀角地黄湯 治傷寒汗下不解，鬱於經絡，隨氣涌泄，爲衄血，或清道閉塞，流入胃腹，吐出清血。如鼻衄、吐血不盡，餘血停留，致面色痿黄，大便黑者，更宜服之。

犀角鎊　生苄　白芍　牡丹等分

右㕮咀，每服五錢，水煎，温服。實者可服。

桃仁承氣湯 芒硝三錢 甘草二錢半 大黄一兩 桂三錢 桃仁半兩，去皮尖

右㕮咀，每兩入薑同煎。

解[一]毒湯見中暑。

荆芥散 荆芥穗半兩 炙草一兩 桔梗二兩

右㕮咀，薑煎，食後服。

小建中湯 桂枝 甘草炙，三錢 大棗 白芍六錢 生薑二錢 阿膠炒，一合

右㕮咀，水煎。

蘇子降氣湯見氣類。

理中湯見中寒。

[一]「解」：原作「觧」，據上科本改。

咳血十九

衄血，火昇、痰盛、身熱，多是血虚，四物湯加減用。

戴云：咳血者，嗽出痰内有血者是；嘔血者，嘔全血者是；咯血者，每〔一〕咳出皆是血疙瘩；衄血者，鼻中出血也；溺血，小便出血也；下血者，大便出血也。惟有各名色分六，俱是熱證，但有虚實新舊之不同。或妄言爲寒者，誤也。

入方

青黛　瓜蔞仁　訶子　海粉　山梔

右爲末，以蜜同薑汁丸，噙化。咳甚者，加杏仁去皮尖，後以八物湯加減調理。

【附方】

黄芪散　治咳血成勞。

〔一〕「每」：原作「毋」，據上科本改。

甘草四錢　黄芪　麥門冬　熟苄　桔梗　白芍各半兩

右㕮咀，每服半兩，水煎服。

茯苓補心湯　治心氣虚耗，不能藏血，以致面色痿黄，五心煩熱，咳嗽唾血。

茯苓　半夏　前胡　紫蘇　人參　枳殼炒　桔梗　甘草　葛根各半分　當歸二兩　川芎七錢半　陳皮　白芍各二兩　熟苄

右㕮咀，水薑棗煎。

嘔血二十

嘔血，火載血上，錯經妄行。脈大發熱，喉中痛者，是氣虚，用參、芪、蜜炙黄柏、荆芥、當歸、生地黄用〔一〕之。嘔血，用韭汁、童便、薑汁磨鬱金同飲之，其血自清。火載血上，錯經妄行，用四物湯加炒山梔、童便、薑汁服。又方，山茶花、童

〔一〕「用」：上科本作「服」。

便、薑汁，酒服。又鬱金末治吐血，入薑汁、童便良。又方，用韭汁、童便二物合用，鬱金如〔一〕細研和服。又方，治吐血或衄血上行，用鬱金，無，用山茶花代，薑汁、童便和好酒調服即止，後以犀角地黄湯加鬱金。怒氣逆甚則嘔血，暴瘴〔二〕内逆，行〔三〕肺相搏，血溢鼻口，但怒氣致血證者則暴甚，故《經》曰：抑怒以全陰者是也。否則五志之火動甚，火載血上，錯經妄行也。用柴胡、黄連、黄芩、黄芪、地骨、生熟苄、白芍，以水煎服。虚者，以保命生地黄散，再加天門冬、枸杞、甘草等分，水煎服。

【附方】

治嘔血：

黄柏蜜炙

〔一〕「如」：上科本無。
〔二〕「瘴」：上科本作「瘖」。
〔三〕「行」：上科本作「肝」。

右擣爲末，煎麥門冬湯調二錢匕，立瘥。

《聖惠方》治嘔血：

側柏葉

右爲末，不計時，以粥飲調下二錢匕。

保命生地黄散 生苄 熟苄 枸杞 地骨皮 天門冬 黄芪 白芍 甘草 黄芩

右㕮咀，水煎食前。

咯血二十一 附痰涎血

咯血，痰帶血絲出者，用薑汁、青黛、童便、竹瀝，入血藥中用。如四物湯加地黄膏、牛膝膏之類。咯唾血出於腎，以天門冬、麥門冬、貝母、知母、桔梗、百部、黄柏、遠志、熟苄、牡蠣、薑、桂之類。痰涎血出於脾，以葛根、黄芪、黄連、芍藥、當歸、甘草、沉香之類主之。

入方 治痰中血。

白术一錢半　當歸一錢　芍藥一錢　牡丹皮一錢半　桃仁一錢，研　山梔炒黑，八分　桔梗七分　貝母一錢　黄芩五分　甘草三分　青皮五分

右以水煎服。

又方　治痰中血。

白术一錢半　牡丹皮一錢半　貝母一錢　芍藥一錢　桑白一錢　山梔炒黑，一錢一分　桃仁一錢，研　甘草三分

又方　治痰中血。

橘紅二錢　半夏五分　茯苓一錢　甘草三分　白术一錢　枳殼一錢　桔梗一錢　五味十五個　桑白一錢　黄芩一錢　人參五分

右以水一鍾，生薑三片，煎服。或加青黛半錢。

又方

橘紅一錢半　半夏一錢　茯苓一錢　甘草五分　牡丹一錢　貝母一錢　黄連七分　桃仁一錢　大青五分

右以水煎，生薑三片。

【附方】

治咯血：

荷葉不以多少，焙乾

右爲末，米湯調二錢匕。

初虞世方 治咯血并肺痿多痰。

防己 葶藶等分

右爲末，糯米飲調下一錢。

又方 治咯血及衄血。

白芍一兩 犀角末二錢半

右爲末，新汲水服一錢匕，血止爲限。

天門冬丸 治咯血并吐血，又能潤肺止嗽。

阿膠炮[一]，半兩 天門冬一兩 甘草 杏仁炒 貝母 白茯苓各半兩

[一]「炮」：上科本無。其下原有「各」字，據上科本删。

右爲末，蜜丸如彈大，服一丸，噙化。

又方　治咯血。

桑皮一錢半　半夏一錢，炒　知母一錢　貝母一錢　茯苓一錢　阿膠炒，半錢　桔梗七分　陳皮一錢　甘草五分　杏仁五分，炒　生苄一錢　山梔七分，炒　柳桂二分，即桂之嫩小枝條，宜入上焦

右以水煎，生薑三片。

衄血二十二

衄血，凉血行血爲主，大抵與吐血同。用山茶花爲末，童便、薑汁、酒調下。犀角生地黄湯，入鬱金同用，如黄芩、升麻、犀角能解毒。又以鬱金末，童便、薑汁并酒調服。經血逆行，或血腥，或吐血，或唾血，用韭汁服之，立效。治血汗、血衄，以人中白新瓦上火逼乾，入麝香少許，研細，酒調下。《經驗》：人中白，即溺盆白垽秋石也。衄血出於肺，以犀角、升麻、梔子、黄芩、芍藥、生地黄、紫菀、丹參、阿

膠之類主之。《原病式》曰：衄者，陽熱怫鬱，干於足陽明而上熱，則血妄行，故鼻衄也。

【附方】

河間生地黄散 治鬱熱衄血，或咯吐血皆治之。

枸杞 柴胡 黄連 地骨 天門冬 白芍 甘草 黄芩 黄芪 生苄 熟苄等分

右㕮咀，湯煎服。若下血，加地榆。

又方 治衄血。

伏龍肝半斤

右以新汲水一大碗，淘取汁，和蜜頓服。

茜根散 治鼻衄〔一〕不止。

茜根 阿膠蛤分〔二〕炒 黄芩各一兩 甘草炙，半兩 側柏葉 生苄

〔一〕「衄」：原脱，據上科本補。

〔二〕「分」：疑當作「粉」。

右以水一鍾，薑三片，煎服。

黃芩芍藥湯 治鼻衄不止。

黃芩 芍藥 甘草各等分

右以水煎服。或犀角地黃湯，如無犀角以升麻代之。鼻通於腦，血上溢於腦，所以從鼻而出，凡鼻衄，并以茅花調止衄散，時進淅二泔，仍令其以麻油滴入鼻，或以蘿蔔汁滴入亦可。又茅花、白芍藥，對半尤穩。

外迎法 以井花水濕紙頂上貼之，左鼻以綫扎左手中指，右出扎右手，俱出兩手俱扎。或炒黑蒲黃吹鼻中，又龍骨末吹亦可。

止衄血：

黃芪六錢 赤茯苓 白芍 當歸 生苄 阿膠各三錢

右爲末，每服二錢，食後黃芪湯調服。

芎附散 川芎二兩 香附四兩

右爲末，每服二錢，茶湯調下。

又法 治心熱吐血及衄血不止。

百葉榴花不以多少

右乾爲末，吹出鼻中，立瘥。

溺血二十三

溺血屬熱。用炒山梔子，水煎服，或用小薊、琥珀。有血虚，四物加牛膝膏。實者，用當歸承氣湯下之，後以四物加山梔。

入方

小薊飲子 治下焦結熱，血淋。

生苄 小薊 滑石 通草 淡竹葉 蒲黄炒 藕節 當歸酒浸 梔子炒 甘草炙。各半兩

右以水煎，空心服。

【附録】溺血，痛者爲淋，下〔一〕痛者爲溺血。溺血，先與生料五苓散加四物湯。若服不效，其人素病於色者，此屬虚，宜五苓散和膠艾湯，吞鹿茸丸或辰砂香散。四物加生地黄、牛膝，或四物加黄連、棕灰。又六味地黄丸爲要藥。莖中痛，用甘草梢，血藥中少佐地榆、陳皮、白芷、棕灰。劫劑，用《瑞竹堂》蒲黄散，或單用蒲黄，或煎葱湯，調鬱金末服之。又文蛤灰入煎劑妙。大抵小便出血則小腸氣秘，氣秘則小便難，甚痛者謂之淋，不痛者謂之溺血，并以油頭髮燒灰存性爲末，新汲水調下，妙。又方，以車前子爲末，煎車草葉，調二錢服。

【附方】

許令公方 治尿血。

生地黄汁一升 生薑汁一合

右以二物相合，頓服，瘥。

當歸承氣湯 當歸 厚朴 枳實 大黄 芒硝

〔一〕「下」：疑當作「不」。

生料五苓散見中暑〔一〕。

膠艾湯 阿膠 川芎 甘草炙。各二兩 川歸 艾葉炒。各三兩 熟苄 白芍各四兩

右㕮咀，每三錢，水酒煎，空心熱服。

鹿茸丸 鹿茸一兩，蜜炙 沉香 附子炮。各半兩 菟絲子製，一兩 當歸 故紙炒 茴香炒 胡蘆巴〔二〕炒。各半兩

右爲末，酒糊丸，每服七十丸，空心鹽酒下。

辰砂妙香散 麝香一錢，另研 山藥薑汁炙，一兩 人參半兩 木香煨，二錢半 茯苓 茯神 黄芪各一兩 桔梗半兩 甘草炙，半兩 遠志炒，一兩 辰砂三錢

右爲末，每二錢，温酒下。

六味地黄丸見諸虚。

《瑞竹堂》**蒲黄散** 故紙炒 蒲黄炒 千年石灰炒

〔一〕「暑」：原作「著」，據上科本改。

〔二〕「巴」：原作「丸」，據正脈本改。

右等分，爲細末，每三錢，空心熱酒調下。

下血二十四

下血，其法不可純用寒凉藥，必於寒凉藥中加辛味爲佐。久不愈者，後用温劑，必兼昇舉，藥中加酒浸炒凉藥，如酒煮黄連丸之類，寒因熱用故也。有熱，四物加炒山梔子、升麻、秦艽、阿膠珠，去大腸濕熱。屬虚者，當温散，四物加炮乾薑、升麻。凡用血藥，不可單行單止也。

入方

白芷　五倍子

右爲末，粥丸梧子大，服五十丸，米湯下。

【附録】下血當别其色，色鮮紅爲熱，以連蒲散。又若内藴熱毒，毒氣入腸胃，或因飲酒過多，及啖糟藏炙煿，引血入大腸，故下血鮮紅，宜黄連丸，或一味黄連煎。餘若大下不止者，宜四物湯加黄連、槐花，仍取血見愁少許，生薑擣取汁，和米大服，於血見愁草中加入側柏葉，與生薑同搗汁，尤好。毒暑入腸胃下血者，亦宜加味，黄連、槐花入煎服。血色瘀者，爲寒，血逐氣走，冷寒入客腸胃，故上瘀血，宜理中湯温散。若風入腸胃，純下清血，或濕毒，并宜胃風散加枳殼、荆芥、槐花。撷撲損，惡血入腸胃，下血濁如瘀血者，宜黑神散加老黄茄，爲末，酒調下。《内經》云：下血爲内傷絡脈〔一〕所致，用枳殼一味〔二〕服。又方：用黄連二兩，枳殼二兩，槐花八兩炒上二味〔三〕，去槐花不用，止以二味煎服，立效，以解絡脈之結也。

【附方】

血餘灰　鞋底灰　猪牙皂角灰等分

右爲末，酒調三錢匕。

又方　治下血劫劑。

〔一〕「脈」：原作「服」，據上科本改。
〔二〕「味」：原作「末」，據上科本改。
〔三〕「味」：原作「米」，據上科本改。

百藥煎一兩，取一半燒爲灰

右爲末，糊丸如梧子大，服六十丸，空心米湯下。

槐花散 治腸胃不調，脹滿下血。

蒼术 厚朴 陳皮 當歸 枳殼各一兩 槐花二兩 甘草半兩 烏梅半兩

右以水煎，空心服。

又方 治下鮮血。

梔子仁燒灰

右爲末，水和一錢匕服。

又方 治糞前有血，面色黄。

石榴皮

右爲末，煎茄子枝湯，調一錢匕。

又方 治糞後下血不止。

艾葉不以多少

右以生薑汁三合和服。

又方

槐花　荆芥穗等分

右爲末，酒調下一錢匕，仍空心食，猪血炒〔一〕。

又方　治臟毒下血。

苦楝炒令黑

右爲末，蜜丸，米飲下二十丸，尤妙。

又方　治卒下血。

赤小豆一升，擣碎，水二升，絞汁飲之。

烏梅丸　治便血，下血。

烏梅三兩，燒灰存性

右爲末，醋糊丸梧子大，空心服七十丸，米〔二〕湯下。

〔一〕「炒」：上科本作「妙」。

〔二〕「米」：原作「未」，據上科本改。

酒煮黄連丸見泄瀉類。

黄連丸 黄連二兩 赤茯苓一兩 阿膠二兩

右用黄連、茯苓爲末，調阿膠，衆手丸。每三十丸，食後飲下。

黄連香薷散[一]見中暑。

理中湯見中寒。

胃風湯見下痢。

黑神散 百草霜研細

右用酒調下。

腸風臟毒二十五

腸風，獨在胃與大腸出。若兼風者，蒼术、秦艽、芍藥、香附。

[一]「散」：正脈本作「飲」。

入方

黄芩　秦艽　槐角　升麻　青黛

治腸風下血：

滑石　當歸　生苄　黄芩　甘草　蒼术等分

右以水煎服。或以蒼术、生苄，不犯鐵器，爲末，丸服。

又方

茄蒂燒存性　梔子炒

右爲末，搗飯丸如梧子大，每服空心一百丸，米湯下。

又方　便血久遠，傷血致虚，并麻風癬見面者。

龜版二兩，酥炙　升麻　香附各五錢　芍藥一兩五錢　側柏葉　椿根皮七錢五分

右爲末，粥丸，以四物湯加白术、黄連、甘草、陳皮作末，湯調送下丸藥。

又方　脈緩大，口渴，月經紫色，勞傷挾濕。

白术五錢　黄柏炒　生苄　白芍各三錢　地榆二錢　黄芩二錢　香附二錢

右爲末，蒸餅丸服。

又方　治積熱便血：

蒼术　陳皮一兩五錢　黄連　黄柏　條芩各七錢五分　連翹五錢

右爲末，生芐膏六兩，丸如梧子大，每服五七十丸，白湯下。

又方

腸風脱露，以車荷鳴五七個，焙乾燒灰，醋調搽。仍忌濕麵、酒、辛熱物。

【附録】腸胃不虚，邪氣無從而入。人惟坐卧風濕，醉飽房勞，生冷停寒，酒麵積熱，以致榮血失道，滲入大腸，此腸風臟毒之所由作也。挾熱下血，清而色鮮，腹中有痛；挾冷下血，濁以色黯，腹中略痛。清則爲腸風，濁則爲臟毒。有先便而後血者，其來也遠；有先血而後便者，其來也近。世俗糞前糞後之説，非也。治法大要，先當解散腸胃風邪，熱則用敗毒散，冷者與不换金正氣散，加川芎、當歸，後隨其冷熱而治之。芎歸湯一劑，又調血之上品，熱者加茯苓、槐花，冷者加茯苓、木香，此則自根自本之論也。雖然精氣血氣生於穀氣，靖爲大腸下血，大抵以胃藥收功，以四君子湯、參苓白术散、枳殼散、小烏沉湯和之，胃氣一回，血自循於經絡矣。腸風者，邪氣外入，隨感隨見；臟毒者，蘊積毒久而始見。《三因方》五痔腸風臟毒，辨之甚詳。前二證皆以四物湯加刺猬皮。

【附方】

蒜連丸一名金屑萬應膏。 獨頭蒜十個 黃連不以多少

右先用獨蒜煨香熟，和藥杵勻，丸如梧子大，空心米湯下四十丸。

又方 治腸風：

香附一兩，炒 枳殼七錢五分，炒 當歸五錢 川芎五錢 槐花炒 甘草炙。各二錢五分

右爲粗末，每服三錢，水煎，生薑三片，棗一個。

敗毒散見瘟疫。

不換金正氣散 厚朴薑製 藿香 甘草炙 半夏 蒼术米泔浸 陳皮去白

右等分，薑三片，棗二個，煎，食前熱服。

芎歸湯 川芎 當歸

右等分，水煎。

參苓白术散見脾胃類。

枳殼散　枳殼麩炒，去穰　槐子微炒黄　荆芥穗各五錢

右爲末，每服三錢，薄粟米粥調下。如人行一二里，再用粥壓下，日進二三服。

小烏沉湯　香附二十兩　烏藥十兩　甘草炙，一兩

右爲末，湯調下。

痔瘡二十六

痔瘡專以凉血爲主。

入方

人參　黄芪　生苄　川芎　當歸和血　升麻　條芩　枳殼寬腸　槐角凉血生血　黄連

一方無黄連。

熏浣〔一〕　五倍子　朴硝　桑寄生　蓮房又加荆芥

〔一〕「浣」：上科本作「洗方」。

煎湯，先熏後洗。又冬瓜藤亦好。又大腸熱腫者，用木鱉子、五倍子研細末，調敷。痔頭向上，是大腸熱甚，收縮而上，用四物湯解毒，加枳殼、白术、槐角、秦艽。

【附録】痔者，皆因臟腑本虚，外傷風濕，内蘊熱毒，醉飽交接，多欲自戕，以故氣血下墜，結聚肛門，宿滯不散，而衝突爲痔也。其肛邊發露肉珠，狀如鼠乳，時時滴漬膿血，曰牡痔；肛邊生瘡腫痛，突出一枚，數日膿潰即散，曰牝痔；腸口大顆發癗，且痛且癢，出血淋瀝，曰脈痔；腸内結核有血，寒熱往來，登溷脱肛，曰腸痔。若血痔，則每遇大便，清血隨而不止；若酒痔，則每遇飲酒發動，瘡腫痛而流血；若氣痔，則憂恐鬱怒，適臨乎前，立見腫痛，大便艱難，强力則肛出而不收矣。此諸痔之外證也。治法總要，大抵以解熱調血順氣先之。蓋熱則血傷，血傷則經滯，經滯則氣不運行，氣與血俱滯，乘虚而墜入大腸，此其所以爲痔也。諸痔久不愈，必至穿穴爲漏矣。

【附方】

治諸痔瘡。

槐花四兩　皂角刺一兩，捶碎　胡椒十粒　川椒一兩右用獖猪肚一個，入藥在内，扎定口，煮熟去藥，空心食猪肚。

清心丸 《素問》云：諸痛癢瘡，皆屬於心。心主血熱，此藥主之。

黄連一兩 茯神 赤苓

右爲末，煉蜜丸如梧子大，每一百丸，食前米湯下。

清凉飲 治諸痔熱甚，大便秘結。

當歸 赤芍 甘草炙 大黄米上蒸曬

右等分爲末，每服二錢，新水調下。

槐角丸 治諸痔及腸風下血脱肛。

槐角一兩 防風 地榆 當歸 枳殼 黄芩各半兩

右爲末，糊丸如梧子大，空心米湯下二十丸。

猬皮丸 治諸痔出，裹急疼痛。

槐花炒 艾葉炒 枳殼 地榆 當歸 川芎 黄芪 白芍 白礬枯 貫衆 猬皮一兩，炙 頭髪燒，三錢 猪後蹄重甲十枚，炙焦 皂角一大錠，炙黄去皮

右爲末，煉蜜丸，梧子大，服五十丸，食前米湯下。

猪甲散 治諸痔。

猪懸蹄甲不以多少

右爲末，陳米湯調二錢，空心服。

芎歸丸 治痔下血不止。

川芎 當歸 黄芪 神麯炒 地榆 槐花炒。各半兩 阿膠炒 荆芥 木賊 頭髪燒灰。各一錢半

右爲末，煉蜜丸，梧子大，服五十丸，食前米湯下。

乾葛湯 治酒痔。

乾葛 枳殻炒 半夏 茯苓 生苄 杏仁各半兩 黄芩二錢半 甘草同上

右剉，每服三錢，黑豆一百粒，薑三片，白梅一個，煎服。

橘皮湯 治氣痔。

橘皮 枳殻炒 川芎 槐花炒。各半兩 檳榔 木香 桃仁炒，去皮 紫蘇莖葉 香附 甘草炙。各二分半

右剉，每服八錢，薑棗煎服。

熏洗方　槐花　荆芥　枳殼　艾葉

又方

土礬末二錢　木鱉子七個，取仁研

右以水煎，熏洗三兩次。如肛門腫熱，以朴硝末水調，淋之良。

又方　治腸痔，大便常有血。

右以蒲黄末方寸匕，米飲調下，日三頓，瘥。

又方

搗桃葉一斛蒸之，内小口器中，以下部榻上坐，蟲自出。

地黄丸　治五痔，滋陰必用之。

地黄酒蒸熟，一兩六錢　槐角炒　黄柏炒　杜仲炒　白芷各一兩　山藥　山茱萸　獨活各八錢　澤瀉　牡丹　茯苓各六錢　黄芩一兩半　白附子二錢

右煉蜜丸，如梧子大，空心服五十丸，米湯下。

熏痔方

用無花果葉煮水，熏少時，再洗。又好醋沃，燒新磚，如法坐熏，良。

又方

大黄三錢，煨　牡蠣一兩，煅

右爲末，作十服，空心服。

又方

大蒜一片，頭垢捻成餅子，先安頭垢餅於痔上，外安蒜，艾灸之。

翻花痔

荆芥、防風、朴硝煎湯洗之，次用木鱉子、鬱金研末，入龍腦些少，水調敷。

又方

熊膽、片腦，和匀貼之。

漏瘡二十七

漏瘡，先須服補藥，生氣血，用參、术、芪、芎、歸爲主，大劑服之，外以附子末津唾和作餅子，如錢厚，以艾灸。漏大炷大，漏小炷小，但灸令微熱，不可使痛，乾則易之，則再研如末作餅再灸，如困則止，來日再灸，直到肉平爲效。亦有用附片灸，仍用前補劑作膏貼之，尤妙。痔漏，凉大腸，寬大腸。用枳殼去穰，入巴豆，鐵綫纏，煮透，去巴豆，入藥用，丸子則爛搗用，煎藥乾用，寬腸。澀竅，用赤石脂、白石蠟、枯礬、黄丹、腦子。漏竅外塞，用童子小便、煅爐甘石、牡蠣粉。

入方

黄連散 原有痔漏，又於肛門邊生一塊，皮厚腫痛作膿，就在痔孔出，作食積注下治。

黄連　阿魏　神麯　山楂　桃仁　連翹　槐角　犀角等分

右爲末，以少許置掌心，時時舐之，津液咽下，如消三分之二，止後服。

【附録】漏者，諸瘻之潰漏也。狼瘻、鼠瘻、螻瘻、蛄瘻、蜂瘻[一]、蚍蜉瘻、蠐螬瘻、浮蛆瘻[二]、轉筋[三]瘻，古所謂九瘻是爾。析而言之，三十六種，其名目又不同

〔一〕「螻瘻、蛄瘻、蜂瘻」：上科本作「螻姑瘻、蟲瘻」。
〔二〕「瘻」：上科本其下有「瘰癧瘻」三字。
〔三〕「筋」：上科本作「脈」。

焉。大抵外傷血氣，内窘七情，與夫飲食乖常，染觸蠢動含靈之毒，未有不變爲瘻瘡。穿孔一深，膿汁不盡，得冷而風邪并之，於是涓涓而成漏矣。然有近年漏者，有久年漏者。近則帶淡紅，或微腫，或小核；久則上而槁白，内而黑爛，淫蟲惡臭生焉。

【附方】

猪腎丸 通行漏瘡中惡水，自大腸中出。

黑牽牛碾細末，二錢半，入猪腎中，以綫扎，青竹葉包，慢火煨熟，空心温酒嚼下。

乳香丸 治冷漏。

乳香二錢半 牡蠣粉一錢二分半

右爲末，雪糕糊丸，麻子大，每服三十丸，薑湯，空心。

生地黄膏 治漏痛通用。

露蜂房炙 五倍子 木香三錢 乳香一錢 輕粉一字

右爲末，用生地黄一握，擣細和爲膏，攤生絹上貼。

蛇蜕散 治漏瘡血水不止。

蛇皮焙焦 五倍子 龍骨各二錢半 續斷五錢

右爲末，入麝香少許，津唾調敷。

熏漏瘡方 艾葉 五倍子 白膠香 苦楝根等分

右銼碎，燒香法置長桶内，坐熏瘡處。

洗漏瘡方 治漏瘡孔中多有惡穢，常須避風洗净。

露蜂房、白芷煎湯洗，或大腹皮、苦參煎湯洗。

右洗畢，候水出，拭乾，先用東向石榴皮曬爲末，乾摻以殺淫蟲，少頃敷藥。

久瘻方 九孔蜂房炙黄

右爲末，臘月猪脂研敷，候收汁，以龍骨、降香節末，入些乳香硬瘡。

漏瘡，或腿足先是積熱所注，久則爲寒。

附子破作兩片，用人唾浸透，切成片，安漏孔上，艾灸。

又方

川芎半兩　細辛　白芷梢一錢半

右爲末，每日作湯服之，病在下食前服，在上食後服。看瘡大小，討隔年黄麻根，刮去皮，捻成繩子，入孔中，至入不去則止，瘡外膏藥貼之。

丹溪先生心法卷三

脱肛二十八

脱肛屬氣熱、氣虚、血虚、血熱。

氣虚者補氣，參、芪、芎、歸、升麻；血虚，四物湯。血熱者凉血，四物湯加炒柏；氣熱者，條芩六兩，升麻一兩，麯糊丸，外用五倍子爲末，托而上之，一次未收，至五七次，待收乃止。

又東北方壁土，泡湯，先熏後洗。

【附録】肺與大腸爲表裏，故肺臟蘊熱則肛門閉結，肺臟虚寒則肛門脱出。又有婦人産育用力，小兒久痢，皆致此。治之必須温肺臟、補陽胃，久則自然收矣。

【附方】

香荆散 治肛門脱出，大人小兒皆主之。

香附子　荆芥等分　砂仁

右爲末，每服三錢，水一碗，煎熟[一]淋洗。每服三錢，煎服亦可。

又方

五倍子爲末，每用三錢，煎洗。

又方

木賊不以多少，燒灰爲末，摻[二]肛門上，按入即愈。

嘔吐二十九

凡有聲有物謂之嘔吐，有聲無物謂之噦。

[一]「熟」：上科本作「熱」。
[二]「摻」：其下原有「上」字，據正脈本删。

胃中有熱，膈上有痰者，二陳湯加炒山梔、黄連、生薑。有久病嘔者，胃虚不納穀也，用人參、生薑、黄芪、白术、香附之類。

嘔吐，朱奉議以半夏、橘皮、生薑爲主。劉河間謂：嘔者，火氣炎上。此特一端耳，有痰膈中焦食不得下者，有氣逆者，有寒氣鬱於胃口者，有食滯心肺之分，而新食不得下而反出者，有胃中有火與痰而嘔者。

嘔吐藥，忌瓜蔞、杏仁、桃仁、蘿蔔子、山梔，皆要作吐，丸藥帶香藥行散不妨。注船大吐，渴飲水者即死，童便飲之最妙。

【附方】

理中加丁香湯　治中脘停寒，喜辛物，入口即吐。

人參　白术　甘草炙　乾薑炮。各一錢　丁香十粒

右㕮咀，生薑十片，水煎服，或加枳實半錢亦可。不效，或以二陳湯加丁香十粒，并須冷服，蓋冷遇冷則相入，庶不吐出。又或活人生薑橘皮湯。

活人生薑橘皮湯　橘皮四兩　生薑半斤

右㕮咀，水七盞，煮至三盞，去滓，逐旋温服。

熱嘔，濟生竹茹湯、小柴胡加竹茹湯見瘧類。

右并用生薑，多煎服。

濟生竹茹湯 葛根三兩 半夏炮七次，二兩 甘草炙，一兩

右㕮咀，每四錢，水一盞，入竹茹一小塊，薑五片。

加味二陳湯 治停痰結氣而嘔。

半夏 橘皮各五兩 白茯苓三兩 甘草炙，一兩 砂仁一兩 丁香五錢 生薑三兩

右水煎服。

吐蟲而嘔方 黑鉛炒成灰，檳榔末，米飲調下。

惡心三十

惡心，有痰、有熱、有虛，皆用生薑，隨症佐藥。

戴云：惡心者，無聲無物，心中欲吐不吐，欲嘔不嘔。雖曰惡心，實非心經之病，皆在胃口上，宜用生薑，蓋能開胃豁痰也。

【附録】惡心，欲吐不吐，心中兀兀，如人畏舟船，宜大半夏湯，或小半夏茯苓湯，或理中湯加半夏亦可。又胃中有熱惡心者，以二陳加生薑汁、炒黄連、黄芩各一錢，最妙。

【附方】

大半夏湯　半夏　陳皮　茯苓各二錢半

右㕮咀，水二盞，薑二錢半，煎八分，食後服。

小半夏茯苓湯　半夏五兩　茯苓三兩

右㕮咀，每服八錢，用水一盞半，煎至一盞，入生薑自然汁投藥中，更煎一兩沸，熱服，無時。或用生薑半斤同煎。

理中湯見中寒。

咳逆三十一

咳逆，有痰、氣虚、陰火，視其有餘、不足治之。其詳在《格致餘論》。

不足者，人參白术湯下大補丸；有餘并有痰者吐之，人參蘆之類。痰礙氣而吃逆，用蜜水吐，此乃燥痰不出。痰者，陳皮、半夏；氣虚，人參、白术；陰火，黄連、黄柏、滑石；咳逆自痢者，滑石、甘草、炒黄柏、白芍、人參、白术、陳皮，加竹荆瀝服。

戴云：吃逆者，因痰與熱，胃火者極多。

【附録】咳逆爲病，古謂之噦，近謂之呃，乃胃寒所生，寒氣自逆而呃上，此證最危。亦有熱呃，已見傷寒證。其有他病發呃者，宜用半夏一兩，生薑半兩，水煎熱服。或理中湯加枳殼、茯苓各半錢，半夏一錢。不效，更加丁香十粒。吐利後，胃虚寒咳逆者，以羌活附子湯，或丁香十粒，柿蒂十個，切碎，水煎服。吐利後，胃熱咳逆者，以橘皮竹茹湯。亦無别病，偶然致呃，此緣氣逆而生，宜小半夏茯苓湯加枳實、半夏。又或煎湯泡蘿蔔子，研取汁，調木香調氣散，熱服之，逆氣用之最佳。

【附方】

橘皮乾薑湯 治咳逆不止。

橘皮 通草 乾薑 桂心 甘草炙。各二兩 人參一兩右用五錢，水煎服。

生薑半夏湯 通治咳逆欲死。

半夏一兩 生薑二兩

右以水煎，温作三服。

陰證咳逆：

川烏 乾薑炮 附子炮 肉桂 芍藥 甘草炙 半夏 吴茱萸 陳皮 大黄等分

右爲末，每服一錢，生薑五片，煎服。

人參白术湯 人參 黄芩 柴胡 乾葛 梔子仁 甘草炙。各半兩 白术 防風 半夏泡，七次 五味

右㕮咀，每服四錢，薑三片煎。

羌活附子湯 治吃逆。

木香 附子炮 羌活 茴香炒。各半兩 乾薑一兩

右爲末，每服二錢，水一盞半，鹽一捻，煎二十沸，和渣熱服，一服止。《三因》加丁香。

橘皮竹茹湯　橘皮一升　竹茹一升半　甘草炙，二兩　人參半兩　棗子三十個　生薑半兩

右㕮咀，水十盞，煎至三盞，作三服。

小半夏茯苓湯　二陳湯加黄芩煎。

木香調氣散　白蔻仁　丁香　檀香　木香各二兩　藿香　甘草炙。各八兩　砂仁四兩

右爲末，每服二錢，入鹽少許，沸湯點服。

大補丸見補損。

理中湯見中寒。

翻胃三十二

翻胃大約有四：血虚、氣虚、有熱、有痰兼病，必用童便、韭汁、竹瀝、牛羊乳、生薑汁。

氣虚，入四君子湯，右手脈無力；血虚，入四物湯加童便，左手脈無力。切不可用香燥之藥，若服之必死，宜薄滋味。治反胃，用黄連三錢，生薑汁浸，炒山楂肉二錢，保和丸二錢，同爲末，糊丸如麻子大，胭脂爲衣，人參湯入竹瀝再煎一沸，下六十丸。有痰，二陳湯爲主，寸關脈沉或伏而大。有氣結，宜開滯導氣之藥，寸關脈沉而澀。有内虚陰火上炎而反胃者，作陰火治之。

年少者，四物湯清胃脘，血燥不潤便故澀，《格致餘論》甚詳；年老雖不治，亦用參、术，關防氣虚胃虚。

氣虚者，四君子湯加蘆根、童便，或參苓白术散，或韭汁、牛羊乳，或入駁驢尿。又有積血停於内而致，當消息逐之。大便澀者難治，常令食兔肉則便利。

翻胃即膈噎，膈噎乃翻胃之漸。《發揮》備言：年高者不治。糞如羊屎者，斷不可治，大腸無血故也。

戴云：翻胃血虚者，脈必數而無力；氣虚者，脈必緩而無力；氣血俱虚者，則口中多出沫，但見沫大出者必死。有熱者，脈數而有力；有痰者，脈滑數，二者可治。血虚者，四物爲主；氣虚者，四君子爲主；熱以解毒爲主；痰以二陳爲主。

又方　用馬剥兒燒灰存性一錢，好棗肉、平胃散二錢。右和匀，温酒調服，食即可下，然後隨病源調理。

又方

茱萸　黄連　貝母　瓜蔞　牛轉草

治翻胃

韭菜汁二兩　牛乳一盞

右用生薑汁半兩，和匀温服，效。

治翻胃，積飲通用。

益元散，生薑自然汁澄白脚，丸小丸子，時時服。

【附方】

燒針丸　此藥清鎮，專主吐逆。

黄丹不以多少

右研細，用去皮小棗肉，丸如鷄頭大，每用針簽於燈上，燒灰爲末，乳汁下一丸。

棗肉平胃散　厚朴薑製　陳皮去白。各三斤二兩　甘草炙　紅棗　生薑各二斤　蒼术泔浸一宿，炒，五斤

右銼，拌匀，以水浸過面上半寸許，煮乾焙燥爲末，每服二錢，鹽湯空心點服。

參苓白术散見脾胃類。

保和丸見積聚類。

吞酸三十二附噯氣

吞酸者，濕熱鬱積於肝而出，伏於肺胃之間，必用糲食蔬菜自養。宜用炒吴茱萸，順其性而折之，此反佐之法也。必以炒黄連爲君。二陳湯加茱萸、黄連各炒，隨時令迭其位，使蒼术、茯苓爲輔佐，冬月倍茱萸，夏月倍黄連，湯浸炊餅丸如小丸，吞之，仍教以糲食蔬菜自養，即安。

戴云：濕熱在胃口上，飲食入胃，被濕熱鬱遏，其食不得傳化，故作酸也。如穀肉在器，濕熱則易爲酸也。

入方

茱萸一兩，去枝梗，煮少時，浸半日，曬乾　陳皮一兩　蒼术米泔浸，一兩　黄連二兩，陳壁土炒，去土秤　黄芩一兩，如上土炒　或加桔梗一兩　茯苓一兩

右爲末，神麯糊丸，緑豆大，每服二三十丸，時時津液，食後服。

【附録】吞酸與吐酸不同。吐酸，《素問》以爲熱，東垣又爲寒，何也？吐酸，是吐酸水如醋，平時津液隨上昇之，氣鬱積而久，濕中生熱，故從火化，遂作酸味，非熱而何？其有鬱積之久不能自涌而出，伏於肺胃之間，咯不得上，咽不得下，肌表得風寒則内熱愈鬱，而酸味刺心，肌表温暖，腠理開發，或得香熱湯丸，津液得行，亦可暫解，非寒而何？《素問》言熱，言其本也；東垣言寒，言其末也。

【附方】

麯术丸　治中脘宿食留飲，酸蟄心痛，或口吐清水。

神麯炒，三兩　蒼术泔浸，炒，一兩半　陳皮一兩

右爲末，生薑汁煮神麯糊爲丸，每七十丸，薑湯下。

加味平胃散　治吞酸或宿食不化。

生料平胃散加神麯、麥芽炒，各半錢。朮、朴不製。

右生薑三片，水煎五錢服。

噯氣，胃中有火有痰。

入方

南星　半夏　軟石膏　香附

一本有炒梔子

右作丸，或作湯，服之。蓋胃中有鬱火，膈上有稠痰故也。

軟石膏丸亦不可服。本方痰條下云：噫氣吞酸，此係食鬱有熱，火氣衝上，黄芩爲君，南星、陳皮爲佐，熱多加青黛。

痞三十四

痞者有食積兼濕。東垣有法有方。

心下痞，須用枳實炒黄連。如禀受充實，面蒼骨露，氣實之人而心下痞者，宜枳實、黄連、青皮、陳皮、枳殼；如稟受素弱，轉運不調，飲食不化，而心下痞者，宜白术、山楂、麯糵、陳皮。如肥人心下痞者，乃是實痰，宜蒼术、半夏、砂仁、茯苓、滑石；如瘦人心下痞者，乃是鬱熱在中焦，宜枳實、黄連、葛根、升麻。如食後感寒，飲食不化，心下痞，宜藿香、草豆蔻、吴茱萸、砂仁。痞挾血成窠囊，用桃仁、紅花、香附、大黄之類。

又方

吴茱萸三兩，湯浸煮少時　黄連八兩

粥糊爲丸，每服五七十丸，白术陳皮湯下。

玉液丸　軟石膏不以多少，又云火煅紅出火毒

右爲末，醋糊丸如緑豆大，服之專能瀉胃火，并治食積痰火。

【附録】痞者，與否同，不通泰也。由陰伏陽蓄，氣與血不運而成。處心下，位中央，䐜滿痞塞者，皆土之病也。與脹滿有輕重之分。痞則内覺痞悶，而外無脹急之形者，是痞也。有中氣虚弱，不能運化精微爲痞者；有飲食痰積，不能施化爲痞者；有濕熱太甚爲痞者。古方治痞用黄連、黄芩、枳實之苦以泄之，厚朴、生薑、半夏之

辛以散之，人參、白术之甘苦以補之，茯苓、澤瀉之淡以滲之。既痞同濕治，惟宜上下分消其氣，如果有内實之證，庶可略與疏導。世人苦於痞塞，喜行利藥，以求其速效，暫時快通，痞若再作，益以滋甚。

【附方】

加味補中益氣湯　治内傷心下痞。方見内傷。

脈緩，有痰而痞，加半夏、黄連；脈弦，四肢滿悶，便難，而心下痞，加柴胡、黄連、甘草；大便秘燥，加黄連、桃仁，少加大黄、歸身；心下痞，瞀悶者，加白芍藥、黄連；心下痞，中寒者，加附子、黄連；心下痞，腹脹，加五味子、白芍、砂仁，天寒，少加乾薑或中桂；心下痞嘔逆者，加黄連、生薑、陳皮，如冬月加黄連，少入丁香、藿香；心下痞，如腹中氣上逆者，是衝脈逆也，加黄柏三分、黄連一分半以泄之；如食已心下痞，别服橘皮枳术丸。

枳實消痞丸　治右關脈浮弦，心下虚痞，惡食懶倦。開胃進食。

枳實　黄連各五錢　乾生薑二錢　半夏麯三錢　厚朴四錢　人參三錢　甘草炙，二錢　白术三錢　茯苓　麥芽各二錢右爲末，水浸蒸餅丸如梧桐子大，服三五十丸，温水下。

橘皮枳术丸 橘皮 枳實 白术等分

右爲末，荷葉裹，燒飯爲丸，每服五十丸，白湯下。

枳术丸 助胃消食，寬中，去痞滿。

白术 枳實各二兩

右爲末，荷葉裹，燒飯爲丸。

嘈雜三十五

嘈雜，是痰因火動，治痰爲先。薑炒黄連入痰藥，用炒山梔子、黄芩爲君，南星、半夏、陳皮爲佐。熱多加青黛。嘈雜，此乃食鬱有熱，炒梔子、薑炒黄連不可無。肥人嘈雜，二陳湯少加撫芎、蒼术、白术、炒山梔子。嘈雜若濕痰氣鬱，不喜食，三補丸加蒼术，倍香附子。

醫按：蔣氏子條云，心嘈索食，以白术、黄連、陳皮作丸，白湯下七八十丸，數服而止。又云：眩運嘈雜，是火動其痰，二陳湯加梔子、芩、連之類。

戴云：此則俗謂之心嘈也。

三補丸見補損。

傷食三十六

傷食惡食者，胸中有物，宜導痰補脾，用二陳湯加白朮、山楂、川芎、蒼朮服之。

憂抑傷脾，不思飲食，炒黄連、酒芍藥、香附，同清六丸末，用薑汁浸，蒸餅丸服。

入方

治氣抑痰，倦不思食。

白朮二兩　蒼朮　陳皮　黄連　黄柏　半夏各二兩　扁柏七錢半　香附一兩半　白芍一兩半

右爲末，薑汁麵糊丸。

治心腹鼓，肉〔一〕多食積所致。

南星一兩半，薑製　半夏　瓜蔞仁研和潤，一兩半　香附一兩，童便浸　黃連三兩，薑炒　礞石硝煅　蘿蔔子　連翹半兩　麝少許

又方　加陳皮半兩。

右爲末，麯糊丸。

一人因吃麵内傷，肚熱頭痛。

白术一錢半　白芍　陳皮　蒼术各一錢　茯苓　黃連　人參　甘草各五分

右作一服，薑三片，煎。如口渴，加乾葛二錢，再調理。

補脾丸　白术半斤　蒼术　茯苓　陳皮各三兩

粥爲丸。

清六丸見泄瀉。

【附録】傷食之證，右手氣口必緊盛，胸膈痞塞，噫氣如敗卵臭，亦有頭痛發熱，

〔一〕「肉」：上科本作「内」。

但身不痛爲異耳，用治中湯加砂仁一錢，或用紅丸子。

【附方】

加味二陳湯　治中脘聞食氣則嘔。

本方加砂仁一錢，青皮半錢。

紅丸子　治傷食。

京三棱　蓬术煨　青皮　陳皮五兩　乾薑炮　胡椒三兩

右爲末，用醋糊丸如梧子大，礬紅爲衣，服三十丸，食後，薑湯下。

治中湯見脾胃類。

疸三十七

疸不用分其五，同是濕熱，如盦麯相似。輕者小温中丸，重者大温中丸。熱多加芩、連；濕多者，茵陳五苓散加食積藥。濕熱因倒胃氣，服下藥大便下利者，參、芪加山梔、茵陳、甘草。

戴云：五疸者，周身皮膚并眼如梔子水染。因食積黄者，量其虚實，下其食積，其餘但利小便爲先，小便利白，其黄則自退矣。

入方

小温中丸 治疸，又能去食積。

蒼术 川芎 香附 神麯 針砂醋炒紅

春加芎，夏加苦參或黄連，冬加吴茱萸或乾薑。

大温中丸 治食積與黄腫，又可借爲制肝燥脾之用，脾虚者，以參、术、芍藥、陳皮、甘草作湯使。

陳皮 蒼术 厚朴 三棱 蓬术 青皮五兩 香附一斤 甘草一兩 針砂二兩，醋炒紅

右爲末，醋糊丸，空心，薑鹽湯下，午後飲食，可酒下。忌犬肉果菜。

【附録】黄疸乃脾胃經有熱所致，當究其所因，分利爲先，解毒次之。諸疸口淡，怔忡，耳鳴，脚軟，微寒發熱，小便白濁，此爲虚證。治宜四君子湯吞八味丸，不可過用凉劑强通小便，恐腎水枯竭。久而面黑黄色，及有渴者不治，不渴者可治。黄

疸，通身面目悉黄，宜生料五苓散加茵陳，又宜小柴胡加茵陳、茯苓、枳實，加少〔一〕朴硝，《濟生》茵陳湯，《千金方》東引桃根細者煎，空心服。穀疸，食已頭眩，心中怫鬱不安，飢飽所致，胃氣蒸衝而黄，宜小柴胡加穀芽、枳實、厚朴、山梔、大黄、濟生穀疸丸。酒疸，身目黄，心中懊憹，足脛滿，尿黄面黄而赤斑，酒過胃熱，醉卧當風，水濕得之，小柴胡加茵陳、豆豉、大黄、黄連、葛粉。脈微數，面目清黑，或大便黑，《三因方》白术散。脈弦澀，《三因》當歸白术散，《濟生方》五苓加葛根湯。女勞疸，因房事後爲水濕所搏，故額黑身黄，小腹滿急，小便不利，以大麥一撮，同滑石、石膏末各一錢煎服。黄汗者，因脾胃有熱，汗出入水，澡浴所致，故汗出黄染衣而不渴，《濟生方》黄芪散、茵陳湯。又以苦丁香如豆大，深吸鼻中，出黄水，差。發黄，脈沉細遲，四肢逆冷，身冷，自汗不止，宜茵陳四逆湯。

【附方】

茵陳蒿湯　治濕熱發黄，身熱鼻乾，汗出，小便赤而不利。

〔一〕「加少」：上科本作「少加」。

茵陳六兩　梔子十四個　大黄三兩

右三味，每服一兩半，水煎服。

梔子大黄湯　治酒疸。

梔子十五個　大黄一兩　枳實五枚　豉一升

水煎温服。

硝石礬石散　治女勞疸，身黄額黑。

硝石　礬石各燒，等分

右爲末，以大麥粥汁和服二錢，日三，重衣覆取汗。

瓜蒂散　瓜蒂二錢　母丁香一錢　黍米四十九粒　赤小豆半錢

右爲末，每夜於鼻内嗃之，取下黄水，凡用，先令病人含水一口。

茵陳五苓散　上用五苓散五分，茵陳蒿末十分，和匀，先食飲，服方寸匕，日三服。

八味丸見補損。

生料五苓散見中暑。

小柴胡湯見瘧。

濟生茵陳湯　茵陳二兩　大黄一兩　梔子仁三錢

右㕮咀，每服四錢，水一盞，煎八分，温服不拘時。

濟生穀疸丸　苦參三兩　牛膽一個　龍膽草一兩

右爲末，用牛膽汁入少煉蜜丸，如梧子大，每五十丸，空心，熱水或生薑甘草湯送下。

三因白术湯　桂心　白术各一兩　豆豉　乾葛　杏仁　甘草各半兩　枳實去穰，麸炒

右㕮咀，每服四錢，水一盞，煎七分，食前服。

三因當歸白术湯　白术　茯苓各三兩　當歸　黄芩　茵陳各二兩　甘草炙　枳實麸炒　前胡　杏仁去皮尖，麸炒。各二兩　半夏泡七次，二〔一〕兩半

右㕮咀，每服四錢，食後温服。

濟生五苓散　猪苓　澤瀉　白术　茵陳　赤苓等分

〔一〕「二」：上科本作「一」。

右㕮咀，每四錢，水煎，温服無時。

濟生葛根湯 葛根二兩 枳實麩炒 豆豉一兩 梔子仁一兩 甘草炙，半兩

右㕮咀，水煎服，無時。

濟生黄芪散 黄芪 赤芍 茵陳各二兩 石膏四兩 麥門去心 豆豉各一兩 甘草炙，半兩

右㕮咀，薑五片，水煎服無時。

茵陳四逆湯方見中寒類。加茵陳。

水腫三十八

水腫，因脾虚不能制水，水漬妄行，當以參、术補脾，使脾氣得實則自健運，自能昇降運動其樞機，則水自行，非五苓、神佑之行水也。宜補中、行濕、利小便，切不可下。用二陳湯加白术、人參、蒼术爲主，佐以黄芩、麥門冬、炒梔子制肝木。若腹脹，少佐以厚朴；氣不運，加木香、木通；氣若陷下，加升麻、柴胡提之。隨病加

減，必須補中行濕。二陳治濕，加昇提之藥，能使大便潤而小便長。産後必須大補血氣爲主，少佐蒼朮、茯苓，使水自降，用大劑白朮補脾。若壅滿，用半夏、陳皮、香附監之。有熱當清肺金，麥門冬、黄芩之屬。一方用山梔子去皮取仁，炒，搥碎，米湯送下一抄。若胃熱病在上者，帶皮用。治熱水腫，用山梔子五錢，木香一錢半，白朮二錢半，㕮咀，取急流順水煎服。水脹，用大戟、香薷，濃煎汁，成膏丸，去暑利小水。大戟爲末，棗肉丸十丸，泄小水，劫快實者。

戴云：水腫者，通身皮膚光腫如泡者是也，以健脾、滲水、利小便、進飲食，元氣實者可下。

【附録】腰以下腫宜利小便，腰以上腫宜發汗，此仲景之要法也。諸家只知治濕當利小便之説，執此一途，用諸去水之藥，往往多死。又用導水丸、舟車丸、神祐丸之類大下之，此速死之兆。蓋脾極虚而敗，愈下愈虚，雖劫效目前，而陰損正氣，然病亦不旋踵而至。大法宜大補中宫爲主，看所挾加減，不爾則死，當以嚴氏實脾散加減用。陽病水兼陽證者，脈必沉數；陰病水兼陰證者，脈必沉遲。水之爲病不一，賈洛陽以病腫不治，必爲錮疾，雖有扁鵲，亦莫能爲，則知腫之危惡，非他病比也。夫人之所以得全其性命者，水與穀而已，水則腎主之，土穀則脾主之。惟腎虚不能行水，惟脾虚不能制水，胃與脾合氣，胃爲水穀之海，又因虚而不能傳化焉，故腎水泛溢，反得以浸漬脾土，於是三焦停滯，經絡壅塞，水滲於皮膚，注於肌肉，而發腫矣。其狀：自胞上下微起，肢體重著，咳喘怔忡，股間清冷，小便澀黄，皮薄而光，手按成窟，舉手即滿是也。治法：身有熱者，水氣在表，可汗；身無熱，水氣在裏，可下。其間通利小便，順氣和脾，俱不可緩耳。證雖可下，又當權其輕重，不可過用芫花、大戟、甘遂猛烈之劑，一發不收，吾恐峻决者易，固閉者難，水氣復來而無以治之也。風腫者，皮粗，麻木不仁，走注疼痛；氣腫者，皮厚，四肢瘦削，腹脅脹膨；其皮間有紅縷赤痕者，此血腫也。婦人懷胎，亦有氣遏水道而虚腫者，此但順氣安脾，飲食無阻，既産而腫自消。大凡水腫，先起於腹，而後散四肢者可活；先起於四肢，而後歸於腹者不治。大便滑泄，與夫唇黑，缺盆平，臍突，足平，背平，或肉硬，或手掌平，又或男從脚下腫而上，女從身上腫而下，并皆不治。若遍身腫，煩渴，小便赤澀，大便閉，此屬陽水，先以五皮散或四磨飲添磨生枳殼，重則疏鑿飲；若遍身腫，不煩渴，大便溏，小便少不澀赤，此屬陰水，宜實脾飲或木香流氣飲。陽水腫，敗荷葉燒灰存性，爲末，米飲調下。若病可下者，以三聖飲，牽牛、枳實、蘿蔔子三味，看大小虚實與服。氣實者，三花神祐丸、舟車丸、禹功散選用。忌食羊頭、蹄肉，其性極補水，食之百不一愈。

【附方】

加味五皮散 治四肢腫滿，不分陽水、陰水皆可服。

陳皮　桑白皮　赤茯苓皮　生薑皮　大腹皮各一錢　加薑黄一錢　木瓜一錢

右作一服，水煎。又方去陳皮、桑白，用五加、地骨皮。

疏鑿飲子 治水氣，遍身浮腫，喘呼氣急，煩渴，大小便不利，服熱藥不得者。

澤瀉　赤小豆炒　商陸　羌活　大腹皮　椒目　木通　秦艽　檳榔　茯苓皮等分

右㕮咀，水煎，薑五片。

大橘皮湯 治濕熱内攻，腹脹水腫，小便不利，大便滑泄。

陳皮一兩　木香二錢半　滑石六兩　檳榔三錢　茯苓一兩　猪苓　白术　澤瀉　肉桂各半兩　甘草二錢

生薑五片，水煎服。

十棗丸　治水氣，四肢浮腫，上氣喘急，大小便不利。

甘遂　大戟　芫花各等分

右爲末，煮棗肉爲丸，桐子大，清晨熱湯下三十丸，以利爲度，次早再服，虛人不可多服。

又方　治虛腫。

大香附不以多少，以童便浸一日夜，取出，另换童便又浸一日夜，再取出，又换童便浸一日夜，擦去皮，曬乾

右爲末，醋糊丸如梧子大，服七十丸，煎二十四味流氣飲送下。

嚴氏實脾散　厚朴製　白术　木瓜　大腹子　附子　木香　草果仁　白茯苓　乾薑炮。各一兩　甘草炙，半兩

右㕮咀，薑五片，棗一枚，煎服無時。

木香流氣飲見氣類。

四磨飲見喘類。

三花神祐丸　**舟車丸**并見中濕類。

禹功散 黑牽牛頭、末，四兩 茴香炒，一兩

右爲末，生薑自然汁調一二錢，臨睡服。或加白术一兩。

加味枳术湯 治氣爲痰飲閉隔，心下堅脹，名曰氣分。

枳殼 白术 紫蘇莖葉 桂 陳皮 檳榔 北梗 木香 五靈脂炒。各二分 半夏 茯苓 甘草各一分半

右以水煎，薑三片。

胎水證：凡婦人宿有風寒冷濕，妊娠喜脚腫，亦有通身腫滿，心腹急脹，名曰胎水。

二十四味流氣飲見氣類。

鼓脹三十九

鼓脹又名單鼓。宜大補中氣、行濕。此乃脾虚之甚，必須遠音樂，斷厚味。大劑人參、白术，佐以陳皮、茯苓、蒼术之類。有血虚者，用四物湯行血藥。有脈實堅、人壯盛者，或可攻之，便可收拾，用參术爲主。凡補氣，必帶厚朴寬滿。厚朴治腹

脹，因味辛，以氣聚於下焦故也，須用薑汁製之。如肥胖之人腹脹者，宜平胃、五苓共服之；如白人腹脹者，是氣虚，宜參、术、厚朴、陳皮；如瘦人腹脹者，是熱，宜黄連、厚朴、香附、白芍；如因有故蓄血而腹脹者，宜抵當丸下死血；如因有食積而腹脹者，有熱，用木香檳榔丸，有寒，用木香、厚朴、丁香、砂仁、神麯、香附；如因外寒鬱内熱而腹脹者，用藿香、麻黄、升麻、乾葛、桂枝；因大怒而腹脹者，宜青皮、陳皮、香附、木香、梔子仁、蘆薈。實者按之不堅不痛，治須實者下之，消之，次補之；虚者温之，昇之，補爲要。朝寬暮急，血虚；暮寬朝急，氣虚；終日急，氣血皆虚。腹脹不覺滿者，食肉多，以黄連一兩，阿魏半兩，醋浸蒸餅爲丸，同温中丸、白术湯下。食肉多腹脹，三補丸料内加香附、半夏麯，蒸餅丸服。

【附録】心肺，陽也，居上；腎肝，陰也，居下；脾居中，亦陰也，屬土。《經》曰：飲食入胃，游溢精氣，上輸於脾，脾氣散精，上歸於肺，通調水道，下輸膀胱，水精四布，五經并行。是脾具坤静之德，而有乾健之運，故能使心肺之陽降，腎肝之陰昇，而成天地交之泰，是爲無病。今也七情内傷，六淫外侵，飲食不節，房勞致虚，脾土之陰受傷，轉運之官失職，胃雖受穀不能運化，故陽自生，陰自降，而成天地不交之否，清濁相混，隧道壅塞，鬱而爲熱，熱留爲濕，濕熱相生，遂成脹滿，《經》曰鼓脹是也。以其外雖堅滿，中空無物，有似於鼓，其病膠固，難以治療。又名曰蠱，若蠱侵蝕之義。理宜補脾，又須養肺〔一〕金以制木，使脾無賊邪之患，滋腎水以制火，使肺得清化，却厚味，斷妄想，遠音樂，無有不安。醫又不察虚實，急於作效，病者苦於脹急，喜行利藥，以求通快，不知覺得一日半日，其腫愈甚，病邪甚矣！真氣傷矣！古方惟禹餘糧丸，又名紫金丸，制肝補脾，殊爲切當。

【附方】

中滿分消丸　治中滿鼓脹，水氣脹、大熱脹，并皆治之。

黄芩　枳實炒　半夏　黄連炒。各五錢　薑黄　白术　人參　甘草　猪苓各一錢　厚朴製，一兩　茯苓　砂仁各二兩　澤瀉　陳皮各三錢　知母四錢　乾生薑二錢

右爲末，水浸蒸餅丸如梧子大，每服百丸，焙熱，白湯下，食後。寒因熱用，故焙服之。

〔一〕「肺」：原作「脾」，據上科本改。

廣茂潰堅湯　中滿腹脹，内有積塊，堅硬如石，令人坐卧不安，大小便澀滯，上氣喘促，遍身虚腫。

厚朴　黄芩　益智　草豆蔻　當歸各五錢　黄連六錢　半夏七錢　廣茂　升麻　紅花炒　吴茱萸各二錢　甘草生　柴胡　澤瀉　神麯炒　青皮　陳皮各三錢　渴者加葛根四錢

右每服七錢，生薑三片，煎服。

紫蘇子湯　治憂思過度，致傷脾胃，心腹脹滿，喘促煩悶，腸鳴氣走，漉漉有聲，大小便不利，脈虚緊而澀。

蘇子一兩　大腹皮　草果　半夏　厚朴　木香　陳皮　木通　白术　枳實　人參　甘草各半兩

右水煎，生薑三片，棗一枚。

人參芎歸湯　治血脹煩躁，水不咽，迷忘，小便多，大便異，或虚厥逆。婦人多有此證。

當歸　半夏七錢半　川芎一兩　蓬术　木香　砂仁　白芍　甘草炙。各半兩　人參　桂心　五靈脂炒。各二錢半右水煎，生薑三片，棗一個，紫蘇四葉。

禹餘糧丸　治中滿氣脹，喘滿，及水氣脹。

蛇含石大者三兩，以鐵銚盛，入炭火中，煅藥與銚子一樣通紅，用鉗出銚子，以藥淬醋中，候冷研極細　**真針砂**五兩，先以水淘浄，控乾，更以鐵銚子炒乾，入禹餘糧一處，用水醋二斤，就銚内煮令醋乾爲度，却就用銚子同二藥入一秤炭火中，煅令通赤，鉗出銚子，傾藥於浄磚地上，候冷研極細　**禹餘糧**三兩，同入針砂内製

以上三物爲主，其次量人虚實，入下項藥：

木香　牛膝酒浸　莪术炮　白蒺藜　桂心　川芎　白豆蔻　土茴香炒　三棱炮　羌活　茯苓　乾薑炮　青皮去白　附子炮　陳皮　當歸酒浸一夕

右各半兩，虚人、老人全用半兩，實壯之人，隨意減之。

右爲末，拌匀，以湯浸蒸餅，濾去水，和藥再搗極匀，丸如梧桐子大，每服五十丸，空心温酒下。最忌食鹽，否則發疾愈甚。

平胃散見脾胃。

五苓散見中暑。

抵當丸 水蛭七個 虻蟲八個 桃仁七個 大黄一兩

右爲末，分作四丸，水一盞，煎一丸，取七分，温服，當下血，未下再服。

紺珠木香檳榔丸 木香 檳榔 當歸 黄連 枳殼 青皮 黄柏各一兩 黄芩 陳皮 三棱 香附 牛末各二兩 莪术 大黄各四兩

右爲末，麵糊丸，梧子大，每服五七十丸，臨卧薑湯下。尋常消導開胃，只服三四十丸。

温中丸見積類。

三補丸見補損。

小便不通四十

小便不通，有氣虚、血虚、有痰、風閉、實熱。

氣虚，用參、芪、升麻等，先服後吐，或參、芪藥中探吐之；血虚，四物湯先服後吐，或芎歸湯中探吐亦可；痰多，二陳湯先服後吐。以上皆用探吐。若痰氣閉塞，二陳湯加木通、一作木香。香附探吐之，以提其氣。氣昇則水自降下，蓋氣承載其水也。有實熱者，當利之，砂糖湯調牽牛末二三分，或山梔之類。有熱、有濕、有氣結於下，宜清，宜燥，宜昇。有孕之婦，多患小便不通，胞被胎壓下故也，轉胞論用四物湯加參、术、半夏、陳皮、甘草、薑、棗，煎湯，空心服。

一婦人脾疼後，患大小便不通，此是痰隔中焦，氣滯於下焦，以二陳湯加木通，初吃後，煎渣吐之。

【附録】腎主水，膀胱爲之府，水潴於膀胱而泄於小腸，實相通也。然小腸獨應於心者，何哉？蓋陰不可以無陽，水不可以無火，水火既濟，上下相交，此榮衛所以流行，而水竇開闔，所以不失其司耳。惟夫心腎不交，陰陽不調，故内外關格而水道澀，傳送失度而水道滑，熱則不通，冷則不禁，其熱盛者，小便閉而絶無，其熱微者，小便難而僅有。腎與膀胱俱虚，客熱乘之，故不能制水。水挾熱而行澀，爲是以數起而溺有餘瀝；腎與膀胱俱冷，内氣不充，故胞中自滑，所出多而色白，爲是以遇夜陰盛愈多矣。小便澀滑，又當調適其氣歟。

【附方】

草蜜湯 治心腎有熱，小便不通。

生車前草，搗取自然汁半盞，入蜜一匙，調下。

蒲黄湯 治心腎有熱，小便不通。

赤茯苓 木通 車前子 桑白皮 荆芥 燈心 赤芍 甘草炙 生蒲黄 滑石等分

右爲末，每服二錢，葱頭一根，紫蘇五葉，煎湯調服。

又方 治膀胱不利爲癃。癃者，小便閉而不通。

八正散加木香，以取效。或曰滑石亦可。

又方 治小便不通，臍下滿悶。

海金沙一兩 臘茶半兩

右爲末，每服三錢，生薑甘草湯調下。

又方 治小便不通。

鷄子中黄一枚，服之不過三。

又方 炒鹽熱，熨小腹，冷復易之。

又方　治忍小便，久致胞轉。

自取爪甲燒，飲服之。

又方　以蒲黄裹患人腎，令頭至地，三度即通。

又方　取陳久筆頭一枚，燒爲灰，和水服之。

芎歸湯見腸風類。

二陳湯見中風。

八正散見淋。

小便不禁四十一

小便不禁者，屬熱，屬虚。熱者五苓散加解毒，虚者五苓加四物。

戴云：小便不禁，出而不覺，赤者有熱，白者氣虚也。

【附録】小便不禁，有虚熱、虚寒之分。内虚寒，自汗者，秘元丹、三因韭子丸；内虚濕熱者，六味地黄丸，或八味丸加杜仲、骨脂、五味。老人宜八味丸減澤瀉爲妙。

【附方】

秘元方 助陽消陰，正氣温中，内虚裏寒，冷氣攻心，脹痛泄瀉，自汗時出，小便不禁，陽衰足冷，真氣不足，一切虚冷。

白龍骨三兩，燒 訶子十個，炮，去核 砂仁一兩 靈砂二兩

右四味爲末，煮糯米粥丸，如麻子大，空心，温酒送下二丸，臨卧冷水送下三丸。忌葱、茶、葵菜物。

暖腎丸 治腎虚多溺，或小便不禁而濁。

胡蘆巴炒 故紙炒 川楝用牡蠣炒，去牡蠣 熟苄 益智 鹿茸酒炙 山茱萸 代赭燒，醋淬七次，另研 赤石脂各七錢半 龍骨 海螵蛸 熟艾醋拌，炙焦 丁香 乳香各五錢 禹餘糧煅，醋淬，七錢半

右爲末，糯米粥丸，如梧子大，服五十丸，煎菖蒲湯，空心送下。

三因家韭子丸 治下元虚冷，小便不禁，或成白濁。

韭子六兩，炒 鹿茸四兩，酥炙 蓯蓉酒浸 牛膝 熟苄 當歸各二兩 巴戟去心

菟絲子酒浸。各一兩半　杜仲　石斛　桂心　乾薑炮。各一兩

右爲末，酒糊丸如梧子大，每服一百丸，空心，湯酒任下。

六味地黄丸見補損。

八味丸見補損。

關格四十二

關格，必用吐，提其氣之横格，不必在出痰也。有痰宜吐者，二陳湯吐之，吐中便有降。有中氣虚不運者，補氣藥中昇降。寒在上，熱在下，脈兩手寸俱盛四倍以上。

戴云：關格者，謂膈中覺有所礙，欲昇不昇，欲降不降，欲食不食，此謂氣之横格也。

淋四十三

淋有五，皆屬乎熱。解熱利小便，山梔子之類。山梔子去皮一合，白湯送下。淋者，小便淋瀝，欲去不去，不去又來，皆屬於熱也。

入方 治老人氣虚而淋者。

人參 白术 木通 山梔

地髓湯 治死血作淋，痛不可忍，此證亦能損胃不食。

杜牛膝一合

右以水五鍾，煎耗其四而留其一，去滓，入麝香少許，空心服之。又只單以酒煎亦可，又名苦杖散。老人虚寒者，八味丸或六味地黄丸爲要藥。

又方 治氣虚而淋者。

八物湯加黄芪、虎杖、甘草，煎湯服，諸藥中可加牛膝。

【附録】諸淋所發，皆腎虚而膀胱生熱也。水火不交，心腎氣鬱，遂使陰陽乖舛，清濁相干，蓄在下焦，故膀胱裏急，膏血砂石，從小便道出焉。於是有欲出不出、淋瀝不斷之狀，甚者窒塞其間，則令人悶絶矣。大凡小腸有氣則小便脹，小腸有血則小便澀，小腸有熱則小便痛，痛者爲血淋，不痛者爲尿血。敗精結者爲沙，精結散者爲膏，金石結者爲石，小便澀常有餘瀝者爲氣，揣本揆原，各從其類也。執劑之法，并用流行滯氣，疏利小便，清解邪熱。其於調平心火，又三者之綱領焉。心清則小便自利，心平則血不妄行，最不可用補氣之藥，氣得補而愈脹，血得補而愈澀，熱得補而愈盛，水竇不行，加之穀道閉遏，未見其有能生者也。雖然，腎氣虚弱，囊中受寒，亦有挾冷而小便淋澀，其狀先寒戰而後溲便，蓋冷氣與正氣交争，冷氣盛則寒戰而成淋，正氣盛則寒戰解而得便溺也。又有胞系轉戾之不通者，是不可不辨。胞轉證，臍下急痛，小便不通。凡强忍小便，或尿急疾走，或飽食忍尿，飽食走馬，忍尿入房，使水氣上逆，氣迫於胞，故屈戾而不得舒張也。胞落則殂。

淋閉，古方爲癃。癃者，罷也。不通爲癃，不約爲遺。小便滴瀝澀痛者，謂之淋；小便急滿不通者，謂之閉。宜五苓散、燈心湯調服。若臍下脹滿，更加琥珀末一錢，甚效。

有淋病，下諸通利藥，不能通者，或用木香流氣飲，或别用通氣香劑才愈者，此乃氣淋，出於冷、熱淋之外。血淋一證，須看血色，分冷熱。色鮮者，心小腸實熱；色瘀者，腎膀胱虚冷。若的是冷淋，及下元虚冷，血色瘀者，并宜漢椒根銼碎，不以多少，白水煎，候冷服。若熱極成淋，服藥不效者，宜減桂五苓散加木通、滑石、燈心、瞿麥各少許，蜜水調下。

【附方】

二神散 治諸淋急痛。

海金砂七錢半　滑石半兩

右爲末，每服二錢半，多用燈心、木通、麥門冬煎，入蜜少許調下。

五淋散 治諸淋。

赤茯苓　赤芍　山梔仁　生甘草七錢半　當歸　加黄芩五錢

每服五錢，水煎，空心服。

車前子散 治諸淋，小便痛不可忍。

車前子不炒，半兩　淡竹葉　荆芥穗能通竅　赤茯苓　燈心各二錢半右作二服，水煎。

又方　治小腸有熱，血淋急痛。

生車前草洗净，臼内搗細，每服準一盞許，井水調，濾清汁，食前服。若沙淋，則以煅寒水石爲末，水調服。

茯苓調血湯　治酒麪過度，房勞後，小便下血。

赤茯苓一兩　赤芍　川芎　半夏麯各五錢　前胡　柴胡　青皮　枳殼　北梗　桑皮　白茅根　燈心　甘草炙。各二錢半

每服三錢，薑三片，蜜一匙，水煎服。

沙石淋方　黑豆一百二十粒　生粉草一寸

右以水煎，乘熱入滑石末一錢，空心服。

木香湯　治冷氣凝滯，小便淋澀作痛，身體冷。

木香　木通　檳榔　大茴香炒　當歸　赤芍　青皮　澤瀉　橘皮　甘草

右每服三錢，薑三片，入桂少許，煎服。

又方　治小便淋痛，下沙石或赤澀。

萱草根

右用一握，擣取汁服。或嫩苗煮食之亦可。

又方　治卒淋痛。

益元散二錢　茴香一錢，微炒黄

右爲末，水煎服。

又方　治淋，莖中痛，是肝經氣滯有熱。

甘草梢子一味

右用水煎，空心服。

又方　治苦病淋而莖中痛不可忍者。

六君子湯或四君子湯加黄柏、知母、滑石、石葦、琥珀煎服。方見脾胃類。

博濟方　治五淋。

赤芍藥一兩　檳榔一個，麵裹煨

右爲末，每服一錢，水煎，空心服。

又方　治熱淋、血淋效。

赤小豆不以多少，炒熟

右爲末，每服二錢，煨葱一根，温酒調服。

通秘散　治血淋，痛不可忍。

陳皮　香附　赤茯苓等分

右銼散，每服二錢，水煎，空心服。

白薇散　治血淋、熱淋。

白薇　赤芍等分

右爲末，每服二錢，温酒調下，立效。或加檳榔。

髮灰散　治血淋，若單小便出血，爲莖衄，皆主之。

亂髮不以多少，燒灰，入麝香少許，每服用米醋泡湯調下。

治淋以葵子末等分，用米飲空心調下。最治婦人胞轉不尿。

沉香散　治氣淋，多因五内鬱結，氣不舒行，陰滯於陽而致壅滯，小腹脹滿，便溺不通，大便分泄，小便方利。

沉香　石葦去毛　滑石　王不留行　當歸各半兩　葵子　芍藥七錢半　甘草　陳皮

二錢半

右爲末，每服二錢半，煎大麥湯調下。

又方　治淋。

人參一錢　白术一錢半　澤瀉七分　麥門冬半錢　赤茯苓七分　甘草半錢　滑石半錢　竹葉三十片　燈心二十莖

右銼，作一服，水煎。

又方

海金沙七錢半，滑石五錢，煎木通、麥門冬、車前草，湯服二錢。

生附湯　治冷淋，小便秘澀，數起不通，竅中苦痛，憎寒凛凛，多因飲水過度，或爲寒濕，心虛志耗，皆有此證。

附子去皮臍　滑石各半兩　瞿麥　木通七錢半　半夏

右銼散，每服三錢，水一鍾，生薑三片，燈心二十莖，蜜半匙，煎，空心服。

八正散　治大人小兒心經藴熱，臟腑秘結，小便赤澀，癃閉不通，熱淋、血淋并宜。

車前　瞿麥　萹蓄　滑石　甘草　山梔　木通　大黄麵裹煨。各等分　燈心二十莖

右每服五錢，水煎，空心服。

清心蓮子飲　治上盛下虛，心火炎上，口苦咽乾，煩渴微熱，小便赤澀，或欲成淋。

黄芪　石蓮肉　白茯苓　人參各七錢半　黄芩　甘草炙　地骨皮　麥門冬　車前子各五錢

右每服五錢，水煎。發熱，加柴胡、薄荷。

又方　治諸淋。

五苓散二錢　益元散一錢　燈心三十莖

右水煎，空心服。或云：益元散只加車前末一錢，又或去前二件，只加阿膠末一錢。

又方　治熱淋血淋。

麻根十個

右以水四碗，煎去三留一，空心服，甚效。

又方　治淋疾。

石燕子十個，搗如黍米大　新桑白皮三兩，銼，同拌匀

右將二物作七帖，每用水一盞，煎七分，去渣，空心，午前至夜各一服。

參苓琥珀湯　治淋，莖中痛不可忍，相引脅下痛。

人參五分　茯苓四分　琥珀三分　川楝子炒，一錢　生甘草一錢　玄胡索七分　澤瀉

柴胡各三分　當歸梢三分

右作一服，長流水煎，空心服。

灸法　治小便淋澀不通，用食鹽不以多少，炒熱，放温，填臍中，却以艾灸七壯，即通。

八味丸見諸補損。

六味地黄丸　**八物湯**并見補損。

五苓散見中暑。

木香流氣飲見氣類。

赤白濁四十四

濁主濕熱，有痰，有虛。

赤屬血，白屬氣，痢帶同治。寒則堅凝，熱則流通。大率皆是濕痰流注，宜燥中宫之濕，用二陳加蒼术、白术，燥去其濕。赤者乃是濕傷血也，加白芍藥，仍用珍珠粉丸，加臭椿根白皮、滑石、青黛作丸藥。虛勞用補陰藥，大概不宜熱一作凉藥。肥白人必多痰，以二陳湯去其濕熱。胃弱者，兼用人參，以柴胡、升麻昇其胃中之氣，丸藥用黄柏炒褐色，乾薑炒微黑，滑石、蛤粉、青黛糊丸服。胃中濁氣下流爲赤白濁，用二陳加柴胡、升麻、蒼术、白术。丸藥用樗皮末、蛤粉、炒乾薑、炒黄柏。胃中濁氣下流，滲入膀胱，青黛、蛤粉。肝脈弦者，用青黛以瀉肝。又方，炒黄柏一兩，生柏一兩，滑石三兩，神麯半兩，爲末，滴水丸。燥濕痰，南星、半夏、蛤粉、青黛爲末，神麯糊丸，青黛爲衣。有熱者，青黛、滑石、黄柏之類，水丸。張子元氣血兩虛有痰，痛風時作，陰火間起，小便白濁，方在痛風類。

一人便濁經年，或時夢遺，形瘦，作心虚主治，用珍珠粉丸和定志丸服。

一婦人年近六十，形肥，奉養膏粱，飲食肥美，中焦不清，濁氣流入膀胱，下注白濁，白濁即濕痰也。用二陳去痰，加升麻、柴胡昇胃中清氣，加蒼术去濕，白术補胃，全在活法。服四帖後，濁減大半，却覺胸滿，因柴胡、升麻昇動胃氣，痰阻滿悶，又用本湯加炒麯、白术、香附。素無痰者，雖昇動不滿也。

入方

青黛　蛤粉　椿末　滑石　乾薑炒　黄柏炒褐色

右爲末，神麯糊丸，仍用前燥濕痰丸子，亦治帶下病。

法云：黄柏治濕熱，青黛解鬱熱，蛤粉鹹寒入腎，滑石利竅，乾薑味苦，斂肺氣下降，使陰血生。乾薑監製。

又方

黄柏炒黑，一兩　生柏二兩，一云生地黄　蛤粉三兩　神麯半兩

右爲末，水丸服。

【附録】人之五臟六腑，俱各有精，然腎爲藏精之府，而聽命於心，貴乎水火昇

降，精氣内持。若調攝失宜，思慮不節，嗜欲過度，水火不交，精元失守，由是而爲赤白濁之患。赤濁是心虚有熱，因思慮得之；白濁腎虚有寒，過於淫欲而得之，其狀漩白如油，光彩不定，漩脚澄下，凝如膏糊。治法：赤者當清心調氣，白者温補下元，又須清上，使水火既濟，陰陽叶和，精氣自固矣。

【附方】

定志丸方　遠志去心　石菖蒲各二兩　人參　茯苓各三兩

右爲末，蜜丸梧子大，朱砂爲衣，每服七丸，加至二十丸，空心，米湯送下。

半夏丸　治白濁神效。

半夏燥濕　猪苓分水　肝脈弦，加青黛

二陳湯治濁，能使大便潤而小便長。濁氣只是濕〔一〕痰。有白濁人，服玄菟丹不愈，服附子八味丸即愈者，不可不知。有小便如常，停久才方漩濁。

清心蓮子飲　心虚有熱，小便赤濁，或有沙膜。方見淋類。

〔一〕「濕」：原作「温」，據上科本改。

萆薢分清飲 治真元不足，下焦虚寒，小便白濁，頻數無度，漩白如油，光彩不定，漩脚澄下，凝如膏糊。

益智 川萆薢 石菖蒲 烏藥等分

右銼，每服五錢，水煎，入鹽一捻，食前服。一方加茯苓、甘草。

茯菟丸 治思量太過，心腎虚損，真陽不固，便溺餘瀝，小便白濁，夢寐頻泄。

菟絲子五兩 白茯苓三兩 石蓮肉二兩

右爲末，酒糊丸如梧子大，每三十丸，空心鹽湯下。

瑞蓮丸 治思慮傷心，小便赤濁。

白茯苓 蓮肉 龍骨 天門冬 麥門冬 遠志去心 柏子仁另研 紫石英火煅七次，另研 當歸酒浸 酸棗仁炒 龍齒各一兩 乳香半兩，研

右爲末，蜜丸梧子大，朱砂爲衣，服七十丸，空心，温酒、棗湯任下。

又方 治小便白濁出髓條。

酸棗仁炒 白术 人參 白茯苓 故紙炒 益智 大茴香 左顧牡蠣煅。各等分

右爲末，青鹽酒爲丸，梧子大，每三十丸，温酒下。

又方　心經伏暑，小便赤濁。

人參　白术　赤茯苓　香薷　澤瀉　猪苓　蓮肉去心　麥門冬去心。等分

右銼，水煎服。

珍珠粉丸　治白濁，夢泄遺精，及滑出而不收。

真蛤粉一斤　黄柏一斤，新瓦上炒赤

右爲末，滴水丸，梧子大，每服一百丸，空心，温酒送下。法曰：陽盛陰虚，故精泄也。黄柏降心火，蛤粉鹹而補腎陰。

玄菟丹　菟絲子酒浸，研焙，取末十兩　五味子酒浸，研末，七兩　白茯苓　蓮肉各三兩

右爲末，别研乾山藥末六兩，將所浸酒餘者，添酒煮糊搜和，搗數千杵，丸如梧子大，每服五十丸，米飲空心下。

附子八味丸見補損。

夢遺四十五附精滑

專主乎熱。

帶下與脱精同治法，青黛、海石、黄柏。内傷氣血，虚不能固守，常服八物湯加減，吞樗樹根丸。思想成病，其病在心，安神丸帶補藥。熱則流通，知母、黄柏、蛤粉、青黛爲丸。精滑專主濕熱，黄柏、知母降火，牡蠣粉、蛤粉燥濕。戴云：因夢交而出精者，謂之夢遺；不因夢而自泄精者，謂之精滑。皆相火所動，久則有虚，而無寒也。

入方

良薑三錢　黄柏二錢　芍藥二錢。并燒灰存性　樗根白皮一兩半

右爲末，糊丸，每服三十丸。

【附録】遺精得之有四：有用心過度，心不攝腎，以致失精者；有因思色欲不遂，精乃失位，輸精而出者；有欲太過，滑泄不禁者；有年高氣盛，久無色欲，精氣滿泄

者。然其狀不一，或小便後出多，不可禁者；或不小便而自出；或莖中出而癢痛，常如欲小便者。并宜先服辰砂妙香散，或感喜丸，或分清飲，别以綿裹龍骨同煎。又或分清飲半貼，加五倍子、牡蠣粉、白茯苓、五味子各半錢，煎服。

夢遺，俗謂之夜夢鬼交，宜温膽湯去竹茹，加人參、遠志、蓮肉、酸棗仁、炒茯神各半錢。

【附方】

妙香散見溺血類。

感[一]**喜丸**　黄蠟四兩　白茯苓去皮，四兩，作塊，用猪苓一分，同於磁器内，煮二十沸，取出，日乾，不用猪苓

右以茯苓爲末，溶蠟搜丸，如彈子大，每服一丸，空心細嚼津液咽下，小便清爲度。忌米醋。

八物湯見補損。

[一]「感」：《太平惠民和劑局方》作「威」。

分清飲見濁類。

樗樹根丸即固腸丸。見婦人。

安神丸見癇。

温膽湯　半夏　枳殼各一兩　甘草四錢　茯苓三分　陳皮一兩半

右㕮咀，每服四錢，水盞半，薑七片，棗一枚，竹茹一塊，煎七分，去渣，食前熱服。

消渴四十六

消渴，養肺、降火、生血爲主。分上中下治。三消皆禁用半夏，血虚亦忌用。口乾咽痛，腸燥大便難者，亦不宜用。汗多者，不可用。不已，必用薑鹽製。消渴若泄瀉，先用白术、白芍藥炒爲末，調服後却服前藥。即諸汁膏。內傷病退後，燥渴不解，此有餘熱在肺經，可用參、苓、甘草少許，生薑汁調，冷服，或以茶匙挑薑汁與之，虚者可用人參湯。天花粉，消渴神藥也。上消者，肺也，多飲水而少食，大小便如常；

中消者，胃也，多飲水而小便赤黄；下消者，腎也，小便濁淋如膏之狀，面黑而瘦。

入方

黄連末　天花粉末　人乳汁又云牛乳　藕汁　生苄汁

右後二味汁爲膏，入前三味搜和，佐以薑汁和蜜爲膏，徐徐留舌上，以白湯少許送下。能食者，加軟石膏、瓜蔞根。

【附録】水包天地，前輩嘗有是説矣。然則中天地而爲人，水亦可以包潤五臟乎？曰：天一生水，腎實主之，膀胱爲津液之府，所以宣行腎水，上潤於肺，故識者肺爲津液之臟，自上而下，三焦臟腑，皆囿乎天一真水之中。《素問》以水之本在腎末在肺者，此也。真水不竭，安有所謂竭哉？人惟淫欲恣情，酒麵無節，酷嗜炙煿糟藏，鹹酸酢醢，甘肥腥羶之屬，復以丹砂玉石濟其私，於是炎火上熏，腑臟生熱，燥熾盛，津液乾焦，渴飲水漿而不能自禁。其熱氣上騰，心虚受之，心火散熳，不能收斂，胸中煩躁，舌赤唇紅，此渴引飲常多，小便數少，病屬上焦，謂之消渴。熱蓄於中，脾虚受之，伏陽蒸胃，消穀善飢，飲食倍常，不生肌肉，此渴亦不甚煩，但欲飲冷，小便數而甜，病屬中焦，謂之消中。熱伏於下，腎虚受之，腿膝枯細，骨節酸痛，精走髓空，引水自救，此渴水飲不多，隨即溺下，小便多而濁，病屬下焦，謂之消腎。又若强中消渴，其斃可立待也。治法總要，當以白术散養脾，自生津液，兼用好粳米煮粥，以膂肉碎細，煮服以養腎，則水有所司。又用浄黄連濕銼，入雄猪肚中，密扎，於斗米上蒸爛，添些蒸飲，臼中杵，粘丸如桐子，服一百丸，食後米飲下，可以清心止渴。東垣云：膈消者，以白虎加人參湯治之；中消者，以調胃承氣湯、三黄丸治之；下消者，以六味地黄丸治之。

【附方】

茯菟丸　治三消渴通用，亦治白濁。

菟絲子酒浸，十兩　北五味子七兩　白茯苓五兩　石蓮肉三兩

右爲末，用山藥六兩爲末，作糊和丸，梧子大，每服五十丸，米湯下。

麥門冬飲子　治膈消，胸滿煩心，津液乾少，短氣而渴。

知母　甘草炙　瓜蔞　五味子　人參　葛根　生苄　茯神　麥門冬去心。各等分

右㕮咀，水煎，入竹葉十四片。

加味錢氏白术散　治消渴不能食。

人參　白术　白茯苓　甘草炙　枳殼炒。各半錢　藿香一錢　乾葛二錢　木香　五味　柴胡三分

右作一服，水煎服。

地黄飲子　治消渴咽乾，面赤煩躁。

甘草炙　人參　生苄　熟苄　黄芪　天門冬　麥門冬去心　澤瀉　石斛　枇杷葉炒

右每服五錢，水煎服。

加减八味丸　治腎虚消渴引飲。

本方内减附子，加五味子。《要略》治男子消渴，小便反多者，仍用本方。方見補損。

清心蓮子飲　治渴而小便濁或澀。

黄芩　麥門冬　地骨皮　車前子　甘草各三錢　蓮子　茯苓　黄芪　柴胡　人參各三錢半

右㕮咀，水煎服。

川黄連丸 治渴。

川黄連五兩 天花粉 麥門冬去心。各二錢半

右爲末，生地黄汁并牛乳挾和，搗丸梧子大，服三十丸，粳米湯送下。

玉泉丸 治煩渴口乾。

麥門冬去心 人參 茯苓 黄芪半生半蜜炙 烏梅焙 甘草各一兩 瓜蔞根 乾葛各一兩半

右爲末，蜜丸彈子大，每服一丸，温湯嚼下。

白虎加人參湯見中暑。

調胃承氣湯見痢類。

三黄丸 黄連去鬚 黄芩 大黄煨。各等分

右爲末，煉蜜丸梧子大，每服四十丸，熟水下。

六味地黄丸見補損。

發熱四十七附胸中煩熱　虚煩不眠　虚熱

陰虚發熱證難治。

戴云：凡脈數而無力者，便是陰虚也。

四物湯加炒黄柏、黄芩、龜版。兼氣虚加人參、黄芪、黄芩、白术。四物湯加炒柏，是降火補陰之妙劑，甚者必加龜版。吃酒人發熱難治。不飲酒人，因酒發熱者，亦難治。

一男子年二十三歲，因酒發熱，用青黛、瓜蔞仁，入薑汁，每日數匙入口中，三日而愈。

陽虚發熱，補中益氣湯。手足心熱，屬熱鬱，用火鬱湯。傷寒寒熱，當用表散。發熱柴胡，惡寒蒼术，虚人用蒼术恐燥。發熱惡風，人壯氣實者，宜先解表。發熱惡寒，亦宜解表。

入方

蒼术半兩　片芩三錢　甘草一錢半

右爲末，湯浸炊餅丸服。

治手心發熱：

山梔　香附　或加蒼术　白芷　半夏生用　川芎

右爲末，神麯糊丸服。

治煩不得眠：

六一散加牛黄

治大病後陰虚，氣鬱夜熱：

酒芍藥一兩二錢半　香附一兩　蒼术半兩　炒片芩三錢　甘草一錢半

右爲末，炊餅丸服。

濕痰發熱：

炒片芩　炒黄連半兩　香附二兩半　蒼术二兩

右爲末，用瓜蔞穰丸。

濕痰夜發熱：

以三補丸加白芍藥爲末。見補損。

退勞熱食積痰：

上甲　下甲　側柏　瓜蔞子　半夏　黄連　黄芩　炒柏

右爲末，炊餅爲丸。

胸中煩熱，須用梔子仁。有實熱而煩躁者，亦用梔子仁；有虚熱而煩躁者，宜參、芪、麥門冬、白茯苓、竹茹、白芍藥。若脈實數，有實熱者，神芎丸。虚熱用黄芪，止虚汗亦然。又云：肌熱及去痰者，須用黄芩，肌熱亦用黄芪。如肥白之人發熱，宜人參、黄芪、當歸、芍藥、浮小麥炒，止虚汗同。補中益氣湯治虚中有熱，或肌表之熱。

【附方】

火鬱湯　升麻　葛根　柴胡　白芍各一兩　防風　甘草各五錢

右㕮咀，每五錢，入蓮鬚葱白三寸煎，稍熱，不拘時。

補中益氣湯見内傷。

神芎丸　大黄　黄芩　滑石　牽牛

右爲末，滴水爲丸。

惡寒四十八附面熱　面寒

陽虛則惡寒，用參、芪之類，甚者加附子少許，以行參、芪之氣。

一婦人惡寒，用苦參、赤小豆各一錢爲末，虀水調服。探吐之後，用川芎、南星、蒼朮、酒炒黄芩，爲末，麯糊丸，服五六十丸，白湯下。冬月芩減半，加薑汁調，麯煮糊丸。

虛勞，冬月惡寒之甚，氣實者可利，亦宜解表，柴胡、乾葛。惡寒久病，亦用解鬱。

戴云：凡背惡寒甚者，脈浮大而無力者，是陽虛也。

面熱火起，寒鬱熱；面寒退胃熱。

【附録】《内經》云：面熱者，手陽明病，陽經氣盛有餘，則身已前皆熱。此經多血多氣，本實則風熱上行，諸陽皆會於頭，故面熱也。先以承氣湯加黄連、犀角徹其本熱，次以升麻加黃連湯主之。

【附方】

升麻加黃連湯　升麻　葛根各一錢　白芷七分　甘草炙　白芍五分　黄連酒炒　川芎三分　荆芥　薄荷一分　生犀三分

右作一服，水煎。升麻湯加黃連，治面熱；加附子，治面寒。

升麻附子湯　治陽明經本虚，氣不足，則身已前皆寒，故面寒。

升麻　葛根一錢　白芷　黄芪七分　甘草炙　草豆蔻　人參二分　附子炮，七分　益智三分

右作一服，蓮鬚葱白同煎服。

承氣湯見痢類。

自汗四十九

自汗屬氣虚、血虚、濕、陽虚、痰。

東垣有法有方，人參、黄芪，少佐桂枝。陽虚附子亦可少用，須小便煑。火氣上蒸胃中之濕，亦能汗，凉膈散主之。痰證亦有汗。自汗，大忌生薑，以其開腠理故也。

【附録】或問：濕之與汗，爲陰乎？爲陽乎？曰：西南，坤土也，在人則爲脾胃也。人之猶天地之雨也，陰滋其濕則爲露，露爲雨也。陰濕下行，地之氣也。汗多則亡陽，陽去則陰勝也。甚則寒中濕勝，則音聲如從瓮中出，言其壅也，不出也，以明其濕，審矣。《内經》曰：氣虚則外寒。雖見熱中，蒸蒸爲汗，終傳大寒。知始爲熱中，表虚亡陽，不任外寒，終傳寒中，多成痹寒矣。色以候天，脈以候地，形者乃候地之陰陽也，故以脈氣候之，皆有形無形之可見者也。又云：心之所藏，在内者爲血，發外者爲汗。蓋汗乃心之液，而自汗之證，未有不由心腎俱虚而得之者。故陰虚陽必湊，發熱而自汗；陽虚陰必乘，發厥而自汗，故陰陽偏勝所致也。

【附方】

玉屏風散 治自汗。

防風 黄芪各一兩 白术二兩

右每服三錢，水一鐘半，薑三片，煎服。

大補黄芪湯 治自汗，虚弱之人可服。

黄芪蜜炙 防風 川芎 山茱萸肉 當歸 白术炒 肉桂 甘草炙 五味 人參各一兩 白茯苓一兩半 熟苄二兩 肉蓯蓉[一]

右每服五錢，薑三片，棗一枚，水煎服。

調衛湯 治濕勝自汗，補衛氣虚弱，表虚不任風寒。

麻黄根 黄芪各一錢 羌活七分 生甘草 歸梢 生黄芩 半夏各五分 麥門冬 生苄各三分 猪苓二分 蘇木 紅花各二分 五味七個

右作一服，水煎熱服。

温粉 牡蠣 麥皮 麻黄根 藁本 糯米 防風 白芷

右爲末，周身撲之。

又方 何首烏末，津調封臍，妙。

[一]「肉蓯蓉」：上科本其下有「三兩」二字。

黄芪建中湯 黄芪 肉桂各三兩 甘草二兩 白芍藥六兩

每服五錢，薑三片，棗一個，入錫少許，水煎服。

凉膈散 連翹一兩 山梔 大黄 黄芩 薄荷葉各半兩 甘草一兩半 朴硝一分

右以水煎服。

盗汗五十

盗汗屬血虚、陰虚。小兒不須治。忌用生薑。

東垣有方，用當歸六黄湯，甚效，但藥性寒，人虚者，只用黄芪六一湯。盗汗發熱，因陰虚，用四物加黄柏，兼氣虚，加人參、黄芪、白术。

戴云：盗汗者，謂睡而汗出也，不睡則不能汗出。方其睡熟也，溱溱然出焉，覺則止而不復出矣，非若自汗而自出也。雜病盗汗，責其陽虚，與傷寒盗汗非比之，亦是心虚所致，宜斂心氣、益腎水，使陰陽調和，水火昇降，其汗自止。

【附方】

當歸六黃湯　治盜汗之神劑。

當歸　生芐　熟芐　黃連　黃芩　黃柏　黃芪加倍

右用五錢，水煎服。或加甘草、麻黃根、炒梔子，去歸。

黃芪六一湯　黃芪六兩　甘草一兩

右各用蜜炙十數次，出火毒，每服一兩，水煎。

又方

白术四兩，分作四分，一分用黃芪同炒，一分用石斛同炒，一分用牡蠣同炒，一分用麩皮同炒

右各微炒黃色，去餘藥，只用白术，研細，每服三錢，粟米湯調下，盡四兩，妙。

正氣湯　治盜汗。

黃柏炒　知母炒。各一錢半　甘草炙，五分

右作一服，水煎，食前熱服。

麥煎散　治榮衛不調，夜多盜汗，四肢煩疼，肌肉消瘦。

知母　石膏　甘草炙　滑石　地骨皮　赤芍　葶藶　杏仁炒，去皮尖　人參　白

茯苓　麻黄根

右爲末，每服一錢，煎浮麥湯調下。

又方　治別處無汗，獨心孔一片有汗，思慮多則汗亦多，病在用心，宜養心血。以艾煎湯調茯苓末一錢服之。名曰心汗。又青桑第二葉，焙乾爲末，空心，米飲調服，最止盜汗。

補損五十一

大補丸　去腎經火，燥下焦濕，治筋骨軟。氣虚以補氣藥下，血虚以補血藥下，并不單用。

川黄柏炒褐色

右以水丸服。

龍虎丸　補下焦。

白芍　陳皮各二兩　鎖陽　當歸各一兩半　虎骨酒浸，酥炙。各一兩　知母酒炒　熟

芐各三兩　黄柏半斤，鹽炒　龜版四兩，酒浸，酥炙

右爲末，酒煮羊肉擣汁，丸服。冬月加乾薑半兩。

補腎丸　治痿厥之重者，湯使與大補丸同。此冬令之正藥，春夏去乾薑。

乾薑二錢　黄柏炒　龜版一兩半，酒炙　牛膝一兩　陳皮半兩

右爲末，薑汁和丸，或酒糊丸，每服七十丸，白湯下。

補天丸　治氣血俱虚甚者，以此補之，多與補腎丸并行。若治虚勞發熱者，又當以骨蒸藥佐之。

紫河車洗净，用布緻乾，同前補腎丸擣細，焙，碾末，酒米糊丸。夏加五味子半兩。

虎潛丸　治痿，與補腎丸同。

黄柏半斤，酒炒　龜版四兩，酒炙　知母二兩，酒炒　熟芐　陳皮　白芍各二兩　鎖陽一兩半　虎骨一兩，炙　乾薑半兩

右爲末，酒糊丸或粥丸。一方加金箔一片，一方用生地黄。懶言語者加山藥。加炒黄柏、酒知母、炙龜版各等分，乾薑三分之一，酒糊丸，名補血丸。一方無乾薑。

冬月方加有當歸一兩半，熟苄比前多一兩，餘同。

補虚丸 人參 白术 山藥 枸杞 鎖陽

右爲末，麵糊丸服。

湯藥 補心肝脾腎。

蓮肉去心 枸杞 山藥炒 鎖陽各等分

右爲細末，沸湯調服。若加酥油些少，尤妙。

補陰丸 側柏 黄柏 烏藥葉各二兩 龜版酒炙，五兩 苦參三兩 黄連半兩 冬加乾薑，夏加縮砂

右爲末，地黄膏丸，梧子〔一〕。

又方

黄柏半斤，鹽酒炒 知母酒浸，炒 熟苄各三兩 龜版四兩，酒浸，炙 白芍炒 陳皮 牛膝各二兩 鎖陽 當歸各一兩半 虎骨一兩，酒浸，酥炙

〔一〕「梧子」：上科本其下有「大」字。

右爲末，酒煮羊肉和丸，每服五十丸，鹽湯下，冬加乾薑半兩。

又方

下甲二兩　黄柏炒　牛膝　人參各半兩　香附　白芍各一兩　甘草二錢　砂仁三錢，春不用

右爲末，酒糊丸。

又方

下甲二兩　黄柏一兩

右細切地黄，酒蒸熟，擂細丸。

又方

龜版二兩，酒炙　黄柏七錢半　知母半兩　人參三錢　牛膝一兩

右爲末，酒糊丸。

又方

龜版一兩，酒煮　黄柏半兩　知母三錢　五味三錢

右爲末，酒糊丸。

又方　治抑結不散。

下甲五兩　側柏一兩半　香附三兩

右爲末，薑汁浸地黄膏爲丸，空心服。

三補丸　治上焦積熱，泄五臟火。

黄芩　黄柏　黄連各等分

右爲末，蒸餅丸。

又方　治酒色過傷少陰。

黄柏炒，一兩半　黄連炒，一兩　條芩炒，半兩　龜版酒炒黑色，五兩　冬加乾薑炒黑色三錢，夏加砂仁三錢，五味五錢

右用蒸餅丸，每三十丸，食前白湯下。

又方　治陰虚。

人參一錢　白术三錢　麥門冬半兩　陳皮二錢

右作一服，水煎，吞補陰丸。

又方　治體弱，肌肥壯，血虚脈大。

龜版三兩　側柏七錢半，酒浸　生苄一兩　白芍一兩，炒　烏藥葉酒蒸，七錢半

右除生苄細切熬膏，餘皆作末，同擣爲丸，以白术四錢，香附一錢半，煎湯下。

又方　益少陰經血，解五臟結氣。

山梔子炒令十分有二分焦黑

右爲末，以薑汁入湯煎飲之，此方甚驗於他方也。

五補丸　枸杞　鎖陽各半兩　續斷　蛇床微炒。各一兩　兩頭尖二錢半

右爲末，糊丸，每服三十丸，淡鹽湯下。

鎖陽丸　龜版炙　知母酒炒　黄柏酒炒。各一兩　虎骨炙　牛膝酒浸　杜仲薑炒　鎖陽酒浸，五錢　破故紙　續斷酒浸。各二錢半　當歸　地黄各三錢

右爲末，酒糊丸梧子大，服五十丸。

諸補命門藥，須入血藥則能補精，陽生陰長故也，陽藥若多則散火。

補心丸　朱砂二錢五分　瓜蔞五錢　黄連三錢　歸身尾三錢五分

右爲末，猪心血爲丸。

又方　寧心益智。

人參　茯苓　茯神　牡蠣　酸棗仁　遠志　益智各半兩　辰砂二錢半

右爲末，棗肉丸。

大補丸　降陰火，補腎水。

黄柏炒褐色　知母酒浸，炒。各四兩　熟苄酒蒸　龜版酥炙。各六兩

右爲末，猪脊髓蜜丸，服七十丸，空心，鹽白湯下。

濟陰丸　黄柏二兩七錢，鹽、酒拌炒　龜版炙，一兩三錢半　陳皮七錢　當歸一兩，酒浸　知母一兩，酒炒　虎骨七錢，酥炙　鎖陽一兩　牛膝一兩三錢半　山藥　白芍　砂仁　杜仲炒　黄芪各七錢。鹽水拌炒　熟苄七錢　枸杞五錢　故紙三錢半，炒　菟絲子酒浸，一兩三錢半

右爲末，以苄膏如丸，每服七十丸。

【附方】

充按：丹溪書并無補損專條，諸補陰藥，兼見於各症之下。楊氏類集於此，又取燥熱興陽諸方混於其間，殊不知丹溪之補，乃滋陰益血之藥，與燥烈壯陽之劑，其意天壤懸隔。欲并去之，而用者既久，今明白疏出，俾觀者知其旨而自采擇焉。

十全大補湯　治男子、婦人諸虚不足，五勞七傷。

人參　肉桂　川芎　地黄　茯苓　白术　甘草　黄芪　當歸　白芍等分

右銼，水煎，薑三片，棗一個。

茯神湯　治脈虚極，或咳則心痛，喉中介介或腫。

茯神　人參　遠志　通草　麥門　黄芪　桔梗　甘草等分

右銼，水煎，入薑三片。

金匱腎氣丸　即六味地黄丸〔一〕。治形體瘦弱，無力多困，腎氣久虚，久新憔悴，寢汗發熱，五臟齊損，瘦弱下血。

乾山藥　山茱萸肉各四兩　澤瀉　牡丹皮　白茯苓各三兩　熟苄八兩

右爲末，蜜丸梧子大，服五六十丸，空心温水下。

三才封髓丹　降心火，益腎水。

天門冬　熟苄　人參各五錢　黄柏炒，三兩　砂仁一兩半　甘草七錢半，一方無

〔一〕「丸」：上科本其下有「加桂、附、車前、牛膝，是金匱腎氣丸，此方名曰老六味丸」二十一字。

右爲末，水糊丸梧子大，服五十丸，用蓯蓉半兩，切作片子，酒一盞，浸一宿，次日煎三四沸，去滓，空心送丸子。

八物湯 治心肺俱損，皮聚毛落，血脈虚損，婦人月水愆期，宜益氣和血。

四君子合四物湯

右以水煎，温服。

八味丸 治腎氣虚乏，下元冷憊，臍腹疼痛，夜多旋溺，脚膝緩弱，肢體倦怠，面皮痿黄或黧黑，及虚勞不足，渴欲飲水，腫重疼痛，少腹急痛，小便不利。

熟苄八兩　澤瀉　牡丹皮　白茯苓各三兩　山茱萸肉　山藥各四兩　附子炮，一兩　桂心一兩

右爲末，蜜丸梧子大，每五十丸，温酒送下，或鹽湯下，婦人淡醋湯下。

無比山藥丸 治諸虚百損，五勞七傷，肌體消瘦，膚燥脈弱。

赤石脂　茯苓各一兩　山藥三兩　蓯蓉四兩，酒浸　巴戟去心　牛膝酒浸　澤瀉一兩　山茱萸肉一兩　五味二兩　杜仲炒，去絲　菟絲子　熟苄各三兩

右爲末，煉蜜丸，梧子大，每服五十丸，空心温酒下。

還少丹　大補真氣虚損，肌體瘦弱。

肉蓯蓉　遠志去心　茴香　巴戟　山藥　枸杞　熟苄　石菖蒲　山茱萸肉　牛膝　杜仲炒　楮實　五味　白茯苓各等分

右爲末，煉蜜同棗肉爲丸，梧子大，每服三五十丸，温酒或鹽湯送下，日三服。此藥平補，力衰體倦、小便渾濁最宜服之。有熱加山梔子一兩，心氣不寧加麥門冬一兩，少精神倍加五味一兩，陽弱加續斷一兩。

補益腎肝丸　治目中焰火，視物昏花，耳聾耳鳴，困倦乏力，寢汗憎風，行步不正，兩足欹側，卧而多驚，脚膝無力，腰下消瘦。

柴胡　羌活　生苄　苦參　防己炒。各半兩　附子炮　肉桂各一錢　歸身三錢

右爲末，熟水丸如鷄頭子大，服四十丸，温水下。

巴戟丸　治腎肝俱虚，收斂精氣，補戢真陽，充肌膚，進食止汗。

五味　巴戟去心　蓯蓉　人參　菟絲　熟苄　覆盆子　白术　益智炒　骨碎補去毛　茴香各一兩　白龍骨二錢半　牡蠣煅，二錢

右爲末，蜜丸梧子大，服五十丸，空心鹽湯下。

八味定志丸 補益心神，安定魂魄，治痰，去胸中邪熱，理肺腎。

人參一兩半 菖蒲 遠志去心 茯神去心 茯苓各一兩 白术 麥門冬各半兩 牛黄二錢，另研 朱砂一錢

右爲末，蜜丸梧子大，米飲下三十丸，無時。若髓竭不足，加生苄、當歸；若肺氣不足，加天門冬、麥門冬、五味；若心氣不足，加上黨人參、茯神、菖蒲；若脾氣不足，加白术、白芍、益智；若肝氣不足，加天麻、川芎；若腎氣不足，加熟苄、遠志、牡丹；若膽氣不足，加細辛、酸棗仁、地榆；若神昏不足，加朱砂、預知子、茯神。

海藏大五補丸 補諸虚不足。

天門冬 麥門冬 茯神 菖蒲 人參 益智 枸杞 地骨 遠志 熟苄

右爲末，蜜丸梧子大，空心，酒下三十丸，服數服，以七宣丸泄之。

補腎丸 有效不燥。

熟苄八兩 菟絲酒浸，八兩 歸身三兩半 蓯蓉酒浸，五兩 黄柏酒炒，一兩 知母酒浸，一兩 故紙酒炒，五錢 山茱肉三兩半

右爲末，酒糊丸梧子大，服五十丸。

小菟絲子丸　治腎氣虚損，目眩耳鳴，四肢倦怠，夜夢遺精。又云：心腹脹滿，脚膝痿緩，小便滑數，股内濕癢，水道澀痛，小便出血，時有遺瀝，并宜服。

石蓮肉二兩　菟絲子酒浸，五兩　白茯苓一兩　山藥二兩七錢半，打糊

右爲末，山藥打糊，丸如梧子大，服五十丸，空心，鹽湯下。脚無力，木瓜湯下。

十四味建中湯　治榮衛失調，血氣不足，積勞虚損，形體羸瘦，短氣嗜卧，欲成勞瘵。

當歸　白芍　白术　麥門冬　甘草炙　肉蓯蓉　人參　川芎　肉桂　附子炮　黄芪　半夏　熟苄　茯苓各等分

右銼，以水煎，薑三片，棗一個，空心服。

人參養榮湯　治積勞虚損，四肢倦怠，肌肉消瘦，面少顔色，汲汲短氣，飲食無味。

白芍三兩　當歸　陳皮　黄芪　桂心　人參　白术　甘草炙。各一兩　熟苄　五

味　茯苓各七錢半　遠志半兩

右以水煎，生薑三片，棗一個。遺精加龍骨，咳嗽加阿膠。

價寶丹　治五勞七傷，四肢無力，腿脚沉困，下元虚憊，失精陽痿。

川楝子二兩　牛膝酒浸，一兩　檳榔一兩　蛇床一兩　川山甲一大片，炙　蓮心子五錢　蓯蓉酒浸　茯神　巴戟去心　五味各一兩　乳香三錢，另研　菟絲子一兩　沉香　白檀各五錢　鹿茸酥炙　大茴香各一兩　仙靈脾三錢　故紙炒，五錢　鳳眼草三錢　胡蘆巴炒，五錢　人參　澤瀉　白芍　山藥　熟芐　麥門冬各一兩

右爲末，蜜丸梧子大，空心服七十丸，白湯下。

延壽丹　天門冬去心　遠志去心　山藥　巴戟各二兩　赤石脂　車前子　菖蒲　柏子仁　澤瀉　川椒去目，炒　熟芐　生芐　枸杞　茯苓　覆盆子一兩　牛膝酒浸　杜仲炒　菟絲子酒浸　蓯蓉四兩　當歸酒洗　地骨　人參　五味各一兩

右爲末，蜜丸梧子大，服七十丸。

添精補髓丹　赤石脂二錢　茯苓一兩　山藥二兩　蓯蓉四兩　巴戟一兩，去心　杜仲三兩　牛膝一兩，酒浸　五味一兩　澤瀉一兩　菟絲三兩　熟芐　山茱肉各一兩　晚蠶

蛾二兩，如無以鹿茸代　山甲七錢，酒炙　地龍一兩，去土　柏子仁一兩　枸杞　故紙各二兩　川椒一兩，去目　厚朴一兩　人參二兩　白术二兩　仙靈脾一兩半，羊脂炒

右爲末，蜜丸。如腰痛加小茴香。

滋血百補丸　芐半斤，酒蒸　菟絲半斤，酒浸　當歸酒浸　杜仲酒炒。各四兩　知母酒炒　黄柏酒炒。各二兩　沉香一兩

右爲末，酒糊丸。

固精丸　治心神不安，腎虚自泄精。

知母炒　牡蠣三錢，煅　龍骨三錢　黄柏酒炒。各一兩　芡實　蓮蕊　茯苓　遠志去心。各三錢　一方加山茱萸肉三錢

右爲末，煮山藥糊丸，梧子大，朱砂爲衣，服五十丸。

巨勝子丸　熟芐四兩　生芐　首烏　牛膝酒浸　天門去心　枸杞　蓯蓉　菟絲　巨勝子　茯苓　柏子仁　天雄炮　酸棗仁　破故紙炒　巴戟去心　五味　覆盆子　山藥　楮實　續斷各一兩　韭子　鷄頭實　川椒　蓮蕊　胡蘆巴各五錢　木香二錢半

右爲末，蜜丸服。

如意丸 生芐 熟芐各二兩 天門冬去心 麥門冬去心 川椒去目，炒 胡蘆巴酒炒 補骨脂炒 蓯蓉酒浸 杜仲炒，去絲 白茯苓 小茴香炒 菟絲子酒浸 川楝肉 地龍酒浸，去土 石菖蒲 枸杞 遠志去心。以上各一兩 青鹽半兩，炒 山梔去皮，二錢，炒 川山甲十四片，炙 甘菊花三錢半

右爲末，用晋棗煮，去皮核，肉二兩，核桃肉煮，去皮二兩，各研如泥，餘再煉蜜和丸，梧子大，每服七八十丸，白湯、温酒任下。

沉香百補丸 熟芐六兩 菟絲子四兩 杜仲炒，三兩 知母炒，二兩 黄柏二兩，酒炒 人參二兩 山藥 當歸 蓯蓉各三兩 沉香一兩

右爲末，酒糊丸。

滋腎百補丸 當歸四兩，酒浸 知母二兩，酒浸 沉香五錢 黄柏酒炒褐色 山藥 菊花 楮實各二兩 青鹽一兩，炒 菟絲四兩，酒浸 杜仲二兩，炒 熟芐八兩

右爲末，酒糊丸，或煉蜜丸服。

明目益腎丸 枸杞一兩 當歸酒浸 生芐酒浸，一兩 五味五錢 知母七錢，酒炒 黄柏七錢，酒炒 山藥半兩 茯神一兩 巴戟去心，五錢 菟絲子一兩，酒浸 人參五

錢　甘菊五錢　天門冬五錢

右爲末，蜜丸梧子大，空心，鹽湯下五十丸。

固真丸　治腎經虚損，真元不足。

鹿角霜一斤　白茯苓五兩　鹿角膠二兩

右爲末，將膠水搜丸，梧子大，空心，米湯或酒服一百丸。

地芝丸　和顔色，利血氣，調百節，黑髮堅齒，逐風散氣。

生苄八兩　天門冬八兩　菊花四兩　枳殻麸炒，四兩

右爲末，酒蜜麵糊丸，梧子大，空心服三十丸，酒下。

黄連茯苓丸　壯水原，降火。

黄連五兩　白茯苓五兩　故紙炒，五錢　菖蒲五錢

右爲末，酒糊丸梧子大，服六十丸，空心，温酒下。

延生護寶丹　補元氣，壯筋骨，固精健陽。

菟絲子酒浸，二兩　肉蓯蓉酒浸，二兩。二味浸藥多着要熬膏子　韭子四兩，用棗二兩煮熟，去棗，將韭子再用酒浸一宿，焙乾，用二兩　蛇床子二兩，用棗三兩同煮熟，去棗，用一

兩　**木香**五錢　**晚蠶蛾**全者二兩，酥微炒　**白龍骨**一兩，用茅香一兩同煮一日，去茅香，用綿裹懸入井中浸一宿，取出用　**鹿茸**一兩，酥炙黄　**蓮實**一兩，炒　**桑螵蛸**一兩，炒　**乾蓮蕊**二兩　**胡蘆巴**二兩　**丁香**五錢　**乳香**五錢　**麝香**一錢，另研

右一十五味，除乳、麝、菟絲子末外，十二味同爲末，將前菟絲子末三兩，用浸藥酒二升，文武火熬至一半，入蕎麵兩匙，用酒調勾，下膏子攪勾，次下乳香、麝香，不住手攪，輕沸熬如稠糊，放冷。此膏子都要用盡，恐硬，再入酒少許，成劑擣千餘下，丸如桐子。服五十丸，空心，温酒下。

柏子仁丸　補益元氣，充實肌膚。

山茱肉四兩　柏子仁半兩，微炒　遠志半兩，去心　覆盆子一兩　山藥一兩，取末

右爲末，將山藥、白麵同酒煮和，丸梧子大，服三十丸，温酒下。

八物腎氣丸　平補腎氣，堅齒駐顔。

熟苄半斤　山藥　山茱萸肉各四兩　桂二兩　澤瀉三兩　牡丹皮　白茯苓各三兩　五味二兩

右爲末，蜜丸服。

延齡丹　脾腎不足，真氣傷憊，肢節困倦，舉動乏力，怠惰嗜卧，面無潤澤，不思飲食，氣不宣通，少腹内急，臍下冷痛，及奔豚小腸氣攻衝臍腹，其功不可具述。

牛膝酒浸　蓯蓉酒浸　金鈴子去皮及子，麩炒　補骨脂炒　川茴香以上各七錢半　鹿茸去毛，酥炙　益智仁　檀香　晚蠶蛾炒　没藥研　丁香　青鹽　川山甲各五錢。酥炙　沉香　香附炒　薑黄　山藥　木香　巴戟去心　甘草炙。各一兩　乳香研　白术　青皮各三錢　蒼术三兩，酒浸，炒，用青鹽炒，去青鹽不用

右爲末，酒糊丸，梧子大，空心服四十丸，温酒下，茴香湯亦可。

肉蓯蓉丸　壯元氣，養精神。

山茱萸一兩　蓯蓉二兩，酒浸　楮實　枸杞　地膚子　狗脊去毛　五味　覆盆子　菟絲子　山藥　故紙炒　遠志去心　石菖蒲　萆薢　杜仲去皮，炒　熟苄　石斛去根　白茯苓　牛膝酒浸　澤瀉　柏子仁各一兩。炒

右爲末，酒糊丸，梧子大，服六七十丸，空心，温酒下。

益壽地仙丹　補五臟，填骨髓，續絶傷，黑髭髮，清頭目，聰耳聽。

甘菊三兩　枸杞二兩　巴戟三兩，去心　肉蓯蓉四兩，酒浸

右爲末，蜜丸梧子大，服三十丸，空心鹽湯下，温酒亦得。

秘真丸 治腎水真陰本虚，心火狂陽過甚，心有所欲，速於感動，應之於腎，疾於施泄。此藥秘固真元，降心火，益腎水。

蓮蕊一兩 白茯苓 砂仁半兩 益智一兩 黄柏二兩，酒炒 甘草炙，二兩 半夏泡，一兩 猪苓二錢半

右爲末，水浸蒸餅丸，梧子大，服五十丸，空心酒下。

六鬱五十二

氣血冲和，萬病不生，一有怫鬱，諸病生焉。故人身諸病，多生於鬱。蒼术、撫芎，總解諸鬱，隨證加入諸藥。凡鬱皆在中焦，以蒼术、撫芎開提其氣以昇之，假如食在氣上，提其氣則食自降矣，餘皆仿此。

戴云：鬱者，結聚而不得發越也。當昇者不得昇，當降者不得降，當變化者不得變化也，此爲傳化失常，六鬱之病見矣。氣鬱者，胸脅痛，脉沉澀；濕鬱者，周身走

痛，或關節痛，遇陰寒則發，脈沉細；痰鬱者，動則喘，寸口脈沉滑；熱鬱者，瞀悶，小便赤，脈沉數；血鬱者，四肢無力，能食便紅，脈沉；食鬱者，噯酸，腹飽不能食，人迎脈平和，氣口脈緊盛者是也。

入方

氣鬱　香附童便浸　蒼术米泔浸　撫芎

濕鬱　白芷　蒼术　川芎　茯苓

痰鬱　海石　香附　南星薑製　瓜蔞一本無南星、瓜蔞，有蒼术、川芎、梔子

熱鬱　山梔炒　青黛　香附　蒼术　撫芎

血鬱　桃仁去皮　紅花　青黛　川芎撫芎亦可　香附

食鬱　蒼术　香附　山楂　神麯炒　針砂醋炒七次，研極細

春加芎，夏加苦參，秋冬加吴茱萸。

越鞠丸　解諸鬱。又名芎术丸。

蒼术　香附　撫芎　神麯　梔子各等分

右爲末，水丸如緑豆大。

内傷五十三

東垣内外傷辨甚詳，世之病此者爲多，但有挾痰者，有挾外邪者，有熱鬱於内而發者，皆以補元氣爲主，看所挾而兼用藥。如挾痰者，則以補中益氣湯加半夏、竹瀝，仍少入薑汁傳送。凡内傷發斑，因胃氣虚甚，是火遊行於外，亦痰熱所致。火則補而降之，痰熱則微汗以散之，切不可下，恐生危證。内傷病退後，燥渴不解者，有餘熱在肺家，可用參、苓、甘草少許，薑汁冷服，或茶匙挑薑汁與之。虚者可用人參。

【附録】内傷者，其源皆由喜怒過度、飲食失節、寒温不適、勞役所傷而然。元氣者，乃生發諸陽上昇之氣，飲食入胃，有傷則中氣不足，中氣不足，則六腑陽皆絶於外，是六腑之元氣病也。氣傷臟乃病，臟病形乃應，是五臟六腑真氣皆不足也。惟陰火獨旺，上乘陽分，故榮衛失守，諸病生焉。始受飲食勞倦所傷之病，必氣高而喘，身熱而煩，及短氣上逆，鼻息不調，怠惰嗜卧，四肢困倦不收，無氣以動，亦無氣以言，皆爲熱傷元氣，以甘温之劑以補元氣，即是瀉火之藥。凡所受病，捫摸之肌膚間必大熱，必燥熱悶亂，心煩不安，或渴，久病必不渴，或表虚惡風寒，慎不可以寒凉藥與之。《經》言：勞者温之，損者温之。惟以補中益氣湯温藥，以補元氣而瀉火邪。《内經》云：温能除大熱。正謂此也。

【附方】

補中益氣湯 黄芪勞役病甚可用一錢半，嗽者減去一錢 人參一錢，有嗽去之 甘草炙，一錢。以上三味，除燥熱、肌熱之聖藥 當歸身酒洗，焙乾，半錢，以和血脉 柴胡半錢，引清氣行少陽之氣上昇 陳皮半錢，以導滯氣，又能同諸甘藥益元氣，獨用瀉脾 白术半錢 升麻三分，引胃氣上騰而復其本位 葛根半錢，如渴用之，不渴不用

一方有白芍半錢，秋冬不用，紅花三分，少加黄柏三分，以救腎水、瀉伏火。

右作一服，水煎，午前稍熱服。若病日久者，以權宜加減法。若頭痛，加蔓荆子三分；痛甚，加川芎五分；頂疼腦痛者，加藁本五分、細辛三分；諸頭痛，并用此藥四味。頭痛有痰，沉重懶倦者，乃太陰、厥陰頭疼，加半夏半錢或一錢，生薑三片。若耳鳴目黄，頰頷腫，頸肩臑肘臂外後廉痛，面赤，脉洪大者，加羌活一錢、防風七

分、甘草三分、藁本五分，通其經血；加黄芩、黄連各三分，消其腫。嗌痛頷腫，脈洪大，面赤，加黄芩三分、桔梗七分、甘草三分。口乾嗌乾，或渴者，加葛根五分，昇胃氣上行以潤之。心下痞，瞀悶者，加芍藥、黄連各一錢。如痞腹脹，加枳實三分，厚朴七分，木香、砂仁各三分，如天寒加乾薑。腹中痛，加白芍藥炒半錢、炙甘草三分。如惡寒覺冷痛，加中桂即桂心半錢。夏月腹中痛，不惡寒不惡熱者，加黄芩五分、芍藥一錢、甘草五分，以治時熱。臍下痛者，加真熟地黄半錢。如胸中滯氣，加蓮花、青皮一分或二分，壅滯可用，氣促少氣者去之。如身體重疼，乃風濕相搏，加羌活半錢、防風半錢、升麻一錢、柴胡半錢、藁本根半錢、蒼术一錢。如病去，勿再服。若大便秘澀，加當歸梢一錢。若久病痰嗽者，去人參，冬月加不去節麻黄，秋涼亦加不去根節麻黄，春月天温只加佛耳草三分、款花一分，勿加麻黄。若初病之人，雖痰嗽不去，人參必不增添。若久病肺中伏火者，去人參，以防痰嗽增益耳。長夏濕土，客邪大旺，加蒼术、白术、澤瀉，上下分消其濕熱之氣。濕熱大勝，主食不消，故食減，不知穀味，則加麯以消之，加五味子、麥門冬，助人參瀉火，益肺氣，助秋損也，在三伏中爲聖藥。脅下急或痛，俱加柴胡、甘草、人參。多唾，或唾白沫，胃口上停寒也，加益智仁。若胃脘當心痛，加草豆仁三分。疲甚之人，參、芪、术有用至一兩二兩者。

枳术丸 治痞，消食强胃。又云：食過傷損元氣，以此主之。

枳實炒，一兩 白术二兩

右用荷葉裹燒，飯丸。白术者，本意不取其食速化，但久令人胃氣强實，不復傷也。

積聚痞塊五十四

痞塊在中爲痰飲，在右爲食一云痰。積，在左爲血塊。氣不能作塊成聚，塊乃有形之物也，痰與食積、死血而成也，用醋煮海石，醋煮三棱、蓬术、桃仁、紅花、五靈脂、香附之類爲丸，石碱白术湯吞下。瓦壟子能消血塊，次消痰。石碱一物，有痰積、有塊可用，洗滌垢膩，又能消食積。治塊當降火消食積，食積即痰也。行死血塊，塊去須大補。凡積病不可用下藥，徒損真氣，病亦不去，當用消積藥，使之融化，則根除矣。凡婦人有塊，多是血塊。

戴云：積聚癥瘕，有積聚成塊，不能移動者是癥；或有或無，或上或下，或左或右者是瘕。

積聚癥瘕，朱先生醫台州潭浦陳家，用蜀葵根煎湯去渣，再入人參、白术、青皮、陳皮、甘草梢、牛膝，煎成湯，入細研桃仁、玄明粉各少許，熱飲之，二服當見塊下。如病重者，須補接之，後加減再行。

入方

消塊方 即《千金方》硝石大黄丸，止可磨塊，不令人困，須量度虚實。

硝石六兩　人參三兩　甘草三兩　大黄八兩

右爲末，以三年苦酒三升，又云三斗。置瓷器中，以竹片作準，每入一升作一刻，柱竪器中，先納大黄，不住手攪，使微沸，盡一刻，乃下餘藥，又盡一刻，微火熬，使可丸，則取丸如鷄子中黄大。每一丸，米飲下。如不能大丸，作小丸，如桐子大，每三十丸。服後當下如鷄肝，如米泔，赤黑等色。下後避風冷，啖軟粥將息之。

三聖膏　未化石灰半斤，爲末，瓦器中炒令淡紅色，提出火，候熱稍減；次下大黄末一兩，就爐外炒，候熱減；下桂心末半兩，略炒，入米醋熬，攪成黑膏，厚紙攤貼患處。

痞塊在皮裏膜外，須用補氣藥香附開之，兼二陳湯加補氣藥，先須斷厚味。

又方**琥珀膏**　大黄　朴硝各一兩

右爲末，大蒜搗膏和貼。

又方　治茶癖。

石膏　黄芩　升麻

右爲末，砂糖水調服。

又方　一人愛吃茶。

白术　軟石膏　片芩　白芍　牛膽星　薄荷圓葉大者

右爲末，砂糖調作膏，食後津液化下。

又方　治脅下有塊。

龍薈丸二錢半　薑黄五錢　桃仁五錢

右爲末，蜜丸服。

又方　龍薈丸和鵓鴿糞，能大消食積。或入保和丸治塊，看在何部分。

治血塊丸　瓦壟子能消血塊。

海粉醋煮　三棱　莪术醋煮　紅花　五靈脂　香附　石礆

右爲丸，白术湯吞下。

又方　治婦人血塊如盤，有孕難服峻利。

香附醋煮，四兩　桃仁去皮　白术各一兩　海粉醋煮，二兩

右爲末，神麯糊丸。

又方　治婦人食塊，死血痰積成塊，在兩脅動作，腹鳴嘈雜，眩暈身熱，時作時止，男子亦可服。

黄連一兩半，一半用吴茱萸炒，去茱萸；一半用益智炒，去益智　山梔炒　川芎　三棱　莪术醋煮　神麯　桃仁去皮尖。各半兩　香附童便浸，一兩　蘿蔔子炒，一兩半　山楂一兩

右爲末，蒸餅丸服。

又方　有青皮半兩，白芥子一兩半，炒。

保和丸　治一切食積。

山楂六兩　神麯二兩　半夏　茯苓各三兩　陳皮　連翹　蘿蔔子各一兩

右爲末，炊餅丸如梧子大，每服七八十丸，食遠，白湯下。

又方

山楂四兩　白术四兩　神麯二兩

右爲末，蒸餅丸如梧子大，服七十丸，白湯下。

又方

山楂三兩　白术二兩　陳皮　茯苓　半夏各一兩　連翹　黄芩　神麯　蘿蔔子各半兩

右爲末，蒸餅丸梧子大，每服五十丸，食後，薑湯下。

阿魏丸　治肉積。諸阿魏丸，脾虚者須以補脾藥佐之，切不可獨用，虚虚之禍，疾如反掌。

連翹一兩　山楂二兩　黄連一兩三錢　阿魏二兩，醋煮作糊右爲末，醋煮阿魏作糊丸，服三十丸，白湯下。

小阿魏丸　山楂三兩　石碱三錢　半夏一兩，皂角水浸透，曬乾

右爲末，粥糊丸，每服三十丸，白湯下。

又方　治飽食停滯，胃壯者宜此，脾虚勿服。

山楂　蘿蔔子　神麯　麥芽　陳皮　青皮　香附各二兩　阿魏一兩，醋浸軟。另研

右爲末，炊餅丸。

又阿魏丸　去諸積聚。

山楂　南星皂角水浸　半夏皂角水浸　麥芽炒　神麯炒　黄連各一兩　連翹　阿魏醋浸

瓜蔞　貝母各半兩　風化硝　石碱　蘿蔔子蒸　胡黄連二錢半，如無以宣連代

右爲末，薑汁浸，蒸餅丸。一方加香附、蛤粉治嗽。

佐脾丸　山楂三兩　半夏　茯苓各一兩　連翹　陳皮　蘿蔔子各半兩

右爲末，粥丸服。

小温中丸　青皮一兩　香附四兩，便浸　蒼术二兩　半夏二兩　白术半兩　陳皮一兩

苦參半兩　黄連一兩，薑汁炒　針砂二兩，醋炒

右爲末，麯糊爲丸。

又方

針砂醋煮三次　香附童便浸，四兩　山楂二兩　神麯炒，二兩　黄連薑汁炒，一兩半　山梔炒　厚朴薑汁炒　蒼术一兩　半夏一兩　台芎半兩　一方加人參、炒白术一兩半，有苦參用白术，用苦參不用黄連

枳實丸　白术二兩　枳實　半夏　神麯　麥芽各一兩　薑黄　陳皮各半兩　木香一錢半　山楂一兩

右爲末，荷葉蒸飯爲丸，梧子大，每服一百丸，食後，薑湯下。

大温中丸　又名大消痞丸。

黄連炒　黄芩六錢　薑黄　白术一兩　人參　陳皮　澤瀉二錢　炙甘草　砂仁　乾生薑　炒麯二錢　枳實炒，半兩　半夏四錢　川朴三錢　猪苓一錢半

右爲末，炊餅丸。

【附録】五臟之積曰五積，六腑之積曰六聚。積有定形，聚無定處。不問何經，并宜服十味大七氣湯，吞下尊貴紅丸子。凡木香、檳榔，去氣積；神麯、麥芽，去酒

積；虻蟲、水蛭，去血積；礞石、巴豆，去食積；牽牛、甘遂，去水積；雄黄、膩粉，去涎積；硇砂、水銀，去肉積，各從其類也。肝積曰肥氣，肺積曰息賁，心積曰伏梁，脾積曰痞氣，腎積曰奔豚。其如積聚之脈，實强者生，沉小者死。

【附方】

烏梅丸 治酒毒，消食化痰。

烏梅一斤 半夏八兩 白礬八兩 生薑一斤

右件石臼搗細末，新瓦兩片挾定，火上焙三日三夜爲度，次入神麯、麥芽、陳皮、青皮、莪术、枳殼、丁皮、大腹子各四兩，用酒糊丸，每服四五十丸，薑湯下。

備急丸 大治心腹厥痛，食積胸膈，下咽氣便速行。

大黄一錢 巴豆去油膜心 乾薑半錢

右用蜜丸，白湯下。

治吐蟲有積：

右以黑錫灰、檳榔末，米飲調下。

大七氣湯 三棱 莪术各一兩半 青皮七錢半 陳皮一兩半 藿香 桔梗 肉桂各

七錢半　益智一兩半　香附一兩半　甘草炙，七錢半

右銼，水煎服。

散聚湯　半夏　檳榔　當歸各七錢半　陳皮　杏仁炒　桂心各二兩　茯苓　甘草炙　附子炮　川芎　枳殼炒　厚朴　吴茱萸各一兩

右銼，水煎，薑三片。大便不利加大黄。

香棱丸　治五積六聚，氣塊。

三棱六兩，醋炒　青皮　陳皮　莪术炮，或醋炒　枳殼炒　枳實炒　蘿蔔子炒　香附子各三兩。炒　黄連　神麯炒　麥芽炒　鱉甲醋炙　乾漆炒煙盡　桃仁炒　硇砂　砂仁　歸梢　木香　甘草炙。各一兩　檳榔六兩　山楂四兩

右爲末，醋糊丸，每服三五十丸，白湯下。

龍薈丸見脅痛類。

紅丸子見瘧類。

脚氣五十五附足跟痛

脚氣須用昇提之藥，提起其濕，隨氣血用藥。有脚氣衝心者，宜四物湯加炒黄柏，再宜涌泉穴用附子末津唾調敷上，以艾灸，泄引熱下。

入方

防己飲 白术 木通 防己 檳榔 川芎 甘草梢 犀角 蒼术鹽炒 黄柏酒炒 生苄酒炒

大便實加桃仁，小便澀加杜牛膝，有熱加黄芩、黄連，大熱及時令熱加石膏，有痰加竹瀝、薑汁。如常腫者，專主乎濕熱，先生别有方。

又方 治濕熱食積，痰流注。

蒼术 黄柏 防己 南星 川芎 白芷 犀角 檳榔 血虚加牛膝、龜版

健步丸 生苄半兩 歸尾 芍藥 陳皮 蒼术各一兩 吴茱萸 條芩各半兩 牛膝一兩 桂枝二錢 大腹子三個

右爲末，蒸餅丸如梧子大，每服一百丸，空心，煎白术木通湯下。

又方　一婦人足脛腫。

紅花　牛膝俱酒洗　生苄　黄柏　蒼术　南星　草龍膽　川芎

有筋動於足大指上，至大腿近腰結了，乃因奉養厚，遇風寒，宜四物湯加酒芩、紅花、蒼术、南星、生薑煎服。

濕痰脚氣，大便滑泄：

蒼术二兩　防風一兩　檳榔六錢　香附八錢　川芎六錢　條芩四錢　滑石一兩二錢　甘草三錢

右爲末，或丸或散皆可服。

脚軟筋痛：

牛膝二兩　白芍一兩半　龜版酒炙　黄柏酒炒，一兩　知母炒　甘草半兩

右爲末，酒糊爲丸。

應痛丸　治脚氣痛不可忍，此藥爲劫劑。

赤芍藥半兩，煨，去皮　草烏半兩，煨，去皮尖

右爲末，酒糊丸，空心服十丸，白湯下。

又方　治脚氣腫痛。

芥子　白芷等分

右爲末，薑汁和敷貼，或用仙术、羌活、獨活、白芷、細辛爲末，入帛内作襪用。

又方　煠洗脚氣。

威靈仙　防風　荆芥　地骨皮　當歸　升麻　蒴藋

右煎湯煠洗。

【附録】脚氣，有濕熱，有食積流注，有風濕，有寒濕。勝濕以仙术、白术、防己、川芎爲主，或六物附子湯，或當歸拈痛湯。脚氣，氣鬱甚者，舟車丸、除濕丹；有飲者，東垣開結導飲丸。脚氣，解表用麻黄左經湯等藥，隨經選用；有兼痰氣寒濕者，五積散加木瓜。若雙解，以大黄左經湯、東垣羌活導滯湯；若理血，以八味丸，或四物加羌活、天麻，又或四物加黄柏、南星，或健步丸；若疏風養血，用獨活寄生湯最效。

【附方】

六物附子湯　附子　桂　防己各四錢　甘草炙，二錢　白术　茯苓各三錢

右㕮咀，每服半兩，入薑煎。

當歸拈痛湯　羌活半兩　人參　苦參酒製　升麻　葛根　蒼术各二錢　炙甘草　黄芩酒製　茵陳酒炒。各半兩　防風　歸身　知母酒炒　澤瀉　猪苓　白术一錢半

右㕮咀，每服一兩，水煎，空心服，臨睡再服。

舟車丸見水氣類。

除濕丹　檳榔　甘遂　威靈仙　赤芍　澤瀉　葶藶各二兩　乳香　没藥各一兩　牽牛半兩　大戟炒，三兩　陳皮四兩

右爲末，糊丸如梧子大，每服五十丸至七十丸，温水下。

東垣開結導飲丸　白术　陳皮　澤瀉　茯苓　神麯炒　麥糵麯　半夏各半兩　枳實炒　巴豆霜各一錢半　青皮　乾生薑各半兩

右爲末，湯浸蒸餅丸如梧子大，每服四五十丸或七十丸，温水下。

麻黄左經湯　麻黄　乾葛　細辛　白术　茯苓　防己　桂　羌活　甘草　防風

右㕮咀，每半兩，入薑、棗煎服。

五積散　白芷一兩半　陳皮三兩　厚朴薑製，一兩　桔梗六兩　枳殼三兩　川芎　甘草炙　茯苓各一兩半　桂　芍藥　半夏泡。各兩半　當歸一兩半　麻黄三兩，去節　乾薑三兩　蒼术泔浸去皮，十二兩

右㕮咀，每服四錢，水一盞，薑三片，葱白三莖，煎至七分，熱服。冒寒用煨薑，挾氣加茱萸，婦人調經催産入艾醋。

大黄左經湯　細辛　茯苓　羌活　大黄煨　甘草炙　前胡　枳殼　厚朴製　黄芩　杏仁等分

右㕮咀，每服半兩，入薑棗煎。

東垣羌活導滯湯　羌活　獨活各半兩　防己　當歸各二錢　大黄酒浸，煨，一兩　枳實炒，二錢

右㕮咀，每服五錢或七錢，水煎服。

八味丸見諸虚類。

獨活寄生湯見腰痛類。　足跟痛，有痰，有血熱。血熱，四物加黄柏、知母、牛膝之類。

丹溪先生心法卷四

痿五十六

痿證斷不可作風治而用風藥。有濕熱、濕痰、氣虚、血虚、瘀血。濕熱，東垣健步丸，加燥濕降陰火，蒼术、黄芩、黄柏、牛膝之類；濕痰，二陳湯加蒼术、白术、黄芩、黄柏、竹瀝、薑汁；氣虚，四君子湯加黄芩、黄柏、蒼术之類；血虚，四物湯加黄柏、蒼术，煎送補陰丸；亦有食積、死血妨礙不得下降者，大率屬熱，用參术四物湯、黄柏之類。

【附録】謹按：五痿等證，特立篇目，所論至詳。後代諸方，獨於此證，蓋多缺略，考其由，皆因混入中風條内故也。丹溪先生痛千古之弊，憫世之罹此疾者，多誤於庸醫之手，有志之士，必當究其心焉。夫陳無擇謂：痿因内臟不足所致。誠得之矣！然痿之所不足，乃陰血也，而方悉是補陽、補氣之劑，寧免實實虚虚之患乎？且無擇以三因立方，可謂諸方之冠，其餘此證，尤且未明，况求於他者乎？

【附方】

健步丸 東垣方。

防己酒洗，一兩 羌活 柴胡 滑石炒 甘草炙 瓜蔞根酒洗。以上各半兩 澤瀉 防風各三錢 苦參酒洗 川烏各一錢 肉桂五分

右爲末，酒糊爲丸，梧桐子大，每服七十丸，葱白煎愈風湯下。見中風類。

補陰丸見諸虚類。

清燥湯 治濕熱成痿，以燥金受濕熱之邪，是絶寒水生化之源，源絶則腎虧，痿厥之病大作，腰已下痿軟，癱瘓不能動。

黄芪一錢五分 蒼术一錢 白术 橘皮 澤瀉各半錢 人參 白茯苓 升麻各三分 麥門冬 歸身 生苄 麯末 猪苓各二分 酒柏 柴胡 黄連各一分 五味子九個 甘草炙，二分

右每服半兩，水煎，空心服。

厥五十七附手足十指麻木

厥，逆也，手足因氣血逆而冷也。因氣虚爲主，有因血虚。氣虚脈細，血虚脈大，熱厥脈數，外感脈沉實，有痰脈弦。因痰者，用白术、竹瀝；氣虚，四君子；血虚，四物；熱厥，用承氣；外感，用雙解散加薑汁酒。有陰厥陽厥，陰衰於下則熱，陽衰於下則寒。

手足麻者屬氣虚，手足木者有濕痰、死血，十指麻木是胃中有濕痰、死血。

【附録】厥者，甚也，短也，逆也，手足逆冷也。其證不一，散之方書者甚多，今姑撮大概，且如寒熱厥逆者，則爲陰陽二厥也。陽厥者，是熱深則厥，蓋陽極則發厥也，不可作陰證而用熱藥治之，精魂絶而死矣，急宜大、小承氣湯隨其輕重治之。所謂陰厥者，始得之身冷脈沉，四肢逆，足踡卧，唇口青，或自利不渴，小便色白，此其候也，治之以四逆、理中之輩，仍速灸關元百壯。又屍厥、飛屍、卒厥，此即中惡之候，因冒犯不正之氣，忽然手足逆冷，肌膚粟起，頭面青黑，精神不守，或錯言妄語，牙緊口噤，或昏不知人，頭旋暈倒，此是卒厥客忤，飛屍鬼擊，吊死問喪，入廟登冢，多有此病。以蘇合丸灌之，候稍蘇，以調氣散和平胃散服，名調氣平胃散。痰厥者，乃寒痰迷悶，四肢逆冷，宜薑附湯，以生附湯，以生附代熟附。蛔厥者，乃胃寒所生。《經》曰：蛔者，長蟲也。胃中冷即吐蛔蟲，宜理中湯加炒川椒五粒，檳榔半錢，吞烏梅丸效，蛔見椒則頭伏故也。氣厥者，與中風相似，何以別之？風中身温，氣中身冷。以八味順氣散或調氣散，如有痰，以四七湯、導痰湯服之。

【附方】

八味順氣散見中風類。

調氣散　白豆蔻　丁香　檀香　木香各二錢　藿香　甘草炙。各八錢　砂仁四錢

右爲末，每服二錢，入鹽少許，沸湯點服。

平胃散　蒼术泔浸，五斤　厚朴薑製，炒　陳皮各三斤　甘草炒，三十兩

右爲末，每服五錢，薑三片，棗一個，煎服，入鹽一捻，沸湯點服亦得。

四七湯　厚朴二兩　茯苓四兩　半夏五兩　紫蘇二兩

右每服四錢，水一鍾，薑七片，棗一個，煎服。

承氣湯見痢類。

四逆湯　**理中湯**　**薑附湯**并見中寒類。

烏梅丸見心痛類。

痓五十八

痓切不可作風治，兼用風藥。大率與癇病相似，比癇爲甚爲虛，宜帶補。多是氣虛有火兼痰，宜用人參、竹瀝之類。

【附録】古方風痓曰痓也。《經》云：諸痓項强，皆屬於濕土。是太陽傷濕也。又云：諸暴强直，皆屬於風。是陽明内鬱而陰行於外。又曰：陽痓曰剛，無汗；陰痓曰柔，有汗。亢則害，承乃制，故濕過極反兼風化制之。然兼化者虚象，實非風也。

【附方】

葛根湯　治痓病無汗而小便少，反惡寒者，名剛痓。

葛根四錢　麻黄三錢　桂枝二錢　芍藥二錢　甘草三錢，炙

右㕮咀，水二鍾，生薑三片，棗一枚，煎服，覆取微汗。

桂枝加葛根湯　治痓病有汗，不惡寒者服之，此名柔痓。

葛根四錢　生薑三錢　桂枝　芍藥　甘草各二錢

右作一服，水二鍾，棗一個，煎服。二痓皆可用小續命湯加減服。若胸滿，口噤咬齒，脚攣，卧不着床者，以大承氣湯下之，無疑矣。

小續命湯見中風類。

大承氣湯見痢類。

癇五十九

驚與痰宜吐。大率行痰爲主，用黄連、南星、瓜蔞、半夏尋火尋痰，分多分少，治之無不愈者。分痰與熱。有熱者，以凉藥清其心；有痰者，必用吐藥，吐後用東垣安神丸。大法宜吐，吐後用平肝之劑，青黛、柴胡、川芎之類，龍薈丸正宜服之。且

如癇，因驚而得，驚則神不守舍，舍空而痰聚也。

戴曰：癇者，俗曰猪癲風者是也。

【附録】癇症有五：馬、牛、鷄、猪、羊。且如馬癇，張口摇頭，馬鳴；牛癇，目正直視，腹脹；鷄癇，摇頭反折，喜驚；羊癇，喜揚眉吐舌；猪癇，喜吐沫。以其病狀偶類之耳，非無痰涎壅塞，迷悶孔竅，發則頭旋顛倒，手足搐搦，口眼相引，胸背强直，叫吼吐沫，食頃乃蘇，宜星香散加全蝎三個。

【附方】

續命湯 主癇發頓悶無知，口吐沫出，四體角弓反張，目反上，口噤不得言。

竹瀝一升二合 生苄汁一升 龍齒末 生薑 防風 麻黄去節。各四兩 防己 附子炮。各二兩 石膏 桂二兩

右十味，水一斗，煮取三升，分三服。有氣加紫蘇、陳皮各半兩。

但小兒癇，《千金》有風、食、驚三種，《本事方》又有陰陽癇、慢脾風三證。慢脾即食癇，宜醒脾丸、人參散。

古方三癇丸 治小兒百二十種驚癇。

荆芥穗二兩　白礬一兩，半生半枯

右爲末，麵糊爲丸，黍米大，朱砂爲衣，薑湯下二十丸。如慢驚用來復丹，急驚三癇丸，食癇醒脾丸可也。

本事人參散　治慢脾風，神昏痰盛。

人參半兩　圓白大南星一兩，切片，以生薑汁并漿水各半，蔭滿煮，帶性曬

右爲末，每服一錢，水一盞，薑三片，冬瓜仁擂細少許，同煎，取半盞，作兩三次灌下。

寧神丹　清熱養氣血，不時潮作者可服。

天麻　人參　陳皮　白术　歸身　茯神　荆芥　僵蠶炒　獨活　遠志去心　犀角　麥門冬去心　酸棗仁炒　辰砂各半兩。另研　半夏　南星　石膏各一兩　甘草炙　白附子　川芎　鬱金　牛黄各三錢　珍珠三錢　生苄　黄連各半兩　金箔三十片

右爲末，酒糊丸，空心服五十丸，白湯下。

東垣安神丸　黄連一錢五分，酒洗　朱砂一錢，水飛　酒生苄　酒歸身　炙甘草各五分

右除朱砂水飛外，四味擣爲末，和勻，湯浸蒸餅丸如黍米大，每服十五丸，食後津咽下。

星香散見中風類。

癲狂六十

癲屬陰，狂屬陽，癲多喜而狂多怒，脈虚者可治，實則死。大率多因痰結於心胸間，治當鎮心神，開痰結。亦有中邪而成此疾者，則以治邪法治之。《原病式》所論尤精，蓋爲世所謂重陰者癲，重陽者狂是也。大概是熱。癲者，神不守舍，狂言如有所見，經年不愈，心經有損，是爲真病。如心經蓄熱，當清心除熱；如痰迷心竅，當下痰寧志；若癲哭呻吟，爲邪所憑，非狂也，燒蠶紙，酒水下方寸匕。卒狂言鬼語，針大拇指甲下即止。風癲引脅痛，發則耳鳴，用天門冬去心，日乾作末，酒服方寸匕。癲證春治之，入夏自安，宜助心氣之藥。陽虚陰實則癲，陰虚陽實則狂，狂病宜大吐下則除之。

入方　治癲風。

麻仁四升

右以水六升，猛火煮至二升，去滓，煎取七合，旦，空心服。或發或不發，或多言語，勿怪之，但人摩手足須定，凡進三劑，愈。

又方　治狂邪發無時，披頭大叫，欲殺人，不避水火。

苦參不以多少

右爲末，蜜丸如梧子大，每服十五丸，煎薄荷湯下。

驚悸怔忡六十一

驚悸者血虚，驚悸有時，以朱砂安神丸。痰迷心膈者，痰藥皆可，定志丸加琥珀、鬱金。怔忡者血虚，怔忡無時，血少者多。有思慮便動，屬虚。時作時止者，痰因火動，瘦人多因是血少，肥人屬痰，尋常者多是痰。真覺心跳者是血少，四物、朱砂安神之類。假如病因驚而得，驚則神出其舍，舍空則痰生也。

戴云：怔忡者，心中不安，惕惕然如人將捕者是也。

【附録】驚悸，人之所主者心，心之所養者血，心血一虚，神氣不守，此驚悸之所肇端也。曰驚曰悸，其可無辨乎？驚者恐怖之謂，悸者怔忡之謂。心虚而鬱痰，則耳聞大聲，目擊异物，遇險臨危，觸事喪志，心爲之忤，使人有惕惕之狀，是則爲驚；心虚而停水，則胸中滲漉，虚氣流動，水既上乘，心火惡之，心不自安，使人有快快之狀，是則爲悸。驚者，與之豁痰定驚之劑；悸者，與之逐水消飲之劑。所謂扶虚，不過調養心血、和平心氣而已。

入方　治勞役心跳大虚證。

朱砂　歸身　白芍　側柏葉炒，五錢　川芎　陳皮　甘草各二錢　黄連炒，一錢半

右爲末，猪心血丸服。

【附方】

養心湯　治心虚血少，驚悸不寧。

黄芪炙　白茯苓　茯神　半夏麯　當歸　川芎各半兩　遠志去心，薑汁炒　辣桂

柏子仁　酸棗仁炒　五味　人參二錢半〔一〕　甘草炙，四錢

右每服三錢，水煎，薑三片，棗一個，食前服。治停水怔忡，加檳榔、赤茯苓。

寧志丸　治心虛血虛多驚。若有痰驚，宜吐之。

人參　白茯苓　茯神　柏子仁　琥珀　當歸　酸棗仁温酒浸半日，去殼，隔紙炒

遠志各半兩。炒　乳香　朱砂　石菖蒲二錢半

右爲末，煉蜜丸如梧子大，服三十丸，食後煎棗湯吞下。

朱雀丸　治心病怔忡不止。

白茯神二兩　沉香五錢

右爲末，煉蜜丸，小豆大，服三十丸，人參湯下。

加味四七湯　治心氣鬱滯，豁痰散驚。

半夏二兩半　白茯苓　厚朴各一兩半　茯神　紫蘇各一兩　遠志炒　甘草炙，半兩

右每服四錢，生薑五片，石菖蒲一寸，棗一個，水煎服。

〔一〕「二錢半」：上科本其上有「各」字。

朱砂安神丸　朱砂五錢，水飛過另研　黄連酒洗，六錢　甘草炙，二錢半　生苄一錢半　當歸二錢半

右四味爲末，蒸餅丸如黍米大，朱砂爲衣，服二十丸或五十丸，津下。

定志丸見健忘類。

健忘六十二

健忘，精神短少者多，亦有痰者。

戴云：健忘者，爲事有始無終，言談不知首尾，此以爲病之名，非比生成之愚頑不知人事者。

【附録】健忘者，此證皆由憂思過度，損其心胞，以致神舍不清，遇事多忘，乃思慮過度，病在心脾。又云：思傷脾，亦令朝暗[一]遺忘，治之以歸脾湯，須兼理心

〔一〕「暗」：上科本作「暮」。

脾，神寧意定，其證自除也。

【附方】

歸脾湯 治思慮過度，勞傷心脾，健忘怔忡。

白朮 茯神 黄芪 圓眼肉 酸棗仁炒。各一兩 人參 木香各半兩 甘草炙，二錢半

右每服四錢，薑三片，棗一枚，水煎服。

定志丸 治心氣不定，恍惚多忘。

遠志二兩 人參一兩 菖蒲一兩 白茯苓三兩

右爲末，煉蜜丸如梧子大，朱砂爲衣，服二十丸，米湯下。

痛風六十三附肢節痛

四肢百節走痛是也，他方謂之白虎歷節風證。大率有痰、風熱、風濕、血虚。因於風者，小續命湯；因於濕者，蒼朮、白朮之類，佐以竹瀝；因於痰者，二陳湯加酒

炒黃芩、羌活、蒼术；因於血虛者，用芎歸之類，佐以紅花、桃仁。大法之方，蒼术、川芎、白芷、南星、當歸、酒黃芩。在上者，加羌活、威靈仙、桂枝；在下者，加牛膝、防己、木通、黄柏。血虛，《格致餘論》詳言，多用川芎、當歸，佐以桃仁、紅花、薄桂、威靈仙。治痛風，取薄桂味淡者，獨此能橫行手臂，領南星、蒼术等藥至痛處。

入方　治上中下疼痛。

南星薑製　蒼术泔浸　黄柏酒炒。各二兩　川芎一兩　白芷半兩　神麯炒，一兩　桃仁半兩　威靈仙酒拌，三錢　羌活三錢，走骨節　防己半兩，下行　桂枝三錢，行臂　紅花酒洗，一錢半　草龍膽半錢，下行

右爲末，麯糊丸，梧子大，每服一百丸，空心白湯下。

張子元血氣虛有痰，白濁，陰火痛風。

人參一兩　白术　熟苄　黄柏炒黑。各二兩　山藥　海石　南星各一兩　鎖陽半兩　乾薑燒灰，半兩，取其不走　敗龜版酒炙，二兩

右爲末，粥丸，一云酒糊丸。

臂痛方 蒼术一錢半 半夏 南星 白术 酒芩炒 香附各一錢 陳皮 茯苓各半錢 威靈仙三錢 甘草少許，别本加羌活一錢

右㕮咀，作一服，入生薑二三片。

二妙散 治筋骨疼痛因濕熱者。有氣加氣藥，血虚者加補藥，痛甚者加生薑汁，熱辣服之。

黄柏炒 蒼术米泔浸，炒

右二味爲末，沸湯入薑汁調服。二物皆有雄壯之氣，表實氣實者，加酒少許佐之。若痰帶熱者，先以舟車丸，或導水丸、神芎丸下伐，後以趁痛散服之。

趁痛散 乳香 没藥 桃仁 紅花 當歸 地龍酒炒 牛膝酒浸 羌活 甘草 五靈脂酒淘 香附童便浸 或加酒芩、炒酒柏

右爲末，酒調二錢服。

八珍丸 治痛風走注脚疾。

乳香 没藥 代赭石 穿山甲生用。各三錢 羌活 草烏生用。各五錢 全蝎二十一個，炒 川烏生用，一兩，不去皮尖

右爲末，醋糊丸如梧子大，每二十一丸，温酒送下。

四妙散 痛風走注。

威靈仙酒浸，五錢 羊角灰三錢 白芥子一錢 蒼耳一錢半，一云蒼术

右爲末，每服一錢，生薑一大片，擂汁入湯調服。又二妙散同調服。

又方 治酒濕痰痛風。

黄柏酒炒 威靈仙酒炒。各五錢 蒼术 羌活 甘草三錢 陳皮一錢 芍藥一錢

右爲末，每服一錢或二錢，沸湯入薑汁調下。

治氣實表實，骨節痛方。

滑石六錢 甘草一錢 香附 片芩各三錢

右爲末，薑汁糊丸如梧子大，每服五七十丸，白湯吞下。

又方

糯米一盞 黄躑躅根一握 黑豆半合

右用酒水各一碗煎，徐徐服之，大吐大瀉，一服便能行動。

治食積肩腿痛：

龜版酒浸，一兩　酒柏葉　香附半兩　辣芥子　淩霄花

右爲末，酒糊丸如梧子大，煎四物湯加陳皮、甘草湯下。

【附方】

控涎丹　治一身及兩脅走痛，痰挾死血者。

甘遂麵裹煨　大戟製　真白芥菜子炒。各等分

右爲末，加桃仁泥糊丸如梧子大，每服五七丸，漸加至十丸，臨卧薑湯下。

龍虎丹　治走注疼痛，或麻木不遂，或半身痛。

草烏　蒼术　白芷各一兩。碾粗末，拌發酵盦過，入後藥　乳香　没藥各二錢，另研　當歸　牛膝各五錢

右爲末，酒糊丸如彈大，每服一丸，温酒化下。

【附録】徧身骨節疼痛，晝静夜劇，如虎嚙之狀，名曰白虎歷節風，并宜加減地仙丹，或青龍丸、乳香丸等服之。

又有痛風而痛有常處，其痛處赤腫灼熱，或渾身壯熱，此欲成風毒，宜敗毒散。

凡治臂痛，以二陳湯加酒炒黄芩、蒼术、羌活。

如肢節痛，須用羌活，去風濕亦宜用之。如肥人肢節痛，多是風濕與痰飲流注經絡而痛，宜南星、半夏，如瘦人肢節痛，是血虚，宜四物加防風、羌活。如瘦人性急躁而肢節痛，發熱，是血熱，宜四物湯加黄芩、酒炒黄柏。如肢節腫痛，脈滑者，當用燥濕，宜蒼术、南星，兼行氣藥木香、枳殼、檳榔。在下者，加漢防己。若肢節腫痛，脈澀數者，此是瘀血，宜桃仁、紅花、當歸、川芎及大黄微利之。如倦怠無力而肢節痛，此是氣虚兼有痰飲流注，宜參、术、星、半。丹溪無肢節痛條。此文又純似丹溪語，姑書以俟知者。

小續命湯　**地仙丹**并見中風類。

舟車丸見中濕類。

導水丸見痢類。

神芎丸見發熱類。

敗毒散見瘟疫類。

乳香丸　白附子炮　南星　白芷　没藥　赤小豆　荆芥　藿香去土　骨碎補去毛　乳香另研。各一兩　五靈脂　川烏炮，去皮臍尖　糯米炒。各二兩　草烏頭炮，去皮

尖　京墨煅。各五兩　松脂半兩，研

右爲末，酒糊丸梧子大，每服十丸至十五丸，冷酒吞下，茶亦得，不拘時，忌熱物。

癘風六十四 附身上虚癢

大風病是受天地間殺物之風，古人謂之癘風者，以其酷烈暴悍可畏耳。人得之者，須分在上在下。夫在上者，以醉仙散取臭涎惡血於齒縫中出；在下者，以通天再造散取惡物陳蟲於穀道中出。所出雖有上下道路之殊，然皆不外乎陽明一經，治此病者，須知此意。看其疙瘩與瘡，若上先見者，上體多者，在上也；若下先見者，下體多者，在下也；上下同得者，在上復在下也。陽明經，胃與大腸也，無物不受。此風之入人也，氣受之則在上多，血受之則在下多，氣血俱受者甚重，自非醫者神手，病者鐵心，罕有免此。夫或從上或從下，以漸而來者，皆是可治之病。人見病勢之緩多息之，雖按此法施治，病已全然脱體，若不能絶味絶色，皆不免再發，再發則終不救矣。某曾治五人矣，中間惟一婦女得免，以其貧甚且寡，無物可吃也，餘四人三兩年後皆再發。孫真人云：吾嘗治四五百人，終無一人免於死。非孫真人不能治也，蓋無一能守禁忌耳。此婦人本病外，又是百餘貼加減四物湯，半年之上，方得月經行，十分安愈。

醉仙散　胡麻仁　牛蒡子　蔓荆子　枸杞子各半兩，同炒黑色　防風　瓜蔞根　白蒺藜　苦參各半兩

右爲末，每一兩半，入輕粉二錢，拌勻。大人每用一錢，空心，日午臨卧各一服，茶湯調下。吃後五七日間，先於牙縫内出臭涎水，渾身覺疼，昏悶如醉，利下臭屎爲度，量大小虛實加減與之。證候重而急者，須先以再造散下之，候補養得還，復與此藥吃，須斷鹽、醬、醋、諸般肉、魚腥、椒料、水果、煨燒炙煿及茄子等物，只宜淡粥、煮熟時菜，并烏梢菜花蛇用淡酒煮熟食之，以助藥力也。

再造散　錦紋大黄一兩　皂角刺一兩半，獨生經年黑大者〔一〕　鬱金半兩，生　白牽牛

〔一〕「者」：原作「黄」，據上科本改。

頭末，六錢，半生半炒。一本無此二味。

右爲細末，每服二錢一云五錢，臨卧冷酒調服。一云：日未赤面東服。以净桶伺候泄出蟲，如蟲黑色乃是多年，赤色是爲方近。三四日又進一服，直候無蟲，則絶根矣。後用通聖散調理，可用三棱針刺委中出血。終身不得食牛、馬、驢、騾等肉，大忌房事，犯者必不救。

黄精丸　蒼耳葉　紫背浮萍　大力子各等分　烏蛇肉中半酒浸，去皮骨　黄精倍前三味，生搗汁，和四味研細，焙乾

右爲末，神麯糊丸，如梧子大，每服五七十丸，温酒下。一方加炒柏、生芐、甘草節。

又方

蒼耳葉　浮萍　鼠粘子　烏蛇肉等分

右用豆淋酒炒，等分爲末，每服一二錢，豆淋酒調下。

治麻風，脈大而虚者：

苦參七錢半　蒼耳　牛蒡子　酒蒸柏一作酒柏。各二兩　黄精　浮萍各一兩

右爲末，用烏蛇肉酒蒸，如無蛇，以烏鯉魚亦可，糊丸服之。候脈實，再用通天再造散取蟲。

治麻風，四物湯加羌活、防風、陳皮、甘草。

又方

大黄　黄芩　雄黄三兩

右爲末，用樟樹葉濃煎湯，入藥蒸洗。

【附録】此疾非止肺臟有之，以其病發於鼻，從俗呼爲肺風也。鼻準腫赤脹大而爲瘡，乃血隨氣化也。氣既不施，則血爲之聚，血既聚，則使肉爛而生蟲也。生蟲者，厥陰主之，以藥緩疏之，煎《局方》升麻湯下瀉青丸，餘病各隨經治之。

【附方】

凌霄花散　治癘風。

蟬殼　地龍炒　僵蠶炒　全蝎各七個　凌霄花半兩

右爲末，每服二錢，酒調下。於浴室内，常在湯中住一時許，服藥效。

東坡四神丹　治大風。

羌活　玄參　當歸　熟苄

右等分，煉蜜丸梧子大，每服七十丸。

浮萍散　治癩及風癬。

浮萍一兩　荊芥　川芎　甘草　麻黄去根節。已上各半兩，或加當歸、芍藥

右爲末，每服一兩，水二盞煎，入葱白、豆豉亦可，汗出則愈。

通聖散見斑疹類。

局方升麻湯　熟半夏　茯苓　白芷　當歸各二錢　蒼术　乾葛　桔梗　升麻各一兩

熟枳殼　乾薑各半錢　大黄蒸，半兩　芍藥七錢半　陳皮　甘草各一兩半

右㕮咀，每服四錢，生薑、燈心同煎，食前服。

瀉青丸見中風類。

身上虚癢，血不榮於腠理，所以癢也。

右用四物湯加黄芩，煎調浮萍末服之。

又方　凌霄花末一錢，酒調下。

纏喉風喉痹六十五附咽痛　咽瘡

喉痹，大概多是痰熱，重者用桐油探吐。一方，射干，逆流水吐之。又方，李實根皮一片，噙口内，更用李實根研水敷項上一周遭。用新採園中者。纏喉風，屬痰熱。戴云：謂其咽喉裏外皆腫者是也。用桐油，以鵝翎探吐。又法，用燈油脚探吐。又，用遠志去心爲末，水調敷項上一遭，立效，亦可吐。咽喉生瘡痛，是虚熱血虚，多屬虚火，遊行無制，客於咽喉也，用人參、荆芥、蜜炙黄柏。虚火用人參、竹瀝；血虚，四物加竹瀝；實熱者，黄連、荆芥、薄荷、硝、蜜、薑汁調噙化。治咽喉，用倒滴刺根净洗，入些好酒同研，滴入喉中，痛立止。喉痹，風熱痰，先以千緡湯，後以四物加黄芩、知母，養陰則火降。又方，猪牙皂角爲末，和霜梅噙。又方，木鱉子用鹽水浸，噙一丸。又方，茜草一兩一服，降血中之火。又方，焰硝半錢，枯礬半錢，硇砂一錢，爲末，杜仲、牛膝搗汁調。喉閉，或有中垂一絲，結成小血珠，垂於咽喉中，用杜牛膝根，即鼓槌草直而獨條者，搗碎，用好米醋些小，和研取汁，三五滴滴在鼻中即破。喉痛，必用荆芥，陰虚火炎上必用玄參。又喉痹，陳年白梅，入蜒蚰令化，噙梅於口中。

入方

雄黄解毒丸 治纏喉急喉風，雙蛾腫痛，湯藥不下。

雄黄一兩　巴豆去油，十四個　鬱金一錢

右爲末，醋糊丸如緑豆大，熱茶清下七丸，吐出頑涎即蘇，大效。如口噤，以物斡開灌之，下咽無有不活者。

潤喉散 治氣鬱夜熱，咽乾梗塞。

桔梗二錢半　粉草一錢　紫河車四錢　香附三錢　百藥煎一錢半

右爲末，敷口内。

又方　喉痛。

硼砂　膽礬　白僵蠶　陳霜梅

右爲末，和噙。

頭風六十六

屬痰者多，有熱、有風、有血虚。在左屬風，荆芥、薄荷；屬血虚，川芎、當歸；在右屬痰，蒼术、半夏；屬熱，酒芩爲主；又屬濕痰，川芎、南星、蒼术。偏頭風在左而屬風者，用荆芥、薄荷。此二味即是治之主藥，有君、臣、佐、使之分，凡主病者爲君而多，臣次之，佐又次之，須要察其兼見何症而佐使之。如有痰，即以二陳湯治痰而佐之，他症皆仿此。又須察識病情，全在活法出入加減，不可執方。

又方

酒片芩一兩　蒼术　羌活　防風各五錢　細辛二錢　蒼耳三錢

右爲末，每服三錢，生薑一大片，同擂匀，茶湯蕩起服之。

又方

酒片芩五錢　蒼术二錢半　羌活　蒼耳　川芎　生甘草　酒黄連各一錢半　半夏麯炒，三錢半右爲末，服法同前。

又方

酒片芩一兩　蒼术　羌活　川芎各五錢　蒼耳　細辛各三錢

右爲末，服法同前。

又方　濕痰頭風：

片芩酒炒，三錢　蒼术酒炒，一兩　川芎　細辛各二錢　甘草一錢

右爲末，服法同前。

瘦人搐藥　軟石膏　朴硝各五錢　腦子　荆芥　檀香皮　薄荷各一錢　白芷　細辛各二錢

右爲末，搐鼻内。

頭癢風屑髮黄〔一〕：

用大黄酒浸，炒爲末，茶調服。

〔一〕「黄」：上科本其下有「方」字。

一粒金搐鼻方　治偏頭風。

蓽撥不以多少，研細，用獖猪膽汁拌匀，再入膽内，懸陰乾　藁本　玄胡索　白芷　川芎各一兩　青黛一〔一〕兩

右爲末，入製蓽撥末一兩半，用無根水丸，每用一粒，長流水化開，搐鼻，以銅錢二三文口咬定，出涎。

治頭風：

烏頭尖七個　荆芥　防風　甘草　蔓荆子　台芎　桔梗　麻黄

右爲末，茶調。

一人頭風鼻塞：

南星　蒼术　酒芩　辛夷　川芎

右爲末，茶調。

【附録】頭風用熱藥多，間有挾熱而不勝熱劑者，宜消風散、茶調散服之。頭風

〔一〕「一」：上科本作「二」。

發動，頂後、兩項筋緊吊起痛者，看其人挾寒挾虚，宜三五七散。頭風，九月取菊花作枕最良。《素問》論：頭風者，本於風寒入於腦髓耶。《本事方》論：婦人患頭風者，十居其半，或者婦人無巾以禦風寒焉耳。男子間有患者。若經年不愈者，宜灸顖會、百會、前頂、上星等穴，差。

【附方】

消風散 荆芥穗 甘草炙 川芎 羌活 人參 茯苓 防風 白僵蠶炒 藿香 蟬蜕去土炒。各二兩 厚朴薑製，半兩 陳皮去白，半兩

右爲末，每服二錢，荆芥湯或茶清調下。

茶調散 薄荷去梗，不見火，八兩 川芎四兩 羌活 甘草 白芷各二兩 細辛去葉，一兩 防風二兩半 荆芥去梗，四兩

右爲細末，每服二錢，食後，茶清調下，常服清頭目。

三五七散 細辛一斤半 乾薑炮，二斤 防風四斤 山茱萸去核 茯苓各三斤 附子三十五個，炮，去皮臍

右爲細末，每服二錢，温酒食前調下。

頭眩六十七

頭眩，痰挾氣虚并火。治痰爲主，挾補氣藥及降火藥。無痰則不作眩，痰因火動。又有濕痰者，有火痰者。濕痰者多宜二陳湯，火者加酒芩，挾氣虚者相火也，治痰爲先，挾氣藥降火，如東垣半夏白术天麻湯之類。眩暈不可當者，以大黄酒炒爲末，茶湯調下，火動其痰，用二陳加黄芩、蒼术、羌活散風行濕。左手脈數熱多，脈澀有死血；右手脈實有痰積，脈大是久病。久，一作虚。久病之人，氣血俱虚，而脈大痰濁不降也。

昔有一老婦，患赤白帶一年半，頭眩，坐立不得，睡之則安。專治赤白帶，帶愈其眩亦安。

【附録】眩者，言其黑暈轉旋，其狀目閉眼暗，身轉耳聾，如立舟船之上，起則欲倒。蓋虚極乘寒得之，亦不可一途而取軌也。又風則有汗，寒則掣痛，暑則熱悶，濕則重滯，此四氣乘虚而眩暈也。又或七情鬱而生痰動火，隨氣上厥，此七情致虚而眩運也。淫欲過度，腎家不能納氣歸元，使諸氣逆奔而上，此氣虚眩運也。吐衄漏崩，肝家不能收攝榮氣，使諸血失道妄行，此血虚眩運也。要尋致病之因，隨機應敵，其間以昇降鎮墜行汗爲最，不可妄施汗下，識者將有采薪之憂。有早起眩運，須臾自定，日〔一〕以爲常者，正元飲下黑錫丹。傷濕頭運，腎著湯加川芎，名除濕湯。疏風，川芎茶調散。有痰，青州白丸子。

【附方】

頭運方 利痰清熱降火，或滚痰丸亦可。

南星五分，製 半夏一錢 桔梗七分 枳殼一錢 陳皮一錢 甘草五分 茯苓一錢 黄芩七分

右作一服，生薑七片，水煎，食後服。

香橘飲 治氣虚眩暈。

木香 白术 半夏麯 橘皮 茯苓 砂仁各半兩 丁香 甘草炙，二錢半

〔一〕「日」：原作「目」，據上科本改。

右銼散，水二盞，生薑五片，煎服。加當歸、川芎、官桂，治血虚眩暈。

白附子丸　治風痰上厥，眩暈頭疼。

全蝎半兩，炒　白附子炮　南星炮　半夏　旋覆花　甘菊　天麻　川芎　橘紅　僵蠶炒　乾薑生。各二兩

右爲末，生薑半斤，取汁打糊，丸梧子大，煎荆芥湯下五十丸。

人參前胡湯　治風痰頭暈目眩。

半夏麯　木香　枳殼炒　紫蘇　赤茯苓　南星炮　甘草炙。各五錢　人參三錢　前胡五錢　橘紅五錢

右銼散，每服五錢，生薑五片，水煎服。

芎术除眩散　治感濕感寒，頭重眩暈。

附子生　白术　川芎各半兩　官桂　甘草炙。各二錢半

右銼，每服三錢，薑七片，水煎服。

茯苓桂枝白术甘草湯　治氣上衝胸，戰摇眩暈。

茯苓一兩　桂枝七錢半　白术　甘草炙。各半兩

右銼，每服四錢，水煎服。風症，加川芎、細辛；濕症，加川芎、蒼术；寒症，加乾薑、良薑。

半夏白术天麻湯見頭痛類。

正元散 紅豆炒，三錢 人參二兩 肉桂半兩 附子炮，去皮尖 川芎 山藥薑汁炒 烏藥 乾葛各一兩 川烏炮，去皮臍，半兩 乾薑炮，三錢 白术 甘草炙 茯苓各二兩 陳皮二錢 黄芪炙，一兩半

右㕮咀，每服三錢，水一盞，薑三片，棗一個，入鹽少許，煎服。

黑錫丹 肉桂半兩 沉香 附子炮，去皮臍 故紙 胡蘆巴酒浸，炒 茴香炒 肉豆蔻麵裹煨 陽起石研細，水飛 金鈴子蒸，去皮核 木香各一兩 硫黄 黑錫去滓。各二兩

右用黑盞或新鐵銚内，如常法結黑錫、硫黄砂子，地上出火毒，研令極細，餘藥并杵羅爲末，一處和匀，自朝至暮，以研至黑光色爲度，酒糊丸如桐子大，陰乾，入布袋内擦令光瑩。每服四十粒，空心，鹽薑湯或棗湯下，女人艾棗湯下。

腎著湯見腰痛類。

川芎茶調散 見頭痛類。

頭痛六十八

頭痛多主於痰，痛甚者火多，有可吐者、可下者。清空膏治諸頭痛，除血虚頭痛不可治。出《東垣試效方》。血虚頭痛，自魚尾上攻頭痛，用芎歸湯，古方有追涎藥。

【附録】頭痛須用川芎，如不愈，各加引經藥。太陽川芎，陽明白芷，少陽柴胡，太陰蒼术，少陰細辛，厥陰吴茱萸。如肥人頭痛是濕痰，宜半夏、蒼术；如瘦人是熱，宜酒製黄芩、防風；如感冒頭痛，宜防風、羌活、藁本、白芷；如氣虚頭痛，宜黄芪、酒洗生地黄、南星、秘藏安神湯；如風熱在上頭痛，宜天麻、蔓荆子、台芎、酒製黄芩；如風苦頭痛，用細辛；如形蒼黑之人頭痛，乃是血虚，宜當歸、川芎、酒黄芩；如頂巔痛，宜藁本、防風、柴胡。東垣云：頂巔痛須用藁本，去川芎。且如太陽頭痛，惡風，脈浮緊，川芎、羌活、獨活、麻黄之類爲主；少陽頭痛，脈弦細，往來寒熱，柴胡爲主；陽明頭痛，自汗，發熱惡寒，脈浮緩長實，升麻、葛根、石膏、白芷爲主；太陰頭痛，必有痰，體重，或腹痛，脈沉緩，以蒼术、半夏、南星爲主；少陰頭痛，足寒氣逆，爲寒厥，其脈沉細，麻黄、附子、細辛爲主；厥陰頭痛，或吐痰沫厥冷，其脈浮緩，以吴茱萸湯主之。血虚頭痛，當歸、川芎爲主；氣虚頭痛，人參、黄芪爲主；氣血俱虚頭痛，調中益氣湯内加川芎三分、蔓荆子三分、細辛二分，其效如神。又有痰厥頭痛，所感不一，是知方者體也，法者用也，徒知體而不知用者弊，體用不失，可謂上工矣。

【附方】

清空膏 治偏正頭痛，年深不愈者。又治風濕熱頭上壅及腦痛，除血虚頭痛不治。

川芎五錢 柴胡七錢 黄連酒炒 防風 羌活各一兩 炙甘草一兩五錢 細挺子黄芩三兩，去皮，一半酒製，一半炒

右爲末，每服二錢，熱盞内入茶少許，湯調如膏，抹在口内，臨卧少用白湯送下。如苦頭痛，每服加細辛二分。痰厥頭痛，脈緩，減羌活、防風、川芎、甘草，加半夏一兩五錢。如偏正頭痛，服之不愈，减羌活、防風、川芎一半，加柴胡一倍。如

發熱惡熱而渴，此陽明頭痛，只與白虎湯加好吴白芷。

安神湯 治頭痛，頭旋眼黑。

生甘草 炙甘草各二錢 防風二錢五分 柴胡 升麻 酒生苄 酒知母各五錢 酒柏 羌活各一兩 黃芪二兩

右銼，每服五錢，水煎，加蔓荆子五分、川芎三分再煎，臨卧熱服。

徹清膏 蔓荆子 細辛各一分 薄荷葉 川芎各三分 生甘草 炙甘草各五分 藁本一錢

右爲末，茶清調下二錢。

順氣和中湯 治氣虚頭痛，此藥昇陽補氣，頭痛自愈。

黃芪一錢半 人參一錢 甘草炙，七分 白术 陳皮 當歸 芍藥各五分 升麻柴胡各三分 細辛 蔓荆子 川芎各二分

右作一服，水煎，食後服。

不卧散 治頭痛。

猪牙皂角一錢 玄胡 青黛些小

右爲末，吹鼻中取涎。

半夏白术天麻湯 治脾胃證，已經服疏風丸下二三次，原證不瘳，增以吐逆，痰唾稠粘，眼黑頭旋，目不敢開，頭苦痛如裂，四肢厥冷，不得安卧。

黄柏二分，酒洗 乾薑三分 澤瀉 白茯苓 天麻 黄芪 人參 蒼术各三分 炒神麯 白术各一錢 麥芽 半夏湯洗 陳皮各一錢半

右每服五錢，水煎熱服。

芎歸湯見腸風類。

調中益氣湯見脾胃類。

治頭痛，片芩[一]酒浸透，曬乾爲末，茶清調。治諸般頭痛，亦治血虚頭痛。

治頭痛連眼痛，此風痰上攻，須用白芷開之。

雨前茶 川芎 白芷 防風 藁本 細辛 當歸

治頭痛如破：

[一]「芩」：原作「苓」，據上科本改。

酒炒大黄半兩，一半茶煎。

眉眶痛六十九

眉眶痛，屬風熱與痰，作風痰治，類痛風。

入方

黄芩酒浸，炒　白芷一本作白术

右爲末，茶清調二錢。

又方

川烏　草烏二味爲君，童便浸，炒，去毒　細辛　羌活　黄芩　甘草等分。爲佐

右爲細末，茶清調服。一本加南星。

【附録】痛有二證，眼屬肝，有肝虚而痛，才見光明則眶骨痛甚，宜生熟地黄丸；又有眉棱骨痛，眼不可開，晝静夜劇，宜導痰湯，或芎辛湯入芽茶，或二陳湯，吞青州白丸子，良。

【附方】

《選奇方》治眉骨痛不可忍，大有效。

羌活　防風各二錢　甘草二錢，夏月生冬炒　酒黄芩一錢，冬月不用，有熱者用

右每服三錢，水煎，食後温服。

生熟地黄丸　生苄　熟苄各一兩　玄參　金釵石斛各一兩

右爲末，蜜丸。

導痰湯見痰類。

芎辛湯　附子生，去皮臍　烏頭生　天南星　乾薑　甘草炙　川芎　細辛等分

右銼，每服四錢，薑五片，芽茶少許，煎服。

青州白丸子見《和劑》及《瑞竹堂方》。

四神散　治婦人血風，眩暈頭痛。

菊花　當歸　旋覆花　荆芥穗

右等分，爲細末，每服二錢，葱白三寸，茶末二錢，水一盞半，煎至八分，去滓，食後温服。

心脾痛七十

心痛，即胃脘痛，雖日數多不吃食，不死。若痛方止便吃物，還痛，必須三五服藥後方吃物。痛甚者脈必伏，用温藥附子之類，不可用參、术。諸痛不可補氣。大凡心膈之痛，須分新久。若明知身受寒氣，口吃寒物而得病者，於初得之時，當與温散或温利之藥。若曰病得之稍久則成鬱，久鬱則蒸熱，熱久必生火，《原病式》中備言之矣。若欲行温散温利，寧無助火添病耶！古方中多以山梔子爲熱藥之向導，則邪易伏，病易退，正易復，而病安然。病安之後，若縱恣口味，不改前非，病復作時，反咎醫之失，良可嘆哉！一方用山梔子炒，去皮，每服十五枚，濃煎湯一呷，入生薑汁令辣，再煎小沸，又入川芎一錢，尤妙。山梔子大者，或七枚，或九枚，須炒黑。大概胃口有熱而作痛者，非山梔子不可，須佐以薑汁，多用台芎開之。病發者，或用二陳湯加川芎、蒼术，倍加炒梔子，痛甚者加炒乾薑從之，反治之法也。輕者川芎一兩，蒼术一兩，山梔子炒去皮二兩，薑汁蒸餅糊丸，梧桐子大，服七八十丸，熱辣薑湯下。重者，桂枝、麻黄、石碱各等分，薑汁和，蒸餅丸桐子大，服五十丸，熱辣薑湯下。一本：輕者散之，麻黄、桂枝之類，重者加石碱、川芎、蒼术、炒山梔子去皮，作丸服。凡治此證，必要先問平日起居何如，假如心痛，有因平日喜食熱物，以致死血留於胃口作痛，用桃仁承氣湯下之，切記！輕者用韭汁、桔梗，能開提其氣，血藥中兼用之。以物拄按痛處則止者，挾虚，以二陳湯加炒乾薑和之。有蟲痛者，面上白斑，唇紅能食，屬蟲，治以苦楝根、錫灰之類。痛定便能食，時作時止者，是蟲。上半月蟲頭向上，易治；下半月蟲頭向下，難治。先以肉汁及糖蜜食下，則引蟲頭向上，然後用藥打出。楝樹根皮、檳榔、鶴虱，夏取汁飲，冬濃煎湯，下萬應丸最好。脈堅實不大便者，下之。心痛用山梔，并劫藥止之，若又復發，前藥必不效，可用玄明粉一服，立止。左手脈數熱多，脈澀有死血。右手脈實痰積，弦大必是久病。胃脘有濕而痛者，宜小胃丹下之。

入方

黄連炒　山梔炒　吴茱萸湯洗。各五錢　荔枝核燒存性，三錢　滑石五錢

右爲末，薑汁和丸服。

又方

山梔子仁炒黄色

右爲末，薑湯調，粥丸亦得。冷痛者，加草豆蔻仁炒末，薑汁炊餅丸服。

又方

白朮五錢　白芍　砂仁　半夏　當歸各三錢　桃仁　黄連　神麯炒　陳皮各二錢　吴茱萸一錢半　僵蠶　人參　甘草各一錢

右爲末，蒸餅丸服。

又方

白朮三錢半　白芍炒　陳皮　歸尾各二錢半　人參　黄連炒，一錢半　吴茱萸半錢

右爲末，蒸餅丸。

又方　治氣實心痛者。

山梔子炒焦，六錢　香附一錢　吴茱萸一錢

右爲末，蒸餅丸如花椒大，以生地黄酒洗浄，同生薑湯煎，送下二十丸。

又方

胡椒　蓽撥各半兩

右爲末，以醋調，捏作團子吞之。

又方　治心痛，亦治哮喘。又見痰類。

半夏切碎，香油炒

右爲末，薑汁炊餅丸，薑湯下二三十丸。

又方

黄荆子炒焦爲末，米湯調下。亦治白帶。

一人脈澀，心脾常痛：

白术一兩　半夏一兩　蒼术　枳實　神麯　香附　茯苓　台芎各半兩

右爲末，神麯糊丸。

治死血留胃脘作痛者：

玄胡一兩半　桂　滑石　紅花　紅麯各五錢　桃仁三十個

右爲末，湯浸蒸餅和丸。

治痰飲積食〔一〕，胃脘痛：

螺螄殼墻上年久者，燒　滑石炒　蒼术　山梔　香附　南星各二兩　枳殼　青皮　木香　半夏　砂仁各半兩

右爲末，生薑汁浸，蒸餅爲丸，緑豆大，每服三四十丸，薑湯下。春加芎，夏加黄連，冬加吴茱萸半兩。有痰者用明礬，溶開就丸，如鷄頭大，熱薑湯吞下一丸。青黛亦治心痛。藍葉槌碎取汁，薑汁和服亦可。如無葉處，用水一小瓶，用藍安在刀頭，火中燒紅，淬水服。

治脾痛，用海粉，佐以香附末，用川芎、山梔、生薑汁煎辣湯，調服爲佳。又方，治脾痛氣實者，可用牡蠣煅爲粉，用酒調一二錢服。有脾痛，大小便不通者，此是痰隔中焦，氣聚下焦。

【附録】夫心痛，其種有九：一曰蟲痛，二曰疰痛，三曰風痛，四曰悸痛，五曰食痛，六曰飲痛，七曰寒痛，八曰熱痛，九曰來去痛。其痛甚，手足青過節者，是名

〔一〕「食」：正脈本、上科本無。

真心痛，旦發夕死，夕發旦死，非藥物所能療。若蚘蟲攻嚙心痛，令人惡心而吐，用川椒十粒煎湯下烏梅丸，良。有腎氣上攻以致心痛，用生韭研汁，和五苓散爲丸，空心茴香湯下。時作時止，或飲湯水咽下而作噦者，是有死血在其中，以桃仁承氣湯下之。草豆蔻丸，多治氣餒弱人心痛，妙。

【附方】

草豆蔻丸　治客寒犯胃痛者，宜此丸，熱亦可服，止可一二服。

草豆蔻一錢四分，麵裹煨，去皮　益智　橘皮　僵蠶　人參　黃芪各八分　吴茱萸湯洗去苦，八分　生甘草三分　炙甘草三分　歸身　青皮各六分　神麯炒　薑黄各四分　澤瀉一錢，小便數者減半　桃仁七個，去皮尖，另研　麥芽炒，一錢五分　柴胡四分，詳脅下加減用　半夏洗，一錢

右除桃仁另研，餘爲末浸，蒸餅丸如桐子大，服三十丸，白湯下，食遠，旋斟酌多少用之。

丁香止痛散　治心氣痛不可忍。

良薑五兩　茴香炒　甘草各一兩半　丁香半兩

右爲末，每服二錢，沸湯點服。

失笑散 治心氣痛不可忍，小腸氣痛。

蒲黄炒 五靈脂酒研，淘去砂土。各等分

右先以醋調二錢，煎成膏，入水一盞煎，食前熱服。

二薑丸 治心脾疼，温養脾胃，冷食所傷。

乾薑炮 良薑

扶陽助胃湯 治寒氣客於腸胃，胃脘當心而痛，得熱則已。

乾薑炮，一錢半 拣參 草豆蔻 甘草炙 官桂 白芍各一錢 陳皮 白术 吴茱萸各五分 附子炮，二錢 益智五分

右銼，作一服，水煎，生薑三片，棗二枚。有積聚，備急丹良。

烏梅丸 治胃冷，蚘蟲攻心痛，嘔吐，四肢冷。

烏梅三百個 黄柏炙 細辛 肉桂 附子炮。各六兩 黄連十六兩 人參六兩 蜀椒

炒，去閉口者及目　當歸各四兩　乾薑炮，十〔一〕兩

右爲末，取烏梅肉和蜜丸，桐子大，每服五十丸，空心鹽湯下。

桃仁承氣湯見吐血類。

小胃丸見痰類。

五苓散見中暑類。

脅痛七十一

脅痛，肝火盛，木氣實，有死血，有痰流注，肝急。木氣實，用蒼术、川芎、青皮、當歸之類；痛甚者，肝火盛，以當歸龍薈丸，薑汁下，是瀉火之要藥；死血，用桃仁、紅花、川芎；痰流注，以二陳湯加南星、蒼术、川芎；肝苦急，急食辛以散之，用撫芎、川芎、蒼术。血病，入血藥中行血。治咳嗽脅痛，以二陳湯加南星、香附、

〔一〕「十」：上科本作「一」。

青皮、青黛，入薑汁。脅痛有瘀血，行氣藥中加桃仁不去尖，并香附之類。有火盛者，當伐肝木。左金丸治肝火。有氣鬱而胸脅痛者，看其脈沉濇，當作鬱治。痛而不得伸舒者，蜜丸龍薈丸最快。脅下有食積一條扛起，用吴茱萸、炒黄連。控涎丹，一身氣痛及脅痛，痰挾死血，加桃仁泥，丸服。右脅痛，用推氣散，出《嚴氏方》。左脅痛，用前藥爲君，加柴胡或小柴胡亦可治。

入方

小龍薈丸　當歸　草龍膽酒洗　山梔炒　黄連炒　川芎各半兩　大黄煨，半兩　蘆薈三錢　木香一錢

一方有黄芩、柴胡各半兩，無大黄、木香。一方有甘草、柴胡、青皮，無當歸、梔子。

右爲末，入麝香少許，粥糊丸如緑豆大，每服五十丸，薑湯下，仍以琥珀膏貼痛處。龍薈丸亦治有積，因飲食大飽、勞力行房，脅痛。

當歸龍薈丸　治内有濕熱，兩脅痛，先以琥珀膏貼痛處，却以生薑汁吞此丸。痛甚者，須炒令熱服。

草龍膽　當歸　大梔子　黄連　黄芩各一兩　大黄　蘆薈各〔一〕半兩　木香一錢半
黄柏一兩　麝香半錢

一方加柴胡、川芎各半兩。又方，加青黛半兩，蜜丸，治脅痛；麯丸，降肝火。

右十味爲末，麵糊丸。

抑青丸　瀉肝火。

黄連半斤

右爲末，蒸餅糊丸服。

【附録】脅下痛，發寒熱，小柴胡湯。肥白人因氣虚而發寒熱，脅下痛者，補虚用參、芪，退熱用柴胡、黄芩，調氣止痛用青木香、青皮。瘦人脅下痛，發寒熱，多怒者，必有瘀血，宜桃仁、當歸、紅花、柴胡、青皮、大黄、梔子、草龍膽。

【附方】

推氣散　治右脅疼痛，脹滿不食。

〔一〕「各」：原脱，據上科本補。

枳殼　桂心　片子薑黄各半兩。一本作僵蠶　甘草炙，一錢半

右爲末，每服二錢，薑棗湯調下，酒亦可。

枳芎散　治左脅痛刺不可忍者。

枳實炒　川芎各半兩　粉草炙，一錢半

右爲末，每服二錢，薑棗湯下，酒亦可。

十棗湯　治脅痛，甚效。病人氣實可用，虚人不可用。

甘遂　芫花慢火熬〔一〕紫色　大戟各等分

右爲末，水一大盞，棗十枚，切開煮取汁半盞，調半錢，人實更加一錢，量虚實加減。

控涎丹見痛風類。

小柴胡湯見瘧類。

琥珀湯見積聚類。

〔一〕「熬」：弘治本作「炒」。

腹痛七十二附腹中窄[一]狹　絞腸痧

腹痛有寒、積熱、死血、食積、濕痰。

脈弦，食；脈滑，痰。一作澀。清痰多作腹痛，台芎、蒼术、香附、白芷，爲末，以薑汁入湯調服，大法之方若此。腹痛者，氣用氣藥，如木香、檳榔、香附、枳殼之類；血用血藥，如歸、川芎、桃仁、紅花之類。初得時元氣未虛，必推蕩之，此通因通用之法，久必難。壯實與初病宜下，虛弱衰與久病宜昇之消之。腹中水鳴，乃火擊動其水也，用二陳湯加黄芩、黄連、梔子。亦有臟寒而鳴者。凡心腹痛者，必用温散，此是鬱結不行，阻氣不運，故痛。在上者，多屬食，食能作痛，宜温散之，如乾薑、炒蒼术、川芎、白芷、香附、薑汁之類，不可用竣利藥攻下之。蓋食得寒則凝，熱則化，更兼行氣快氣藥助之，無不可者。

〔一〕「窄」：原作「乍」，據弘治本及下文文意改。

一老人腹痛，年高不禁下者，用川芎、蒼术、香附、白芷、乾薑、茯苓、滑石之類。

戴云：寒痛者，綿綿痛而無增減者是；時痛時止者，是熱也；死血痛者，每痛有處，不行移者是也；食積者，甚欲大便，利後痛減者是；濕痰者，凡痛必小便不利。

入方　治酒積腹痛者，寬氣緊要。

檳榔　三棱　莪术　香附　官桂　蒼术　厚朴　陳皮　甘草　茯苓　木香

右爲末，神麯糊丸，每服五十丸，白湯下。

【附録】或曰：痰豈能痛？曰：痰因氣滯而聚，既聚則礙其路道不得運，故作痛也。諸痛不可用參、芪、白术，蓋補其氣，氣旺不通而痛愈甚。白芍藥只治血虚腹痛，諸痛證不可用，以酸收斂。臍下忽大痛，人中黑色者，多死。絞腸痧作痛，以樟木煎湯大吐，或白礬調湯吐之，鹽湯亦可探吐。宜刺委中出血。腹痛須用芍藥，惡寒而痛加桂，惡熱而腹痛者亦加黄柏。凡腹痛，以手重按者，屬虚，宜參、术、薑、桂之屬。凡腹痛，以手不可按者，屬實，宜大黄、芒硝下之。凡肥人腹痛者，屬氣虚兼濕痰，宜參、二术、半夏。如感寒而腹痛，宜薑、桂，嘔者丁香；如傷暑而腹痛，宜玉龍丸；如飲食過傷而痛者，宜木香檳榔丸下之；如禀受弱，飲食過傷而腹痛者，當補脾胃而消導，宜參、术、山楂、麯、蘗、枳實、木香；如攧撲損傷而腹痛者，乃是瘀血，宜桃仁承氣湯加當歸、蘇木、紅花，入酒、童子便煎服下之。有全不思食，其人本體素弱而腹冷痛者，以養胃湯仍加桂、茱萸各半錢，木香三分，又或理中湯、建中湯皆可用，内加吴茱萸，良。

【附方】

玉龍丸 又名黄龍丸見中暑。

木香檳榔丸見痢類。

桃仁承氣湯見吐血類。

養胃湯見瘧類。

理中湯見中寒類。

小建中湯 芍藥三兩 甘草一兩 生薑一兩半 大棗六個 桂枝去皮，一兩半 膠飴半斤，舊有微溏或嘔者去膠

右銼，每服五錢，水盞半，薑三片，大棗一個，煎八分，去滓，下飴膠兩匙許，

再煎化温服。

腹中窄狹，須用蒼术。若肥人自覺腹中窄狹，乃是濕痰流灌臟腑，不昇降，燥飲用蒼术，行氣用香附；如瘦人自覺腹中窄狹，乃是熱氣燻蒸臟腑，宜黄連、蒼术。

腰痛七十二附腎著

腰痛主濕熱、腎虚、瘀血、挫閃、有痰積。脈大者腎虚，杜仲、龜版、黄柏、知母、枸杞、五味之類爲末，猪脊髓丸服；脈澀者瘀血，用補陰丸加桃仁、紅花；脈緩者濕熱，蒼术、杜仲、黄柏、川芎之類。痰積作痛者，二陳加南星、半夏。腰曲不能伸者，針人中。

凡諸痛皆屬火，寒凉藥不可峻用，必用温散之藥。諸痛不可用參，補氣則疼愈甚。

人有痛，面上忽見紅點者多死。

戴云：濕熱腰疼者，遇天陰或久坐而發者是也；腎虚者，疼之不已者是也；瘀血者，日輕夜重者是也。

入方　治濕痰腰痛，大便泄。

龜版一兩，炙　蒼术　椿皮　滑石半兩　白芍酒炒　香附各四錢

右爲末，糊丸。如内傷，白术山楂湯下。

又方　治腰腿濕痛。

龜版酒炙　黄柏酒炙　蒼术　蒼耳　威靈仙酒浸。各一兩　扁柏半兩

右爲末，酒糊丸，每用黑豆汁煎四物湯，加陳皮、甘草、生薑，煎湯下。

久腰痛必用官桂以開之方止，腹脅痛亦可。

又方

龜版酒炙，一兩半　炒柏　白芍一兩　陳皮　威靈仙　知母　蒼术　蒼耳

右爲末，調服。

又方

龜版酒炙，半兩　酒炒柏四錢　青皮三錢　生甘草一錢半

右爲末，薑一大片，同前藥末一錢研匀，以蒼耳汁蕩起，煎令沸服之。

摩腰膏　治老人虚人腰痛，并婦人白帶。

附子尖　烏頭尖　南星各二錢半　雄黄一錢　樟腦　丁香　乾薑　吴茱萸各一錢半　朱砂一錢　麝香五粒，大者

右爲末，蜜丸如龍眼大，每服一丸，薑汁化開，如粥厚，火上炖[一]熱，置掌中，摩腰上，候藥盡粘腰上，烘綿衣包縛定，隨即覺熱如火，日易一次。

【附録】腰者，腎之外候，一身所恃，以轉移闔闢者也。蓋諸經皆貫於腎，而絡於腰脊。腎氣一虚，凡衝寒受濕、傷冷蓄熱、血澀氣滞、水積墮傷與失志作勞，種種腰疼叠見而層出矣。脈若弦而沉者爲虚，沉者爲滞，澀者瘀血，緩者爲濕，滑與伏者是痰。

氣痛，一身腔子盡痛，皆用少許木香於藥内行氣。若寒濕腰痛，見熱則減，見寒則增，宜五積散加吴茱萸半錢，杜仲一錢。若濕腰痛，如坐水中，或爲風濕雨露所着，濕流入腎經，以致腰痛，宜滲濕湯，不效，宜腎著湯。腎虚腰痛，轉側不能，以

〔一〕「炖」：原作「頓」，據上科本改。

大建中湯加川椒十粒，仍以大茴香鹽炒爲末，破開猪腰子作薄片，勿令斷，層層散藥末，水紙裹，煨熟細嚼，酒吃下。閃挫腰痛，宜復元通氣散，酒調服，或五積散加牽牛頭末一錢，或桃仁七枚。

【附方】

青娥丸 治腎虛腰痛，益精助陽。

破故紙四兩，炒 杜仲四兩，炒，去絲 生薑二兩半，炒乾

右爲末，用胡桃肉三十個，研膏，入蜜，丸桐子大，每服五十丸，鹽湯下。

獨活寄生湯 治腎氣虛弱，爲風濕所乘，流注腰膝，或攣拳掣痛，不得屈伸，或緩弱冷痹，行步無力。

獨活一兩 桑寄生如無以續斷代之 細辛 牛膝 秦艽 茯苓 白芍 桂心 川芎 防風 人參 熟苄 當歸 杜仲炒 甘草炙。各二兩

右銼，每服三錢，水煎，空心服。下利者去地黄；血滯於下，委中穴刺出血妙，仍灸腎俞、崑崙尤佳。

治腰疼：

黑丑四兩，半生半炒

右研細，取頭末，水丸桐子大，硫黄爲衣，每服三十丸，空心鹽湯送下，四服即止。

補陰丸見諸虚類。

五積散見脚氣類。

大建中湯見斑疹類。

復元通氣散見氣類。

腎著爲病，其體重腰冷如冰，飲食如故，腹重如物在腰，治宜流濕，兼用温暖之藥以散之。

腎著湯　治腎虚，傷濕身重，腰冷如坐水中，不渴，小便自利。

乾薑炮　茯苓各四兩　甘草炙　白术各二兩

右㕮咀，每服五錢，水煎，空心服。

滲濕湯　治寒濕所傷，身體重著如坐水中。

蒼术　白术　甘草炙。各一兩　茯苓　乾薑炮。各一兩　橘紅　丁香各二錢半右每服五錢，水一鍾，生薑三片，棗一枚，煎服。

疝痛七十四 附木腎　腎囊濕瘡

疝痛，濕熱，痰積流下作病，大概因寒鬱而作，即是痰飲食積并死血。專主肝經，與腎經絶無相干，大不宜下。痛甚者，不宜參、术。癩，濕多。疝氣宜灸大敦穴，在足大指爪甲後一韭葉，聚毛間是穴。食積與死血成痛者，梔子、桃仁、山楂、枳子一作枳實、吴茱萸，并炒，以生薑汁、順流水煎湯調服。一方加茴香、附子。却有水氣而腫痛者，又有挾虚者，當用參、术爲君，佐以疏導之藥，其脈沉緊豁大者是。按之不定者屬虚，必用桂枝、山梔炒，烏頭細切炒，右爲末，薑汁糊丸，每服三四十丸，薑湯下，大能劫痛。

戴云：疝本屬厥陰肝之一經，余常見。俗説小腸、膀胱下部氣者，皆妄言也。

入方　治諸疝，定痛速效。

枳實十五片，一作橘核　山梔炒　山楂炒　吴茱萸炒。各等分　濕勝加荔枝核炮右爲末，酒糊丸服。或爲末，生薑水煎服，或長流水調下一二錢，空心。

守效丸　治癩不痛者之要藥〔一〕。

蒼术　南星　白芷散水　山楂各一兩　川芎　枳核又云枳實，炒　半夏　秋冬加吴茱萸，《衣鉢》有山梔

右爲末，神麯糊丸服。又云：有熱加山梔一兩，堅硬加朴硝半兩，又或加青皮、荔枝核。

又方　治諸疝，發時服。

海石　香附

右爲末，生薑汁調下，亦治心痛。

又方　治陽明受濕熱傳入太陽，惡寒發熱，小腹連毛際間悶痛不可忍。

山梔炒　桃仁炒　枳子炒　山楂

右各等分，研入薑汁，用順流水蕩起，同煎沸，熱服。一方加茱萸。

〔一〕「不痛者之要藥」：原作「之要藥不痛者」，據上科本乙轉。

橘核散 橘核 桃仁 梔子 川烏細切，炒 吴茱萸

右研，煎服。橘核散單止痛，此蓋濕熱因寒鬱而發，用梔子仁以除濕熱，用烏頭以散寒鬱，况二藥皆下焦之藥，而烏頭又爲梔子所引，其性急速，不容胃中留也。

又方 治疝劫藥。

用烏頭細切，炒、梔子仁炒，等分爲末，或加或减，白湯丸。

又方 治疝。

枇杷葉 野紫蘇葉 椒葉 水晶葡萄葉

右以水煎，熏洗。

腎氣方 茴香 破故紙 吴茱萸鹽炒。各五錢 胡蘆巴七錢半 木香二錢半

右爲末，蘿蔔搗汁丸，鹽湯下。

積疝方 山楂炒，一兩 茴香炒 柴胡炒，三錢 牡丹皮一錢

右爲末，酒糊丸如桐子大，服五六十丸，鹽湯下。

疝病、黄病久者，皆好倒倉。

又方 治疝痛。

山楂炒，四兩　枳實炒　茴香炒　山梔炒。各二兩　柴胡　牡丹皮　桃仁炒　八角茴香炒，一兩　吴茱萸炒，半兩

右爲末，酒糊丸桐子大，服五十丸，空心鹽湯下。

又方　治疝作痛。

蒼术鹽炒　香附鹽炒　黄柏酒炒，爲君　青皮　玄胡索　益智　桃仁爲臣　茴香佐　附子鹽炒　甘草爲使

右爲末，作湯服後，一痛過，更不再作矣。

又方　治癩疝。

南星　山楂　蒼术二兩　白芷　半夏　枳核　神麯一兩　海藻　昆布半兩　玄明粉　茱萸二錢

右爲末，酒糊丸。

一人疝痛作，腹内塊痛止，疝痛止塊痛作。

三棱　莪术醋煮　炒麯　薑黄　南星各一兩　山楂二兩　木香　沉香　香附各三錢　黄連用茱萸炒，去茱萸，用五錢，净　蘿蔔子　桃仁　山梔　枳核炒。各半兩

右爲末，薑汁浸，蒸餅爲丸。

予嘗治一人，病後飲水，患左丸痛甚，灸大敦穴，適有摩腰膏，内用烏、附、丁香、麝香，將與摩其囊上横骨端，火温帛覆之，痛即止，一宿腫亦消。

予舊有柑橘積，後因山行餓甚，遇橘、芋食之，橘動舊積，芋復滯氣，即時右丸腫大，寒熱，先服調胃劑一二帖，次早注神思，氣至下焦嘔逆，覺積動吐復，吐後和胃氣，疏通經絡而愈。

【附録】木腎者，心火下降，則腎水不患其不温；真陽下行，則腎氣不患其不和。温且[一]和，安有所謂木强者哉？夫惟嗜欲内戕，腎家虚憊，故陰陽不相交，水火不相濟，而沉寒痼冷凝滯其間，脹大作痛，頑痹結硬，勢所必至矣。不可純用燥熱，當温散温利以逐其邪，邪氣内消，榮衛流轉，盎如寒谷回春，蓋有不疾而速、不行而至者矣。

入方　治木腎。

[一]「且」：原作「其」，據上科本改。

楮樹葉又云楊樹，雄者，曬乾爲末，酒糊丸桐子大，空心，鹽湯下五十丸。

又方　治木腎不痛。

枸杞子　南星　半夏　黄柏酒炒　蒼术鹽炒　山楂　白芷　神麯炒　滑石炒　昆布　吴茱萸

右爲末，酒糊丸桐子大，空心，鹽湯下七十丸。

治小腸氣及木腎偏墜。

黑牽牛一斤，用猪尿胞裝滿，以綿縛定口子。好酒、米醋各一碗，於砂鍋内煮乾爲度，取出黑牽牛，用青紅娘子各十九個，於鐵鍋内炒燥，去青紅娘子，將牽牛碾取頭末四兩，另入猪苓、澤瀉細末各二兩，醋糊丸如梧桐子大，每服三十丸，空心鹽酒送下。不可多服，多服令人頭眩。如頭眩，可服黑錫丹。

腎囊濕瘡：

密陀僧　乾薑　滑石

右爲末，擦上。

又方　先用吴茱萸煎湯洗。

吴茱萸半兩　寒水石三錢　黄柏二錢　樟腦半兩　蛇床子半兩　輕粉十盞　白礬三錢　硫黄二錢　檳榔三錢　白芷三錢

右爲末，麻油調搽。

又方　治腎上風濕瘡及兩腿。

全蝎一錢　檳榔一錢　蛇床子一錢　硫黄一錢

右四味，研如細末，用麻油調，入手心搽熱，吸三口，用手抱囊一頃，次搽藥兩腿上。

耳聾七十五

耳聾皆屬於熱，少陽、厥陰熱多，當用開痰散風熱，通聖散、滚痰丸之類。大病後耳聾，須用四物湯降火；陰虚火動耳聾者，亦用四物湯。因鬱而聾者，以通聖散内大黄酒煨，再用酒炒三次後入，諸藥通用酒炒。耳鳴因酒遏者，大劑通聖散加枳殼、柴胡、大黄、甘草、南星、桔梗、青皮、荆芥，不愈，用四物湯，妙。耳鳴必用龍薈丸，食後服。氣實，入檳榔丸或神芎丸下之。聾病必用龍薈丸、四物湯養陰。濕痰者，神芎丸、檳榔丸。耳濕腫痛，凉膈散加酒炒大黄、黄芩、酒浸防風、荆芥、羌活服，腦多麝少。濕加枯礬吹。耳内哄哄然，亦是陰虚。

戴云：亦有氣閉者，蓋亦是熱。氣閉者，耳不鳴也。

入方

蓖麻子四十九粒　棗肉十個

右入人乳汁，搗成膏，石上略曬乾，便丸如指大，綿裹，塞於耳中。

又方　鼠膽汁，滴入耳中，尤妙。

又方　將龜於漆桌上，尿出用綿漬之，捏入青葱管中，滴入耳中。

【附録】耳屬足少陰之經，腎家之寄竅於耳也。腎通乎耳，所主者精，精氣調和，腎氣充足，則耳聞而聰。若勞傷氣血，風邪襲虚，使精脱腎憊，則耳轉而聾。又有氣厥而聾者，有挾風而聾者，有勞損而聾者。蓋十二經脈上絡於耳，其陰陽諸經適有交并，則臟氣逆而爲厥，厥氣搏入於耳，是謂厥聾，必有眩暈之證。耳者，宗脈之所附，脈虚而風邪乘之，風入於耳之脈，使經氣痞而不宣，是謂風聾，必有頭痛之證。

勞役傷於血氣，淫欲耗其精元，瘦悴力疲，昏昏瞶瞶，是爲勞聾，有能將息得所，血氣和平，則其聾暫輕。又有耳觸風邪，與氣相搏，其聲嘈嘈，眼見光，爲之虚聾。熱氣乘虚，隨脈入耳，聚熱不散，濃汁出，爲之膿耳。人耳間有津液，輕則不能爲害，若風熱搏之，津液結鞕成核塞耳，亦令暴聾，爲之耵耳。前是數者，腎脈可推，風則浮而盛，熱則洪而實，虚則澀而濡。風爲之疏散，熱爲之清利，虚爲之調養，邪氣屏退，然後以通耳調氣安腎之劑主之，於此得耳中三昧。

【附方】

和劑流氣飲 治厥聾。

方見氣類，内加菖蒲、生薑、葱同煎服。治聾皆當調氣。

桂星散 治風虚耳聾。

辣桂 川芎 當歸 細辛 石菖蒲 木通 白蒺藜炒 木香 麻黄去節 甘草炙。各二錢半 南星煨 白芷梢各四錢 紫蘇一錢

右銼，每服二錢，水煎，葱二莖，食後服。

地黄丸 治勞損耳聾。

熟苄　當歸　川芎　辣桂　菟絲子　川椒炒　故紙炒　白蒺藜炒　胡蘆巴炒　杜仲炒　白芷　石菖蒲各一錢半　磁石火燒，醋淬七次，研，水飛，一錢二分半

右爲末，煉蜜丸如桐子大，服五十丸，葱白温酒下。

益智散　治腎虚耳聾。

磁石製如前　巴戟去心　川椒各一兩。炒　沉香　石菖蒲各半兩

右爲末，每服二錢，用猪腎一枚，細切，和以葱白、少鹽并藥，濕紙十重裹，煨令熟，空心嚼，以酒送下。

芎芷散　治風入耳虚鳴。

白芷　石菖蒲炒　蒼术　陳皮　細辛　厚朴　半夏　桂　木通　紫蘇莖葉　甘草炙。各二錢半　川芎五錢

右銼散，每服三錢，薑三片，葱二枝，水煎，食後臨卧服。

耳鳴方　草烏燒　石菖蒲

右等分爲末，用綿裹塞耳，一日三度。

耳鳴暴聾方　川椒　石菖蒲　松脂各二錢半　山豆肉半錢

右爲末，溶蠟丸如棗核大，塞入耳。

蔓荆子散 治内熱，耳出濃汁。

甘草炙 川升麻 木通 赤芍 桑白皮炒 麥門冬去心 生苄 前胡 甘菊 赤茯苓 蔓荆子

右等分，每服三錢，薑三片，棗一枚，煎，食後温服。

又方 治耳内出膿。

真龍骨 枯白礬 赤小豆 黄丹 烏賊骨 胭脂一錢一分

右爲末，摻耳。

又方 治耳内膿出或黄汁。

石膏新瓦上煅 明礬枯 黄丹炒 真蚌粉 龍骨各等分 麝香少許

右爲末，綿纏竹簽拭耳，换綿蘸藥入耳。

耵耳方 治風熱搏之，津液結鞕成核塞耳。

生猪脂 地龍 釜下墨等分

右件細研，以葱汁和捏如棗核，薄綿裹入耳，令潤即挑出。

耳爛　貝母爲末，乾糁。

桃花散　治耳中出膿。

枯礬　乾胭脂各一錢　麝香一字

右爲末，綿杖子蘸藥捻之。

通聖散見斑疹類。

滚痰丸　大黄半斤　黄芩半斤　青礞石一兩　沉香五錢

右爲末，水丸桐子大。

龍薈丸見脅痛類。

檳榔丸見痢類。

神芎丸見痛風類。

凉膈散見自汗類。

鼻病七十六

酒渣鼻是血熱入肺，治法：用四物湯加陳皮、又云柏皮。紅花、酒炒黄芩，煎，入好酒數滴，就調炒五靈脂末同服。《格致論》中，於上藥有茯苓、生薑。氣弱者，加黄芪。

入方　用桐油入黄連末，以天吊藤燒灰，熱敷之。一云用桐油，入天吊藤燒油熟，調黄連末，拌敷之。

又方　用山梔爲末，蜜蠟丸，彈子大，空心嚼一丸，白湯送下。

治鼻中瘜肉，胃中有食積，熱痰流注，治本當消食積。

蝴蝶礬二錢　細辛一錢　白芷五錢

右爲末，内鼻中。

治鼻淵：

南星　半夏　蒼术　白芷　神麯　酒芩　辛夷　荆芥

右水煎，食後服。

【附録】酒渣者，此皆壅熱所致。夫肺氣通於鼻，清氣出入之道路，或因飲酒，氣血壅滯，上焦生熱，邪熱之氣留伏不散，則爲之鼻瘡矣。又有肺氣，不能飲而自生者，非盡因酒渣耳。宜一味淅二泔，食後用冷飲，外用硫黄入大菜頭内煨，碾涂之。

若鼻尖微赤及鼻中生瘡者，辛夷碾末，入腦麝少許，綿裹納入。或以枇杷葉拭去毛，銼，煎湯候冷，調消風散，食後服。一方，以白鹽常擦，妙。又以牛、馬耳垢敷，妙。

【附方】

白龍丸末逐日洗面，如澡豆法，更罨少時，方以湯洗法〔一〕，食後常服龍虎丹一帖。方見《和劑》風門。

白龍丸　川芎　藁本　細辛　白芷　甘草各等分

右爲細末，每四兩入煅石膏末一斤，水丸。

又方　黄柏、苦參、檳榔等爲末，敷以猪脂調，尤妙。

又方　以青黛、槐花、杏仁研，敷之。

又方　以杏仁研乳汁，敷之。

鉛紅散　治風熱上攻，面鼻紫赤，刺癮疹，俗呼肺風。

舶上硫黄　白礬枯。各半兩

〔一〕「法」：上科本作「去」。

右爲末，黄丹少許，染與病人面色同。每上半錢，津液涂之，臨卧再涂。兼服升麻湯下瀉青丸，服之除其根本也。二方見癘風類〔一〕。

輕黄散 治鼻中瘜肉。

輕粉一錢 雌黄半兩 杏仁一錢，湯浸去皮尖雙仁 麝香少許

右於乳鉢内，先研杏仁如泥，餘藥同研細匀，磁合蓋定。每有患者，不問深淺，夜卧用箸點粳米許，紝鼻中，隔夜一次，半月效。

消風散見中寒類。

眼目七十七

眼黑睛有翳，皆用黄柏、知母。眼睛痛，知母、黄柏瀉腎火，當歸養陰水。眼中風泪出，食後吞龍薈丸數粒，日三次。冬月眼暴發痛，亦當解散，不宜用凉藥。

〔一〕「二方見癘風類」：上科本無。

入方

神效七寶膏 治暴發眼，熱壅有翳膜者。

蕤仁去油、心、膜 白硼砂 朱砂 片腦

蜜調成膏，點眼。

爛眶眼：

薄荷 荆芥 細辛

右爲粗末，如燒香狀燒之，以青碗涂蜜少許於内，覆香煙上，取煙盡之後，以小青罐收煙藏之。凡眼有風熱多泪者，皆可點，此是陽明經有風熱所致。

生熟地黄丸 治血虚眼。方見眉眶痛類。

龍薈丸見脅痛類。

一人病眼，至春夏便當作鬱治。

黄芩酒浸 南星薑製 香附童便浸 蒼术童便浸。各二兩 川芎便浸，兩半 山梔炒，一兩 草龍膽酒浸 陳皮 連翹 蘿蔔子蒸 青黛各半兩 柴胡三錢

右爲末，神麯糊丸。

【附方】

瀉熱黄連湯 治眼暴發赤腫疼痛。

黄連酒炒 黄芩酒炒 草龍膽 生苄各一兩 升麻半兩 柴胡一兩

右㕮咀，每服四錢，水煎，日午前、飯後熱服。

上清散 治上熱鼻壅塞，頭目不清利。

川芎 薄荷 荆芥穗各半兩 盆硝 石膏 桔梗各一兩

右爲末，每服一字，口噙水，鼻内搐之，神效。加龍腦三分尤妙。

東垣熟乾地黄丸 人參二錢 炙甘草 天門冬去心 地骨皮 五味子 枳殼炒 黄連各三錢 歸身酒洗，焙 黄芩各半兩 生苄酒洗，七錢半 柴胡八錢 熟乾地黄一兩

右爲末，煉蜜丸桐子大，每服百丸，茶清下，食後，日二服。

口齒七十八

口瘡服凉藥不愈者，因中焦土虚，且不能食，相火衝上無制，用理中湯。人參、

白术、甘草補土之虚，乾薑散火之標，甚則加附子，或噙官桂亦妙。一方，生白礬爲末，貼之極效。或噙良久，以水漱之，再噙。一方，治口瘡甚者，用西瓜漿水徐徐飲之。冬月無此，用西瓜皮燒灰敷之。又方，黄連好酒煮之，呷下立愈。又方，遠志醋研，鵝毛掃患處，出涎。

入方

細辛　黄柏炒，一云黄連。等分

右爲末，貼之，或摻舌上，吐涎水再敷，須旋合之。

治滿口白爛：

蓽撥一兩，爲末　厚柏一兩

右用柏，火炙爲末，米醋煎數沸後調上藥，漱涎，再用白湯漱口即愈，重者三次。

舌上生瘡，用白荷花瓣貼之。

【附録】口舌生瘡，皆上焦熱壅所致，宜如聖湯或甘桔湯，加黄芩一錢，仍用柳花散摻之。

【附方】

黑參丸 治口舌生瘡，久不愈。

黑參 天門冬 麥門冬去心。各炒，一兩

右爲末，煉蜜丸如彈子大，每用一丸，綿裹噙化，咽津。

柳花散 治口舌生瘡。

玄胡索一兩 黄柏 黄連各半兩 密陀僧二錢 青黛二錢

右爲末，敷貼口内，有津即吐。

增損如聖湯 桔梗二兩 甘草炙，一兩半 防風半兩 枳殼湯浸，去穰，二兩半

右爲末，每服三錢，水煎，食後服。

甘桔湯 桔梗二兩 甘草一兩

右水煎，食後温服。

理中湯見中寒類。

牙痛，梧桐泪爲末，少加麝香擦之。牙大痛，必用胡椒、蓽撥，能散其中浮熱，間以升麻、寒水石，佐以辛凉，荆芥、薄荷、細辛之類。又方，用清凉藥便使痛不

開，必須從治，蓽撥、川芎、薄荷、荆芥、細辛、樟腦、青鹽。

治牙痛甚者：

防風　羌活　青鹽入肉　細辛　蓽撥　川椒

右爲末，擦噙。

又方

南星爲末，霜梅五個，取其引涎，以荆芥、薄荷散風熱，青鹽入腎入骨，擦噙。

又方

蒲公英燒灰　香附末　白芷　青鹽

右爲末，擦噙。

治陰虚，牙出鮮血，氣鬱：

用四物湯加牛膝、香附、生甘草、側柏。

蛀牙：

蘆薈、白膠香塞蛀孔中。

陽明熱而牙痛：

大黄、香附，各燒灰存性，爲末，入青鹽少許，不時擦牙上。

固齒：

用羊脛骨燒灰存性二錢，當歸、白芷、猪牙皂角、青鹽各一錢，爲末，擦牙上。

刷牙藥：

燒白羊骨灰一兩，升麻一兩，黄連半錢，擦用。

破滯氣七十九 附氣刺痛 諸氣

破滯氣須用枳殼，高者用之。夫枳殼者，損胸中至高之氣，二三服而已。又云：滯氣用青皮勿多，用多則瀉真氣。如實熱在内，相火上衝，有如氣滯，宜知母、黄柏、黄連、黄芩。如陰虚氣滯者，宜四物加玄參、黄柏以補血。

氣刺痛用枳殼，看何部分，以引經藥導，使之行則可。若稟受素壯，而氣則刺痛，枳殼、烏藥。若肥白氣虚之人，氣刺痛者，宜參、术加木香。若因事氣鬱不舒暢而氣刺痛，當用木香。

【附録】充按：丹溪無治氣條，後人增入，姑存以便閲者。

人以氣爲主，一息不運則機緘窮，一毫不續則穹壤判。陰陽之所以昇降者，氣也；血脈之所以流行者，亦氣也；榮衛之所以運轉者，此氣也；五臟六腑之所以相養相生者，亦此氣也。盛則盈，衰則虚，順則平，逆則病。氣也者，獨非人身之根本乎？人有七情，病生七氣，七氣者，寒、熱、怒、恚、喜、憂、愁；或以爲喜、怒、憂、思、悲、驚、恐，皆通也。然則均調是氣，將何先焉？曰氣結則生痰，痰盛則氣愈結，故調氣必先豁痰，如七氣湯以半夏爲主，而官桂佐之，蓋良法也。況夫冷則生氣，調氣須用豁痰，亦不可無温中之劑，其間用桂，又所以温其中也。不然，七情相干，痰涎凝結，如絮如膜，甚如梅核，窒礙於咽喉之間，咯不去，咽不下，或中艱食，或上氣喘急，曰氣隔，曰氣滯，曰氣秘，曰氣中，以至五積六聚，疝瘕癥瘕，心腹塊痛，發則欲絶殆，無往而不至矣。怒則氣上，喜則氣緩，驚則氣亂，恐則氣下，勞則氣耗，悲則氣消，思則氣結，此七者皆能致疾。寒氣鬱於中作痛者，以七氣湯、鹽煎散、東垣昇陽順氣湯。逆者抑之，以木香流氣飲、降氣湯。有熱者須加凉劑抑之，所謂從陰引陽也。

【附方】

和劑七氣湯 七氣所傷，痰涎結聚，心腹刺痛，不能飲食。

半夏五兩 人參 桂各一兩 甘草炙，半兩

右每服三錢，水煎，薑五片，棗一枚。

三因七氣湯 治如前。

半夏五兩 茯苓四兩 厚朴三兩 紫蘇二兩

右銼，以水煎，薑七片，棗二個。

指迷七氣湯 治七情相干，陰陽不得昇降，氣道壅滯，攻衝作疼。

青皮 陳皮 桔梗 莪朮 桂 藿香 益智各一兩 香附一兩半 甘草炙，七錢半 半夏七錢半

右銼，每服三錢，水煎，薑三片，棗一個。

加減七氣湯 莪朮炮 三棱炮 青皮 陳皮 香附 藿香 益智 甘草炙 桔梗 官桂 木香 檳榔 枳殼炒 白果 蘿蔔子炒 紫蘇

右以水煎，薑三片。

流氣飲子 治男婦五臟不和，三焦氣壅，心胸悶痞，咽塞不通，腹脅鼓脹，脚氣腫痛，肩背走注疼痛，嘔吐不食，氣喘咳嗽，痰盛，面目浮腫及四肢，大便秘澀，小便不通。

木香二錢半 檳榔 青皮 半夏 茯苓 枳殼 桔梗 當歸 芍藥 防風 川芎 紫蘇 枳實 黄芪 烏藥 腹皮 甘草炙 陳皮七錢半

右銼，每服五錢，水煎，薑三片，棗一枚。

和劑流氣飲 調榮衛，利三焦，行痞滯，消腫脹。

陳皮 青皮 紫蘇 厚朴薑製 香附炒 甘草炙。各四兩 木通二兩 腹皮 丁皮 檳榔 桂 木香 草果 莪术炮 藿香各一兩半 麥門冬去心 人參 白术 木瓜 赤茯苓 石菖蒲 白芷 半夏 枳殼炒。各一兩

右每服三錢，水煎，薑四片，棗二枚。

一方有大黄，無藿香。

大七氣湯 治積聚隨氣上下，發作有時，心腹疼痛，大小便不利。

三棱炮 莪术炮 青皮炒 陳皮 藿香 桔梗 肉桂 益智各一兩半 甘草炙，七

錢半　香附炒，一兩半

右銼，以水煎，薑五片。

分心氣飲　治男婦一切氣不和，心胸痞悶，脅肋脹滿，噎塞不通，噫氣吞酸，嘔噦惡心，頭目昏眩，四肢倦怠，面目萎黄，口苦舌乾，飲食減少，日漸羸瘦，大腸虚秘，并皆服之。

紫蘇莖葉俱用，四兩　羌活　半夏　肉桂　青皮　陳皮　腹皮　桑白皮炒　木通　芍藥　甘草炙　赤茯苓各一兩

右銼，每服三錢，水煎，生薑三片，棗一枚，燈心十莖。若氣秘，加枳殻、蘿蔔子、皂角子各半錢。咳嗽不利，加人參一錢，五味子七粒，桔梗一錢。氣滯腰疼，加木瓜二片，枳殻一錢。水氣面目浮腫，加車前、麥門冬、葶藶子、澤瀉、猪苓。

分心氣飲　治一切氣留滯於胸膈之間，不能流暢，以致痞悶，噎塞不通，大便虚秘。

木香　丁皮各二錢　人參　麥門冬去心　腹皮　檳榔　桑白皮　草果　桔梗　厚朴　白术各半兩　香附　藿香　陳皮　紫蘇各一兩半　甘草炙，一兩

右銼，每服薑三片，棗一枚，水煎服。

分心氣飲真方　治憂思鬱怒，諸氣痞滿停滯，通利大小便。

紫蘇莖葉三兩　半夏　枳殼各一兩半　青皮　橘紅　腹皮　桑白皮炒　木通　赤茯苓　木香　檳榔　莪术煨　麥門冬去心　桔梗　桂　香附　藿香各一兩　甘草炙，一兩三錢

右銼，每服三錢，水煎，入薑三片，棗二枚，燈心十莖。

蘇子降氣湯　治虛陽上攻，氣不昇降，上盛下虛，痰涎壅盛，頭目腰痛，大便風秘，冷熱氣瀉，肢體浮腫。

紫蘇子　半夏五錢　當歸　甘草炙　前胡　厚朴各二兩　官桂　陳皮三兩

右銼，薑三片，棗一枚，水煎服。

三和散　和暢三焦，治痞脹浮腫，腸胃澀秘。

腹皮炒　紫蘇莖葉　沉香　木瓜　羌活各二兩　白术　川芎　木香　甘草炒　陳皮　檳榔濕紙煨。各七錢半

右每服三錢，水煎服。加茯苓利水。

蟠葱散　治男婦脾胃虚冷，氣滯不行，攻刺心腹，痛連胸脅、膀胱、小腸、腎氣，及婦人血氣刺痛。

玄胡索　肉桂　乾薑炮。各一兩　蒼术　甘草炙。各八兩　砂仁　丁皮　檳榔各四兩　蓬术　三棱　茯苓　青皮各六兩

右每服二錢，水煎，入連莖葱白一莖，空心温服。

治氣六合湯　當歸　芍藥　川芎　地黄　木香　檳榔

右以水煎服。

分氣紫蘇飲　治脾胃不和，胸膈噎塞，腹脅疼痛，氣促喘急，心下脹悶。

枳殼　茯苓　腹皮　陳皮　甘草　蘇子　草果　白术　當歸　紫蘇　半夏　桑皮　五味子

右銼，薑三片，水煎。

木香化滯散　木香　白术　陳皮　桔梗　腹皮　茯苓　人參　砂仁　青皮　藿香　薑黄　檀香　白果

聚香飲子　治七情所傷，遂成七疝，心脅引痛，不可俯仰。

檀香　木香　丁香　乳香　沉香　藿香各一兩　玄胡索　川烏炮　桔梗炒　桂心　甘草炙　片子薑黃各十〔一〕兩

右薑三片，棗一枚，煎服。

沉香降氣湯　治三焦痞滿，滯氣不宣，心腹痛滿，嘔吐痰沫，五噎五膈。

沉香　木香　丁香　藿香　人參　甘草　白术各一兩　肉豆蔻　桂花　檳榔　陳皮　砂仁　川薑炮　枳實炒　白檀各二兩　白茯苓　青皮　白豆蔻

右每服三錢，水煎，入鹽少許。

烏藥平氣散　治脚氣上攻，頭目昏眩，脚膝酸疼，行步艱苦，諸氣不和，喘滿迫促。

人參　白术　茯苓　甘草　天台烏藥　當歸　白芷　川芎　麻黄　木瓜　五味子

右薑三片，水煎服。

復元通氣散　治氣不宣流，或成瘡癤，并閃挫腰痛，諸氣滯閉，耳聾耳疼，止痛

〔一〕「十」：弘治本作「半」。

活血。

茴香　穿山甲蛤粉炒。各二兩　白牽牛炒　玄胡索　甘草炒　陳皮各一兩　木香一兩半

右爲末，每服一錢，熱酒調服。

手拈散　治心脾氣痛。

草果　没藥　玄胡　五靈脂

右爲末，酒調二錢。

枳殼煮散　治悲哀傷肝，氣痛引兩脅。

防風　川芎　枳殼　細辛　桔梗　甘草　葛根

右用水煎服。

鹽煎散　治男子婦人一切冷氣攻衝胸脅，刺痛不已。及脾胃虚冷，嘔吐泄瀉，膀胱小腸氣，婦人血氣痛。

羌活　砂仁　甘草炙　茯苓　草果　肉豆蔻煨　川芎　茴香　蓽澄茄　麥芽炒　檳榔　良薑油炒　枳殼炒　厚朴　陳皮　蒼术等分

右用水煎，加鹽少許。

東垣昇陽順氣湯　升麻　柴胡　陳皮各一錢　半夏　人參各三錢　黄芪四錢　甘草　柏皮各五分　當歸一錢　草豆蔻一錢　神麯炒，一錢半

右㕮咀，每半兩入薑煎。

分氣紫蘇飲　治脾胃不和，氣逆喘促，心下脹滿，嘔逆不食。

五味子　桑白皮　茯苓　甘草炙　草果　腹皮　陳皮　桔梗各一斤　紫蘇十五兩

右銼，每服四錢，水煎，薑三片，入鹽少許。

鷄舌香散　治臟腑虚弱，陰陽不和，中脘氣滯，停積痰飲，胸膈脹悶，心脾引痛。

台烏　香附　良薑　芍藥　甘草　肉桂

右以水煎服。

大玄胡湯　莪术　三棱　當歸　芍藥　官桂　檳榔　厚朴　木香　玄胡　大黄　桔梗　川楝子　川芎　甘草炙　黄芩

右以水煎服。

化氣散 治諸食積，并宿食不消，此劑至爲穩當。

三棱 莪术 青皮 陳皮 厚朴 神麯 麥芽 甘草 台烏 香附

右以水煎服。

東垣木香順氣散 治濁氣在上，則生䐜脹。

木香三分 厚朴四分 青皮 陳皮 益智 茯苓 澤瀉 生薑 吴茱萸 半夏各二分 當歸五分 升麻 柴胡一分 草豆蔻三分，煨 蒼术三分

右作一服，水煎温服。

匀氣散 治氣滯不匀，胸膈虚痞，宿食不消，心腹刺痛，脹滿噎塞，嘔吐惡心，調脾胃，進飲食。

生薑 沉香 丁香 檀香 木香各一兩 藿香四兩 甘草炙，四兩 砂仁二兩 白果仁二兩

右爲末，每服二錢，沸湯調下，或水煎服。

順氣木香散 治氣不昇降，胸膈痞悶，時或引痛，及酒食過傷，噫氣吞酸，心脾刺痛，女人一切血氣刺痛。

砂仁　官桂　甘草炙　陳皮　厚朴　丁皮　茴香　桔梗　蒼术　木香　乾薑　良薑

右以水煎服。

快氣散　治一切氣，心腹脹痛，胸膈噎塞，噫氣吞酸，胃中痰逆嘔吐，及宿酒不解。

砂仁　甘草炙　香附　生薑

右爲末，鹽湯調下。

異香散　治腎氣不和，腹脅脹滿，飲食難化，噫氣吞酸，一切冷氣結聚，腹中刺痛。

石蓮肉一兩　莪术炮　益智　甘草炙　三棱各六兩　青皮　陳皮各三兩　厚朴二兩

右銼，每服三錢，水煎，薑三片，棗一枚，入鹽一捻，同煎服。

化氣湯　治一切氣逆，胸膈噎塞，心脾卒痛，嘔吐酸水，丈夫小腸氣，婦人血氣。

沉香　胡椒各一兩　砂仁　桂心　木香各二兩　陳皮炒　乾薑炮　莪术炮　青皮去穰，炒　茴香炒　甘草　丁皮各四兩右爲末，每服二錢，薑蘇鹽湯調下，婦人淡醋湯下。

降氣湯 治中脘不快，心腹脹滿，氣不昇降，噎塞喘促，乾噦咳嗽，嗜卧減食，停積不消。專治脚氣上衝，肢體浮腫，有妨飲食。

紫蘇 厚朴 官桂 半夏 當歸 前胡 柴胡 甘草 薑

右以水煎服。

木香化滯湯 治因憂氣，食濕鹽麵結於中脘，皮腹〔一〕底微痛，心下痞滿不食。

草豆蔻 甘草五錢，炙 半夏一兩 當歸梢 枳實炒。各二錢 紅花半兩

右每用五錢，水煎，薑三片，棗一個，熱服。

脾〔二〕胃八十 附胃風

【附方】

〔一〕「皮腹」：上科本作「腹皮」。

〔二〕「脾」：其上原有「附」字，據上科本删。

調中益氣湯　升麻二分　黄芪一錢　甘草五分　蒼术五分　木香二分　人參五分　柴胡五分　陳皮三分　加黄柏二分

水煎服。

四君子湯　治脾胃不調，不進飲食。

人參　白术　茯苓　甘草炙

右以水煎服。

六君子湯　治脾胃不和，不進飲食，上燥下寒，服熱藥不得者。

人參　白术　茯苓　甘草　砂仁　陳皮　又方加半夏

右以水煎，薑三片，棗一枚。

胃苓湯　甘草　茯苓　蒼术　陳皮　白术　官桂　澤瀉　猪苓　厚朴

右銼，每服五錢，水煎，薑五片，棗二枚。

參苓白术散　治脾胃虚弱，飲食不進，或致嘔吐泄瀉，及大病後調助〔一〕脾胃。

〔一〕「助」：上科本作「理」。

白扁豆一斤，炒　白茯苓　山藥　人參　白术各二斤　蓮子　砂仁一斤　甘草炙，二斤　薏苡　桔梗各一斤，炒黄色

右爲末，每服二錢，煎棗湯調下。

治中湯　治脾胃不和，嘔逆霍亂，中滿虚痞，或泄瀉。

人參　甘草炙　乾薑炮　白术　青皮　陳皮等分

右每服五錢，水煎。如嘔，加半夏等分。加丁香，減半夏，名丁香温中湯。

丁沉透膈湯　治脾胃不和，痰逆惡心，或時嘔吐，飲食不進，十膈五噎。

白术二兩　香附炒　砂仁　人參各一兩　丁香　麥芽　木香　肉豆蔻　白豆蔻　青皮各半兩　沉香　厚朴　藿香　陳皮各七錢半　甘草炙，一兩　半夏　神麯炒　草果各二錢半

右銼，每服四錢，水煎，薑三片，棗一個，不拘時候温服。忌生冷瓜果。

五膈寬中散　治七情四氣，胸膈痞滿，停痰氣逆，遂成五膈。

青皮　陳皮　丁皮　厚朴　甘草炙　白果　香附　砂仁　木香

右以水煎，生薑三片，入鹽少許。

枳縮二陳湯 理脾胃，順氣寬膈，消痰飲。

砂仁　枳實　茯苓　半夏　陳皮　甘草炙

水煎，生薑五片。

八珍湯 和血氣，理脾胃。

當歸　赤芍　川芎　熟苄　人參　白茯苓　甘草　砂仁等分

右以水煎，薑三片，棗二枚。

凝神散 收斂胃氣，清凉肌表。

人參　白朮　茯苓　山藥各一兩　粳米　扁豆炒　知母　生苄　甘草炙，半兩　淡竹葉　地骨皮　麥門冬各二錢半

右水煎，薑三片，棗一枚。

胃風，此因初飲食訖，乘風凉而致。其證脹滿，食飲不下，形瘦腹大，惡風，頭多汗，隔塞不通，胃風湯正治。然此亦看挾證加減。脉右關弦而緩帶浮。

胃風湯見痢證類。

癭氣八十一 附結核

癭氣先須斷厚味。

入方

海藻一兩　黄連二兩，一云黄柏，又云黄藥

右爲末，以少許置掌中，時時舐之，津咽下，如消三分之二，止後服。

結核或在項、在頸、在臂、在身，如腫毒者，多是濕痰流注，作核不散。

入方　治耳後、項間各一塊。

僵蠶炒　酒大黄　青黛　膽南星

右爲末，蜜丸噙化。

又方　治項頸下生痰核。

二陳湯加大黄酒炒　連翹　桔梗　柴胡

右以水煎，食後服。

又方　治臂核作痛。

二陳湯加連翹　防風　川芎　皂角刺　酒黄芩　蒼术

右以水煎服。

跌撲損傷八十二

跌撲損傷，須用蘇木和血，黄連降火，白术和中，童便煎，妙〔一〕。在下者，可先須補接，後下瘀血；在上者，宜飲韭汁，或和粥吃。切不可飲冷水，血見寒則凝，但一絲血入心即死。

入方　治攧撲傷損。

跌傷出血者，薑汁、香油各四兩，酒調服之。

治攧傷骨折及血出者：

〔一〕「妙」：原作「炒」，據上科本改。

用滑石、甘草爲末，人參湯調服，次用生薑自然汁一盞，米醋一盞，獨核肥皂四個敲破，按於薑汁米醋中，紗片濾過，去渣，入牛皮膠，煎成膏藥貼之。遍身者皆可。

接骨散 沒藥 乳香各半兩 自然銅一兩，煅淬 滑石二兩 龍骨三錢 赤石脂三錢 麝香一字，另研

右爲末，好醋浸沒，煮多爲上，乾就炒燥爲度，臨睡服時入麝香，抄以茶匙留舌上，温酒下，分上下食前後服。若骨已接尚痛，去龍骨、赤石脂，而服多盡好，極效。

世以自然銅爲接骨藥，然此等方盡多，大抵在補氣、補血、補土，俗工惟在速效，以罔利迎合病人之意，而銅非煅不可服，若新出火者，其火毒、金毒相扇，挾香挾藥毒，雖有接傷之功，而燥散之禍甚於刀劍，戒之！

又方

冬瓜皮 阿膠等分

右炒乾爲末，以酒調飲，醉爲度。

破傷風八十三

破傷風多死。防風、全蝎之類，非全蝎不開，十個爲末，酒調，日三次。破傷風，血凝心，鴉翅燒灰存性，研細，酒調一錢。

入方　破傷風發熱：

瓜蔞子九錢　滑石一錢半　南星　蒼术　赤芍　陳皮一錢　黄連　炒柏　黄芩　白芷五分　甘草些少

右薑一片，煎服。

【附方】

天麻丸　治破傷風神效。

天麻　川烏生，去皮。各三錢　草烏生　雄黄各一錢

右爲末，酒糊丸梧子大，每服十丸，温酒下，無時。

《元戎》治破傷風欲死者：

川烏　南星　半夏并生　天麻去蘆，等分

右爲細末，每服一錢，豆淋酒調下，稍温服，次以酒三盞投之。

諸瘡痛八十四附天疱瘡　凍瘡

諸瘡痛不可忍者，用苦寒藥加黄連、黄芩，詳上下根稍用，及引經藥則可。又云：諸瘡以當歸、黄連爲君，連翹、甘草、黄芩爲佐。諸痛癢瘡瘍屬火，若禀受壯盛，宜四物加大承氣湯下之。若性急，面黑瘦，血熱之人，因瘡而痛，宜四物加黄連、黄芩、大力子、甘草，在下焦者加黄柏。若肥胖之人生瘡而痛，乃是濕熱，宜防風、羌活、荆芥、白芷、蒼术、連翹，取其氣能勝濕。諸瘡藥：膿窠，治熱燥濕爲主，用無名異；乾疥，開鬱爲主，用茱萸；蟲瘡如癬狀，退熱殺蟲爲主，蕪荑、黑狗脊、白礬、雄黄、硫黄、水銀殺蟲、樟腦、松香。頭上多加黄連、方解石。蛇床定癢殺蟲，松皮炭主膿；腫多者，加白芷開鬱；痛多，加白芷、方解石；蟲多，加藜蘆、斑蝥；癢多，加枯礬；陰囊瘡，加茱萸；濕多，香油調；乾癢，出血多，加大黄、黄連，猪脂調；紅色，加黄丹；青色，加青黛；蟲多，加錫灰、蕪荑、檳榔。在上多服通聖散，在下多須用下。脚腫出血，分濕熱用藥。

入方　瘡有三種：

膿疱瘡，治熱爲主。

黄芩　黄連　大黄各三錢　蛇床　寒水石三兩　黄丹半錢　白礬一錢　輕粉　白芷　無名異少許，炒　木香少許，痛者用

右爲末，油調敷。

沙瘡：

蕪荑二錢　剪草二錢　蛇床三錢　白礬枯　吴茱萸　黄柏各一錢　蒼术　厚朴　雄黄各五分　寒水石二錢　輕粉十帖

右爲末，油調敷。

疥瘡藥：春天發瘡疥，開鬱爲主，不宜抓破敷。

白礬二錢　吴茱萸二錢　樟腦半錢　輕粉十盏　寒水石二錢半　蛇床三錢　黄柏　大黄　硫黄各一錢　檳榔一個

又方

蕪荑　白礬枯　軟石膏　大黄　樟腦各半兩。另入　貫衆　蛇床各一兩　硫黄　雄黄各二錢半

右爲末，香油調，須先洗瘡，去痂敷之。

一上散　雄黄三錢半　寒水石一兩　蛇床　白膠香　黑狗脊各一兩　黄連五錢　硫黄三錢半　吴茱萸三錢　白礬枯，五錢　斑蝥十四個，去翅足

右硫黄、雄黄、寒水石另研如粉，次入斑蝥和匀，蛇床、狗脊等爲極細末，同研匀。洗瘡，令湯透，去痂，用臘猪油調，手心中擦熱，鼻中嗅三二次，却擦上，一上即愈。如痛甚，腫滿高起，加寒水石一倍；如不苦癢，只加狗脊；如微癢，只加蛇床子；如瘡中有蟲，加雄黄；如喜火炙湯洗，加硫黄。口臭不止，亦可愈也。

【附方】

四物湯見婦人類。

大承氣湯見痢類。

郭氏升麻牛蒡子散　治時毒瘡疹，脈浮，紅在表者，瘡發於頭面胸膈之際。

升麻　牛蒡子　甘草　桔梗　葛根　玄參　麻黄各一錢　連翹一錢

右㕮咀，薑三片，水二盞，作一服。

升麻和氣飲　治瘡腫癬疥癢痛。

甘草　陳皮各一兩半　芍藥七錢半　大黄半兩，煨　乾葛　蒼术　桔梗　升麻各一兩

當歸　半夏　茯苓　白芷各二錢　乾薑　枳殼各半錢　《三因》有厚朴半兩。

右㕮咀，每服一兩，水煎。

當歸飲子　治瘡疥、風癬、濕毒[一]、燥癢瘡。

當歸　白芍　川芎　生苄　白蒺藜　防風　荆芥各一兩　何首烏　黄芪　甘草各半兩

右㕮咀，每服一兩，水煎。或爲末，每服一二錢亦得。

天疱瘡，用防風通聖散末，及蚯蚓略炒，蜜調敷，極妙。

從肚皮上起者，是裏熱發於外也，還服通聖散。見斑疹類。

〔一〕「毒」：原作「每」，據上科本改。

凍瘡，用煎熟桐油，調密陀僧末敷。

脚上爛瘡久不愈，先以豆腐漿水洗三兩次，懸鈎渣葉、地暴渣葉，擣細，入鹽些少，奩之。

丹溪先生心法卷五

癰疽八十五

癰疽只是熱勝血。六陽經六陰經，有多氣少血者，有少氣多血者，有多氣多血者，不可一概論也。若夫要害處，近虛怯薄處，前哲已曾論及，惟分經之言未聞。諸經惟少陽、厥陰經生癰疽，理宜預防，以其多氣少血，肌肉難長，瘡久未合，必成死症。遽用驅毒利藥，以伐其陰分之血，禍不旋踵。陽滯於陰，脈浮洪弦數；陰滯於陽，脈沉細弱澀。陽滯以寒治之，陰滯以熱治之。

人中年以後，不可生癰，才有痛腫，參之脈證，但見虛弱，便與滋補氣血，可保終吉。若用尋常驅熱拔毒紓氣之藥，虛虛之禍，如指諸掌。

內托之法，河間治腫焮於外，根盤不深，形證在表，其脈多浮，病在皮肉，非氣盛則必侵於內，急須內托以救其裏，宜復煎散，除濕散鬱，使胃氣和平。如或未已，再煎半料飲之。如大便秘及煩熱，少服黄連湯。如微利及煩熱已退，却與復煎散半兩。如此使榮衛俱行，邪氣不能内傷也。然世俗多用排膿内補十宣散，若用之於此小瘡，與冬月時令即可，若潰瘍於夏月用之，其桂、朴之温散，佐以防風、白芷，吾恐雖有參、芪，難爲倚杖[一]。一婦年七十，形實性急而好酒，腦生疽，才五日，脈緊急且澀，急用大黄酒煨細切，酒拌炒爲末，又酒拌人參炒，入薑煎，調一錢重。又兩時再與，得睡而上半身汗，睡覺病已失，此内托之意。又一男子，年五十，形實色黑，背生紅腫，及胛骨下痛，其脈浮數而洪緊，食亦嘔，正冬月與麻黄桂枝湯，加酒黄柏、生附、瓜蔞子、甘草節、羌活、青皮、人參、黄芩、半夏、生薑，六帖而消。此正内托之法，非《精要》内托散乳香、緑豆等藥，想此方專爲服丹石而發疽者設，不因丹石而發，恐非必用之劑。

[一]「杖」：弘治本作「仗」。

瘡先發爲腫，氣血鬱積，蒸肉爲膿，故其痛多少，瘡之始作時也。膿潰之後，腫退肌寬，痛必漸減，而反痛者，此爲虚，宜補。亦有穢氣所觸，宜和解；風寒逼者，宜温散。

腸癰

大腸有痰積死血流注，桃仁承氣湯加連翹、秦艽。近肛門破入風者，難治，防風之類。

乳癰

乳房陽明所經，乳頭厥陰所屬。乳子之母，不知調養，怒忿所逆，鬱悶所遏，厚味所釀，以致厥陰之氣不行，故竅不得通，而汗不得出，陽明之血沸騰，故熱甚而化膿。亦有所乳之子，膈有滯痰，口氣焮熱，含乳而睡，熱氣所吹，遂生結核。於初起時，便須忍痛，揉令稍軟，吮令汁透，自可消散。失此不治，必成癰癤。治法，疏厥陰之滯，以青皮清陽明之熱，細研石膏，行汗濁之血，以生甘草之節，消腫導毒，以瓜蔞子，或加没藥、青橘葉、皂角刺、金銀花、當歸，或湯或散，或加減，隨意消息，然須以少酒佐之。若加以艾火兩三壯於腫處，其效尤捷。不可輒用針刀，必至危困。若不得於夫，不得於舅姑，憂怒鬱悶，昕夕積累，脾氣消阻，肝氣横逆，遂成隱核，如大棋子，不痛不癢，數十年後，方爲瘡陷，名曰奶岩。以其瘡形嵌凹似岩穴也，不可治矣。若於始生之際，便能消釋病根，使心清神安，然後施之治法，亦有可安之理。

乳癰方 青皮 瓜蔞 橘葉 連翹 桃仁 皂角刺 甘草節 破多，加參、芪。

右以水煎，入酒服。

乳癰奶勞焮腫：

石膏煅 樺皮燒 瓜蔞子 甘草節 青皮

右以水煎服。

治乳有核：

南星 貝母 甘草節 瓜蔞各一兩 連翹半兩

右以水煎，入酒服。

又方

人參　黄芪　川芎　當歸　青皮　連翹　瓜蔞　白芍　甘草節　乳岩小破，加柴胡、川芎

右以水煎，入酒服。

乳硬痛：

没藥一錢　甘草三錢　當歸三錢

右作一服，水煎，入酒少許，熱飲。

吹奶：

金銀花　大蕎麥　紫葛藤等分

右以醋煎洗患處立消。如無下二物，只金銀花亦可。

乳栗破，少有破，必大補。

人參　黄芪　白术　當歸　川芎　連翹　白芍　甘草節

右以水煎服。

附骨癰

熱在血分之極細。初覺，先以青皮、甘草節；後破，當養血。初腿腫，以人參、黄連、茯苓各二錢，瓜蔞子四十八粒，作二帖，入竹瀝，熱飲之。

治環跳穴痛不已，防生附骨疽。以蒼术佐黄柏之辛，行以青皮。冬月加桂枝，夏月加條子芩，體虚者加牛膝，以生甘草爲使，大料煎，入薑汁帶辣，食前飲之。病深者，恐术、柏、桂枝十數帖發不動，加少麻黄。二三帖又不動，恐癰將成矣，急掘地坑，以火煅紅，沃以小便，赤體坐其上，以被席圍抱下截，使熱氣燻蒸，腠理開，氣血暢而愈。

鐵圍散 治癰疽腫毒。

乳香　没藥半兩　大黄　黄柏　黄連　南星　半夏　防風　皂角刺　木鱉子　瓜蔞　甘草節　草烏　阿膠

右爲末，醋調成膏，砂石器内火熬黑色，鵝翎敷之。

圍藥 諸般癰疽，敷上消散。

乳香　没藥　大黄　連翹　黄芩　黄連　黄柏　南星　半夏　防風　羌活　瓜蔞　阿膠　皂角刺

右研爲細末，好醋煎黑色成膏。寒者熱用，熱者寒用。

圍藥鐵井欄　貝母　南星各七錢　連翹　五倍子　經霜芙蓉葉各一兩

右碾爲細末，用水調敷四向腫處，止留中間一竅出毒氣。

隔皮取膿法　驢蹄細切，一兩　蕎麥麵一兩　白鹽半兩　草烏四錢，去皮

右爲末，水調作餅子，慢火炙微黄色，出火毒，研末，醋調成膏，用白紙攤貼患處，水自毛孔而出，其腫自退。

騎馬癰

用大粉草帶節四兩，長流水一碗，以甘草淬焙水盡，爲末，入皂角炭少許，作四服，湯調，頓服，效。

又方

甘草節、白芷、黄連。破者，龍骨、枯礬、赤石脂并用。

敷疽瘺方

草烏　黄連　紫荆皮　白芷　大黄　芙蓉皮　朴硝　糯米各等分

右爲末，蜜水調敷。如瘡盛，以蜜調雄黄末，圍定瘡穴大小前後，敷前藥末。

一人肛門生瘺，久不收口，有針竅三孔，勞力則有膿。

黄芪　條芩　連翹　秦艽

右爲末，神麯糊爲丸。

取朽骨，久疽及痔漏者用之。

取烏骨鷄脛骨，以上等雌黄實之，鹽泥固濟，火煅通紅取出，地上出火毒，去泥，用骨研細，飯丸如粟大。以紙捻送入孔中竅内，更用膏藥貼之。

便毒：

山梔子　大黄　乳香　没藥　當歸五分　瓜蔞仁三錢　代赭石一錢

右作一服煎。

又方

木鱉子　大黄　瓜蔞　桃仁　草龍膽

右㕮咀，濃煎，露星月一宿，清早温服，立愈。

又方

白僵蠶、槐花爲末，調酒服。一方加酒大黄。

【附方】

消毒飲　治便毒初發三四日，可消。

皂角刺　金銀花　防風　當歸　大黄　甘草節　瓜蔞仁等分

右㕮咀，水酒各半煎，食前温服。仍頻提掣頂中髮，立效。

《機要》**内托復煎散**　癰疽托裏健胃。

地骨皮　黄芩　茯苓　白芍　人參　黄芪　白术　桂　甘草　防己　當歸各一兩　防風三兩

右㕮咀，先以蒼术一斤，水五升，煎至三升，去术，入前十二味，再煎至三四盞，取清汁，分三四次，終日飲之。又煎蒼术渣爲湯，去渣，依前又煎前十二味渣，分飲之。

内疏黄連湯　治瘡皮色腫硬，發熱而嘔，大便閉，脈洪實者。

黄連　芍藥　當歸　檳榔　木香　黄芩　梔子　薄荷　桔梗　甘草各一兩　連翹二兩　大黄二兩半

右㕮咀，每服一兩，入薑煎。

疔癧八十六

疔癧，用針刀鏃破頭上，以蟾酥敷之，後用緑豆、野菊莎末，酒調飲醉睡覺，即定痛熱除，不必去疔自愈也。治一切疔瘡，用紫梗菊花，根、莖、葉皆可，研碎取汁，滴口中飲之。

瘰癧，血氣痰熱，以牡蠣煅過爲末，玄參搗膏爲丸。桑椹黑熟者，搗汁熬膏，湯調服。紅者，曬乾爲末，湯調服。師云：大田螺連肉，燒灰存性，爲末，入麝香少許，濕則乾敷，乾則油調敷。夏枯草大能散結氣，而有補養血脈之功，能退寒熱。虚者盡可倚仗，若實者，以行散之藥佐之，外施艾灸，亦漸取效。

入方　治瘰癧。

海藻洗去砂土，曬乾　昆布揉去土同上，二味先研爲末　何首烏木臼搗爲末　皂角刺炒令黄色　公蛇蜕樹上或墻上是雄，用一條，平地上是雌

右五味，爲細末，和匀一處，猪項下刀口肉燒熟，蘸前藥末吃，食後倒患處眠一伏時，每核灸七壯，口中覺煙起爲度，膿盡即安。初生起時，灸曲池，男左女右。

【附方】

《寶鑒》**保生錠子**　治疔瘡背疽瘰癧，一切惡瘡。

金脚信　雄黄　硇砂各二錢　麝一錢　輕粉半大匣半大盝　巴豆四十九粒，文武火炒，研

右爲極細末，用黄蠟五錢溶開，將藥和成錠子，冷水浸少時，取出旋丸，捏作餅子，如錢眼大，將瘡頭撥開，安一餅子，次用神聖膏，貼後服托裹散。若瘡氣入腹危者，服破棺丹。

神聖膏　治一切惡瘡。

當歸　藁本各半兩　没藥二錢　黄丹　黄蠟各二兩　乳香二錢　琥珀二錢半　膽礬　粉霜各一錢　白膠香二兩　清油二斤　木鱉子五十個，去皮　巴豆十五個，去殼　槐

枝　柳枝各一百二十條

右作一處，先將槐枝、柳枝下油内熬焦，取出不用，後下餘藥，熬至焦黑，亦漉出不用，將油澄清，下黄丹，再熬成膏，用緋帛攤之，立效。

千金托裏散　治疔瘡發背，一切惡腫。

官桂　人參　甘草　川芎　白芷　芍藥各一兩　木香　没藥各三錢　乳香二錢　當歸半兩　連翹一兩二錢　黄芪一兩半　防風　桔梗　厚朴各二兩

右十五味爲細末，每服三錢，酒一大盞，煎三二沸，和渣温服，無時。

破棺丹　治瘡腫，一切風熱。

大黄二兩，半生半熟　芒硝　甘草各一兩

右爲末，煉蜜丸如彈子大，每服半丸，食後，茶清温酒任化下。童便半盞研化服亦得。忌冷水。

太乙膏　治癧子瘡神效。

腦子一錢，研　輕粉　乳香各二錢，研　麝香三錢，研　没藥四錢，研　黄丹五兩

右用清油一斤，先下黄丹熬，用柳枝攪，又用憨兒葱七枝，先下一枝，熬焦再下

一枝，葱盡爲度，下火不住手攪，覷冷熱得所，入腦子等藥攪勾，磁器盛之，用時旋攤。

克效散 治癧子瘡。

官桂 硇砂各半錢 赤小豆 粳米各四十九粒 斑蝥四十九個，不去翅足

右五味研爲末，初服一字，次服二字，次服三字，次服四字，煎商陸根湯送下，空心服，小便淋瀝爲效。如惡心嘔吐黄水無妨，瘰癧日日自消矣。

玉燭散 治瘰癧，和血通經，服之自消，日進一服，七八日取效。方見婦人類。

東垣昇陽調經湯 治瘰癧繞頸，或至頰車，此皆出足陽明胃經中來。若瘡深遠，隱曲肉底，是足少陰腎經中來，乃戊脾傳於癸腎，是夫傳與妻，俱作塊子，堅硬大小不等，并皆治之，或作丸亦可。

草龍膽酒製 酒芩 莪术酒洗，炒 三棱酒炒 升麻八錢 葛根 甘草炙 黄連酒洗 連翹 桔梗已上各五錢 生黄芩四錢 歸梢 芍藥各三錢 黄柏酒炒，二錢 知母酒洗炒，一兩

右另秤，一半作末，煉蜜爲丸緑豆大，每服百餘丸；一半作㕮咀，每服五錢，若

能食，大便硬，可旋加至七八錢，水二盞，先浸半日，煎至一盞，去渣，臨卧熱服。足高，去枕仰卧，噙一口，作十次咽下，留一口在後，送下丸藥。服畢，其卧如常。

金湯疳癬諸瘡八十七

金瘡

五倍子、紫蘇等分。

又方

白膠香三錢，龍骨一錢。

金瘡狗咬

五月五日午時，用陳石灰一斤，搗爲末，韭一斤，搗汁，和成餅，陰乾，爲細末，敷之。

治陽證腫毒并金瘡。

大粉草銼細，用竹筒一段，割去青，兩頭留節，節上開一竅，入粉草在内，滿後用油灰塞孔竅，從立冬日放糞缸内，待立春先一日取起，竪立在有風無日陰處二十一日，多最好，却破竹取草，爲細末，用敷金瘡。乾者水調。

火燒

桐油二錢　水二錢

右二件，以桃柳枝不住手攪成膏，再入少水溶，外用猫兒肚底毛細剪摻上。

湯澆

以淋了茅三次灰渣敷患處。

湯火瘡，臘月猪膽涂黄柏，炙乾爲末，敷上。

臁瘡

乳香　没藥　水銀　當歸各半兩　川芎　貝母　黄丹二錢半　真麻油五兩

右㕮咀，除黄丹、水銀外，先將餘藥用香油熬黑色，去渣，下黄丹、水銀，又煎黑色，用柳桃枝攪成膏，油紙攤貼。

又方

龍骨生用　血竭　赤石脂共一兩　頭髮如指大　黄蠟一兩　白膠香　香油不拘多少

右件，先以香油煎頭髮三五沸，去髮，入黄蠟、白膠香，却入龍骨、血竭、赤石脂，攪勾，安在水盤内，候冷取起，以磁器盛之，每遇一瘡，捻作薄片貼瘡口，以竹箬貼在外，三日後，翻過再貼，仍服活血藥。

又方

用砂糖水煎冬青葉三五沸，撈起，石壓平。將葉貼瘡上，日换二次。

又方

以頭垢燒灰，和棗肉搗作膏，先以葱椒葉煎湯洗净，用輕粉摻上，却以前膏，雨傘紙攤貼之。

又方

地骨皮一兩　白蠟半兩　甘草節半兩

右以香油，入地骨皮、甘草節，文武火熬熟去渣，入黄丹一兩半，緊火熬黑提起，白紙攤貼之，次用冬青葉醋煎過，以藥貼之。

杖瘡疼

黄柏、生地、黄紫荆皮皆要藥。熱血作痛，凉血去瘀血爲先，須下鷄鳴散之類。生地黄、黄柏爲末，童便調敷，或加韭汁。不破者，以韭菜、葱頭舂碎，炒熱貼，冷則易。膏藥，紫荆皮、乳香、没藥、生地黄、黄柏、大黄之類。

又方

用大黄、黄柏爲末，生地黄汁調敷，乾即再敷。

又方

野生苧麻根，嫩者，不拘多少，洗净，同鹽擂，敷瘡上，神效。傷重多用鹽。

癬瘡

防風通聖散去硝、黄，加浮萍、皂角刺。又紫蘇、樟樹、蒼耳、浮萍煎湯洗。

又方

浮萍一兩　蒼术二兩　苦參一兩半　黄芩半兩　香附二錢半

右爲末，酒糊丸。

又方

蘆薈　大黄　輕粉　雄黄　蛇床子　槿樹皮　檳榔

右爲末，先刮癬，用米醋調藥末涂之。

又方

蘆薈研，三錢　江子去殼，十四粒　草麻子去殼，十四粒　斑蝥七個，去翅足　白蠟

右以香油二兩，熬江子、草麻、斑蝥三藥，以黑爲度，去藥入蠟，并蘆薈末在内，磁罐盛貯，微微刮癬令破，以油涂上，過夜略腫即愈。

下疳瘡

蛤粉　臘茶　苦參　密陀僧

右爲末，河水洗净，臘猪油調敷。兼治臁瘡。

又方

米泔水洗瘡净，用頭髮，以鹽水洗净去油，再用清湯洗，曬乾燒灰，敷瘡上，即時生靨。

【附方】

冰霜散　治火燒燎損傷，油熱澆傷，皮爛肉大痛。

寒水石生　牡蠣煅　明朴硝　青黛各一兩　輕粉一錢

右爲末，新水調，或油調，濕則乾貼痛處，立止如神。

聖粉散　治下注疳瘡，蝕臭腐爛，疼痛不可忍者。

黄柏蜜炙　密陀僧　黄丹　高末茶　乳香各三錢　輕粉一錢半　麝少許

右爲末，用葱湯洗瘡後，次貼此藥，兼治小兒疳瘡。

下疳瘡洗藥 黄連 黄柏 當歸 白芷 獨活 防風 朴硝 荆芥

右等分，水煎，入錢五十文，烏梅五個，鹽一匙，同煎。温洗，日五七次，用下藥敷：

木香 檳榔 黄連 銅青 輕粉 枯礬 螵蛸 麝各等分兩

右爲極細末，洗後，至夜敷上。

婦人八十八

婦人經水過期，血少也，四物加參、术，帶痰加南星、半夏、陳皮之類。經水不及期而來者，血熱也，四物加黄連。過期紫黑有塊，亦血熱也，必作痛，四物加香附、黄連。過期淡色來者，痰多也，二陳加川芎、當歸。過期而來，乃是血虚，宜補血，用四物加黄芪、陳皮、升麻。未及期先來，乃是氣血俱熱，宜凉氣血，柴胡、黄芩、當歸、白芍、生苄、香附之屬。經不調而血水淡色，宜補氣血，參、芪、芎、歸、香附、白芍。腹痛加膠珠、艾葉、玄胡索。經候過而作痛者，乃虚中有熱，所以作疼。經水將來作疼者，血實也一云氣滯，四物加桃仁、黄連、香附。臨行時，腰疼腹痛，乃是鬱滯，有瘀血，宜四物加紅花、桃仁、莪术、玄胡索、香附、木香。發熱，加黄芩、柴胡。紫色成塊者，熱也，四物加黄連、柴胡之類。痰多，占住血海地位，因而下多者，目必漸昏，肥人如此，用南星、蒼术、川芎、香附，作丸子服之。肥人不及日數而多者，痰多血虚有熱，亦用前丸，藥中更加黄連、白术丸服。血枯經閉者，四物加桃仁、紅花。軀脂滿經閉者，以導痰湯加黄連、川芎，不可服地黄，泥膈故也，如用，以薑汁炒。肥胖飲食過度之人而經水不調者，乃是濕痰，宜蒼术、半夏、滑石、茯苓、白术、香附、川芎、當歸。臨經來時肚痛者，四物湯加陳皮、玄胡索、牡丹、甘草。痛甚者，豆淋酒；痛緩者，童便煮莎，入炒條芩末爲丸。經水去多不能住者，以三補丸加莎根、龜版、金毛狗脊。陰虚經脈久不通，小便澀，身體疼痛，以四物加蒼术、牛膝、陳皮、生甘草。又用蒼莎丸加蒼耳、酒芍藥爲丸，就煎前藥吞下。

又方　治經水過多。

黄芩炒　白芍炒　龜版炙。各一兩　黄柏炒，三錢　椿樹根皮七錢半　香附子二錢半右爲末，酒糊丸，空心，温酒或白湯下五十丸。

又方　治積痰傷經不行，夜則妄語。

瓜蔞子一兩　黄連半兩　吴茱萸十粒　桃仁五十個　紅麯二錢　砂仁三兩

右爲末，生薑汁化炊餅爲丸桐子大，服百丸，空心。

又方　治一切瘀血爲痛。

香附四兩，醋煮　瓦壠子煅，二兩，醋煮一晝夜　桃仁二兩　牡丹皮　大黄熟蒸　當歸各一兩　川芎　紅花各半兩

右爲末，蒸餅丸如桐子大，空心，温酒下三五十丸。

【附方】

四物湯　治衝任虚損，月水不調，腹疞痛。

當歸　川芎　芍藥　熟苄等分

右以水煎服，加減於後。若經候微少，漸漸不通，手足煩疼漸瘦，生潮熱，脈微數，本方去地黄、芎，加澤蘭葉三倍，甘草半分。經候過多，本方去熟地黄，加生苄，或只加黄芩、白术。經行身熱，脈數頭昏，本方加柴胡、芩。經行微少，或脹或

疼，四肢疼痛，加延胡、没藥、白芷與本方等，淡醋湯調下末子。經候不調，心腹疞痛，只用芎、歸二味，名君臣散。氣衝經脈，故月事頻并，臍下多痛，加芍藥。經欲行，臍腹絞痛，加玄胡、檳榔、苦楝，炒木香減半。經水澀少，加葵花、紅花。經水適來適斷，或有往來寒熱，先宜服小柴胡湯，後以四物和之。經候過而作痛，血氣俱虚也，宜本方對四君子湯服之。

治經事過期不行。

玄胡索一錢　香附　枳殼各半錢

右爲末，杜牛膝搗汁半鍾，空心調服。

交加地黄丸　治經水不調，血塊氣痞，肚腹疼痛。

生苄一斤　老生薑一斤　玄胡索　當歸　川芎　白芍二兩　没藥　木香各一兩　桃仁去皮尖　人參各一兩半　香附子半斤

右先將地黄、生薑各搗汁，以薑汁浸地黄渣，地黄汁浸生薑渣，皆以汁盡爲度，次將餘藥爲末，共作一處日乾，同爲末，醋糊丸如桐子大，空心服五十丸，薑湯下。

當歸散　治經脈不通。

當歸　川山甲灰炒　蒲黄各半兩，炒　辰砂一錢　麝香少許

右爲末，酒調服二錢。

琥珀散　治月水不通，心膈迷悶，腹臟撮痛。

台烏二兩　當歸　莪术各一兩

右爲末，空心，温酒調二錢，以食壓之。産後諸疾，炒薑酒調下。

通經丸　治婦人室女，經候不通，臍腹疼痛，或成血瘕。

川椒炒　莪术　乾漆炒煙盡　當歸　青皮　乾薑　大黄煨　桃仁去皮尖，炒　川烏炮　桂心各等分

右爲末，將一半用米醋熬成膏子，和餘藥成劑，臼中杵之，丸如桐子，陰乾，每服三五十丸，醋湯下。《嚴氏方》無川烏，有紅花。

紅花當歸散　治婦人血臟虚竭，或積瘀血，經候不行，時作痛，腰胯重疼，小腹堅硬，乃室女經水不行。

紅花　當歸尾　紫葳即凌霄花　牛膝　甘草炙　蘇木各三兩　白芷　桂心一兩半　赤芍九兩　劉寄奴五兩

右爲末，空心，熱酒調三錢服。一名凌霄花散。

導痰湯見痰類。

三補丸見諸虚類。

蒼莎丸見咳嗽類。

越鞠丸見六鬱類。

崩漏八十九

血崩，東垣有治法，但不言熱，其主在寒，學者宜尋思之。急則治其標，用白芷湯，調百草霜末。甚者用棕櫚灰，後用四物湯加炒乾薑調理。因勞者，用參、芪帶昇補藥。因寒者用乾薑，因熱者黄芩。崩過多者，先用五靈脂末一服，當分寒熱。蓋五靈脂能行能止。紫色成塊者，熱，以四物湯加黄連之類。婦人血崩，用香附、白芷丸服。氣虚、血虚者，皆以四物湯加參、芪。漏下，乃熱而虚，四物加黄連。崩中白帶，用椒目末，又用白芷，石灰炒，去灰爲末，茜草少許，粥丸服。一方，用生狗頭骨，燒灰存性，或酒調服，或入藥服。一方，五靈脂半生半炒，爲末，酒調服。經血逆行，或血腥，或吐血，或唾血，用韭菜汁服，效。

夫婦人崩中者，由臟腑傷損，衝任二脈血氣俱虚故也。二脈爲經脈之海，血氣之行，外循經絡，内榮臟腑，若氣血調適，經下依時，若勞動過極，臟腑俱傷，衝任之氣虚，不能約制其經血，故忽然而下，謂之崩中暴下。治宜當大補氣血之藥，舉養脾胃，微加鎮墜心火之藥，治其心，補陰瀉陽，經自止矣。

【附方】

小薊湯 治崩中不止。

小薊莖葉研取汁，一盞　生苄汁一盞　白术半兩

右三件，入水一盞，煎，温服。

荆芥散 治婦人崩中，連日不止。

用荆芥穗，於燈盞多著燈心，好麻油點燈，就上燒荆芥焦色。

右爲末，每服三錢，童便調下。

又方

艾葉如鷄子大　阿膠半兩　乾薑一錢

右爲粗末，用水五盞，先煮艾、薑，後入膠烊消，分作二服，空心。

如聖散　治婦人血山崩。

棕櫚灰　烏梅各一兩　乾薑一兩五分。并燒灰存性

右爲末，每服二錢，烏梅酒調下，空心。

凉血地黄湯　治婦人血崩，是腎水月虚，不能鎮守包絡相火，故血走而崩也。

黄芩　荆芥　蔓荆子各一分　黄柏　知母　藁本　細辛　川芎各二分　黄連　羌活

柴胡　升麻　防風各三分　生芐　當歸各五分　甘草一錢　紅花炒，少許

右作一服，水煎，空心，稍熱服。

帶下九十

帶下，赤屬血，白屬氣，主治燥濕爲先。漏與帶，俱是胃中痰積流下，滲入膀胱，無人知此，只宜昇提，甚者上必用吐，以提其氣，下用二陳湯，加蒼术、白术，

仍用丸子。一本作瓦壠子。又云：赤白帶下，皆屬血出於大腸、小腸之分。肥人多是濕痰，海石、半夏、南星、炒柏、蒼术、川芎、椿皮。一方無椿皮，有青黛。瘦人白帶少，如有者多熱，以炒黄柏、滑石、椿皮、川芎、海石。如無海石，以蛤粉亦可。一方有青黛，作丸子服。赤白帶下，炒黄荆子爲末，酒調下二錢，或米湯亦可。又治心痛，羅先生法，或十棗湯，或神佑丸，或玉燭散，皆可服。實者可行，虚者不可峻攻。血虚者，加减四物湯。氣虚者，參、术、陳皮間與之。濕勝者，用固腸丸。相火動者，於諸藥中，少加黄柏。滑者，加龍骨、赤石脂；滯者，加葵花。葵花白者治白帶，赤者治赤帶。性燥者，加黄連。痰氣帶下者，蒼术、香附、滑石、蛤粉、半夏、茯苓丸服。寒月少加乾薑，臨機應變。必須斷厚味。

入方

良薑　芍藥　黄柏二錢。各炒成灰　椿樹根皮一兩半

右爲末，粥丸，每服四五十丸，空心。

又方　一婦人白帶兼風痛。

半夏　茯苓　川芎　陳皮　甘草　蒼术　黄柏酒炒　南星　牛膝酒洗

治婦人上有頭風鼻涕，下有白帶。

南星　蒼术　柏皮炒　滑石　半夏　川芎　辛夷　牡蠣粉炒　酒芩

右㕮咀，水煎，去渣，食前服。

又方　治白帶。

龜版炙　枳子各二兩　黄柏炒，一兩　白芍藥七錢半　香附半兩　乾薑炒，二錢半　山茱萸　苦參　椿樹皮各半兩　貝母

右爲末，酒糊丸桐子大，空心，米湯下五十丸。

又方　治赤白帶下，或時腹痛。

龜版酒炙，二兩　黄柏炒，一兩　乾薑炒，一錢　枳子二錢半

右爲末，酒糊丸如桐子大，每服七十丸，日服二次。

又方　治婦人有孕白帶。

蒼术三錢　白芷二錢　黄連炒，二錢　黄芩炒，三錢　黄柏炒，一錢半　白芍二錢半　椿樹皮炒，一錢半　山茱萸二錢半

右爲末，糊丸，空心，温酒下五十丸。

治結痰白帶，先以小胃丹，半飢半飽，津液下數丸，候鬱積開，却宜服補藥。

白术二兩　黄芩半兩　紅白葵花二錢半　白芍七錢半

右爲末，蒸餅丸，空心，煎四物湯下三五十丸。

固腸丸　治濕氣下利，大便血，白帶。去脾胃陳積之痰，用此以燥其濕，亦不可單用，須看病作湯使。

椿根白皮性凉而燥，須炒用

右爲末，酒糊丸服。

又方

椿根皮四兩　滑石二兩

右爲末，粥丸桐子大，空心，白湯下一百丸。

又方　治白帶，因七情所傷而脈數者。

黄連炒　扁柏酒蒸　黄柏炒。各半兩　香附醋炒　白芍　白术各一兩　椿根皮炒，三兩　白芷燒存性，三兩

右爲末，粥丸桐子大，每服七十丸，食前，米飲下。

又方　治赤白帶，因濕勝而下者。

蒼术鹽炒　白芍　滑石炒。各一兩　枳殼炒　甘草各三錢　椿根皮炒，二兩　乾薑炮，二錢　地榆半兩

右爲末，粥丸，空心，米飲下一百丸。

【附録】赤白帶者，皆因七情内傷，或下元虚憊，感非一端。叔和云：崩中日久爲白帶，漏下多時骨本枯。崩中者，始病血崩，久則血少，亡其陽，故白滑之物下流不止，是本經血海將枯，津液復亡，枯乾不能滋養筋骨。執劑之法，須以本部行經藥爲引，用爲使；大辛甘油膩之藥，潤其枯燥而滋益津液；以大辛熱之氣味藥，補其陽道，生其血脈；以寒苦之藥，泄其肺而救上熱；傷氣，以人參補之，以微苦温之藥爲佐而益元氣，此治之大法也。

【附方】

戴人玉燭散　治經候不通，腹脹或痛。

當歸　芍藥　川芎　熟苄　芒硝　大黄　甘草

右㕮咀，生薑三片，煎服。

十棗湯見脅痛類。

神佑丸見中濕類。

産前九十一

産前當清熱養血。産婦因火動胎逆，上作喘急者，急用條芩、香附之類，爲末調下。條芩，水中取沉者爲佳。墜胎，乃氣虚、血虚、血熱。黄芩安胎，乃上、中二焦藥，能降火下行。益母草即茺蔚子，治産前産後諸病，能行血養血，難産可煎作膏。地黄膏、牛膝膏皆可用。懷妊愛酸物，乃一臟之虚，假如肝臟之虚，肝氣止能生胎，無餘用也。又云不能榮其肝，肝虚故愛酸物。産前安胎，白术、黄芩爲妙藥也。條芩，安胎聖藥也。俗人不知，以爲害而不敢用，反謂濕熱之藥可養胎，殊不知産前宜清熱，令血循經而不妄行，故能養胎。胎熱將臨月，以三補丸加炒香附、炒白芍，蒸餅丸服。抑熱，以三補丸，用地黄膏丸。有孕八九個月，必用順氣，須用枳殻、紫蘇梗。凡妊婦，脈細匀易産；大、浮、緩，火氣散，難産。生産如抱舡過壩一般。

入方　固胎。

地黄半錢　歸身　人參　白芍各一錢　白术一錢半　川芎五分　陳皮一錢　黄芩半錢　甘草三分　黄連少許　黄柏少許　桑上羊兒藤七葉，圓者。一本無芩

右㕮咀，每二錢，入糯米二十四粒煎服。血虚不安者用阿膠。痛者用砂仁，止痛安胎行氣故也。

束胎丸　第八個月可服。

炒黄芩夏一兩，春秋七錢半，冬半兩　白术二兩，不見火　茯苓七錢半，不見火　陳皮三兩，忌火

右爲末，粥丸服。

達生散　又名束胎散。

大腹皮三錢　人參　陳皮各半錢　白术　芍藥各一錢　紫蘇莖葉半錢　甘草炙，二錢　歸身尾一錢

右作一服，入青葱五葉，黄楊腦七個，此即黄楊樹葉稍兒也，或加枳殼、砂仁，以水煎，食後服。於八九個月，服十數帖，甚得力。夏月加黄芩，冬不必加，春加川

芎。或有别證，以意消息於後。氣虚加參、术，氣實倍香附、陳皮，血虚倍當歸加地黄，形實倍紫蘇，性急加黄連，有熱加黄芩，濕痰加滑石、半夏，食積加山楂，食後易飢倍黄楊腦，有痰加半夏，腹痛加木香、桂。

又方　第九個月服。

黄芩一兩，酒炒。不宜凉藥，怯弱者減半　白术一兩　枳殼炒，七錢半　滑石七錢半。

臨月十日前小便多者，減此一味

右爲末，粥丸桐子大，每服三十丸，空心熱湯下，多則恐損元氣，實人宜服。

又方　安胎。

白术　黄芩　炒麯

右爲末，粥丸服。一本云：用條芩一二兩，爲末，每一錢或半錢，濃煎白术湯調下。每次用白术五七錢煎湯。

惡阻從痰治，多用二陳湯。

戴云：惡阻者，謂婦人有孕，惡心，阻其飲食者是也。肥者有痰，瘦者有熱，須用二陳湯。

入方

白术不拘多少

右爲末，水丸，隨所好，或湯或水下。

子腫，濕多。

戴云：子腫者，謂婦人手足或頭面通身浮腫者是也。

入方

山梔子炒用，一合

右爲末，米飲吞下，或丸服。

三因鯉魚湯 治妊娠腹大，間有水氣。

白术五兩　茯苓四兩　當歸　芍藥各三兩

右細剉，以鯉魚一頭，修事如食法，煮取汁，去魚不用，每服四錢，入魚汁一盞半，薑七片，陳皮少許，煎至七分，去渣，空心服。

胎漏，氣虛、血虛、血熱，可服固孕之藥。

戴云：胎漏者，謂婦人有胎而血漏下者。

參术飲　治妊娠轉胞。

四物湯加人參　白术　半夏製　陳皮　甘草

右㕮咀，入生薑煎，空心服。

【附方】

治胎動不安，已有所見。

艾葉　阿膠　當歸　川芎各三兩　甘草一兩

右每服五錢，水煎熟，下膠令烊，温服。

膠艾湯　損動胎去血腹痛。

艾葉　阿膠

右二味，水煎服。

難産，氣血虚故也。此蓋九月十月之際，不謹守者有之，亦有氣血凝滯而不能轉運者，臨月時服野天麻，熬膏，白湯調下。油、蜜、小便和極匀，治難産。

入方

砂仁　香附醋煮　枳殻　甘草

右爲末，湯調，又以香油、蜜、小便和匀各半盞，調益母草末。

催生：

白芷灰　百草霜　滑石

右爲末，用芎、歸煎湯調下，或薑汁服。

天麻丸　易産。

天麻即益母草，六月間連根採，陰乾。

右爲末，不拘多少，煉蜜丸如圓眼大，臨産時，温酒或白湯化一丸，能除産後百病。

【附方】

催生如聖散　黄葵花不以多少，焙乾

右爲末，熱湯調下二錢，神妙。或有漏血，胎臟乾澀，難産痛劇者，并進三服，食久，腹中氣寬胎滑，即時産下。如無花，只以蜀葵子，爛研小半合，以酒調尤妙。亦治打撲傷損，如死胎不下，煎紅花，温酒調下。《經驗方》用子四十九粒或三十粒。歌曰：黄金内子三十粒，細研酒調能備急。命若懸絲在須臾，即令眷屬不悲泣。

又方

蛇蜕一條，全者　蠶脱紙一張，一方無

右入新瓮中，鹽泥固濟，燒存性爲末，煎榆白皮，調下一錢，三服，覺痛便産。

又方　治産難，兼治胞衣不下并死胎。

蓖麻子七粒，去殼，研細成膏，涂脚心，胞衣即下，速洗去，不洗腸出，却用此膏涂頂上，腸自縮入，如神之妙。

又方

臘月兔頭一枚，燒灰

右爲末，葱白湯調二錢，立生。

又方　治難産三日不下。

伏龍肝細研，每服一錢，酒調服之。又，或呑鷄子黄三個，并少苦酒服之，立生。又，或用赤小豆二升，水九升，煮取一升汁，入炙了明黄膠一兩，同煎少時，一服五合。又，用槐子十四枚即下。又方，當歸爲末，酒調方寸匕服。

胞衣不下，取竈屋黑塵，研爲細末，酒調方寸匕。

産後九十二

産後無得令虚，當大補氣血爲先，雖有雜證，以末治之。一切病多是血虚，皆不可發表。産後不可用芍藥，以其酸寒伐生發之氣故也。産後血暈，因虚火載血上行，漸漸暈來，方用鹿角燒灰，出火毒，研極細末，好酒同童便灌下，一呷即醒，行血極快。又方，以韭葉細切，盛於有嘴瓶中，以熱醋沃之，急封其口，以嘴塞産婦鼻中，可愈眩冒。産後中風，切不可作風治，必大補氣血爲主，然後治痰，當以左右手之脈，分其氣血多少而治。産後中風，口眼喎斜，切不可服小續命湯。産後水腫，必用大補氣血爲主，少佐蒼术、茯苓，使水自利。産後大發熱，必用乾薑。輕者用茯苓淡滲其熱，一應寒苦并發表之藥，皆不可用。産後發熱惡寒，皆屬血虚。左手脈不足，補血藥多於補氣藥。惡寒發熱腹痛者，當去惡血。腹滿者不是。産後發熱，乳汁不通，及膨者無子，當消。用麥蘖二兩，炒研細末，清湯調下，作四服。有子者用木通、通草、猪蹄煎服。凡産後有病，先固正氣。前條云，産後大熱，必用乾薑，或曰：用薑者何也？曰：此熱非有餘之熱，乃陰虚生内熱耳，故以補陰藥大劑服之，且乾薑能入肺和肺氣，入肝分引血藥生血，然不可獨用，必與補虚藥同用，此造化自然之妙，非天下之至神，孰能與於此乎？産後脈洪數，産前脈細小澀弱，多死。懷孕者，脈主洪數，已産而洪數不改者，多主死。

入方　産後補虚。

人參　白术一錢　茯苓　歸身尾　陳皮　川芎各半錢　甘草炙，三分　有熱加黄芩一錢、生薑三片

右以水煎服。

産後消血塊方

滑石三錢　没藥二錢　血竭二錢，如無，以牡丹皮代之

右爲末，醋糊丸。如惡露不下，以五靈脂爲末，神麯丸，白术、陳皮湯下。瓦壠子能消血塊。

又方

血竭　五靈脂

右爲末，消産後血塊極好。

又方　治産後泄瀉。

黄芩　白术　川芎　茯苓　乾薑　滑石　陳皮　炒芍藥　甘草炙

右㕮咀，水煎服。

又方　治産後惡露不盡，小腹作痛。

五靈脂　香附一方加蛤粉

右爲末，醋糊丸，甚者入桃仁，不去尖用。

獨行丸　治婦人産後血衝心動，及治男子血氣心腹痛。有孕者忌服。

五靈脂去土，半炒半生

右爲末，水丸彈子大，每一丸，或酒或薑湯化下。

參术膏　治産後胞損成淋瀝證。

人參二錢半　白术二錢　桃仁　陳皮各一錢　黄芪一錢半　茯苓一錢　甘草炙，半錢

右㕮咀，水煎猪羊胞，後入藥，作一服。

【附録】産後血暈者，皆由敗血流入肝經，眼見黑花，頭目旋暈，不能起坐，甚

至昏悶不省人事，謂之血暈。用酒調黑神散最佳，切不可作中風治之。凡血暈，皆血乘虚，逆上湊心，故昏迷不省，氣閉欲絶是也。古法有云：産婦才分娩了，預燒秤錘或江中黄石子，硬炭燒令通赤，置器中，急於床前，以醋沃之，得醋氣可除血暈。或以好醋久涂口鼻，乃置醋於傍，使聞其氣，兼細細少飲之，此爲上法也。又法，以乾漆燒煙，熏産母面即醒，無乾漆以破漆器亦可。

【附方】

清魂散 治血迷血暈。

澤蘭葉 人參各二錢半 荆芥一兩 川芎半兩 甘草二錢

右爲末，用温酒熱湯各半盞，調一錢，急灌之，下咽即開眼。

黑神散 黑豆炒，半升 熟苄 當歸 肉桂 乾薑 甘草 白芍 蒲黄各四兩 生苄別本無

右爲末，每服二錢，童便、酒各半調服。一名烏金散。

子嗣九十三附斷子法

若是肥盛婦人，禀受甚厚，恣於酒食之人，經水不調，不能成胎，謂之軀脂滿溢，閉塞子宫，宜行濕燥痰，用星、夏、蒼术、台芎、防風、羌活、滑石，或導痰湯之類。若是怯瘦性急之人，經水不調，不能成胎，謂之子宫乾澀無血，不能攝受精氣，宜凉血降火，或四物加香附、黄芩、柴胡，養血養陰等藥可宜。東垣有六味地黄丸，以補婦人之陰血不足無子，服之者能使胎孕。出《試效方》。

斷子法，用白麵麯一升，無灰酒五升，作糊，煮至二升半，濾去渣，分作三服，候經至前一日晚，次早五更及天明，各吃一服，經即不一無不字行，終身無子矣。

小兒九十四

乳下小兒，常多濕熱、食積、痰熱傷乳爲病，大概肝與脾病多。小兒易怒，肝病最多，大人亦然。肝只是有餘，腎只是不足。

小兒初生，未經食乳，急取甘草一寸，火上炙熟，細切，置地上出火毒一時許，用水一小盞，熬至三分之一，去滓，用新綿蘸滴兒口中，令咽盡，須臾吐痰及瘀血，方與乳食，年長知睿無病。

小兒急慢驚風，發熱口禁，手心伏熱，痰熱咳嗽痰喘，此類證，并用涌法吐之，重劑瓜蒂散，輕劑用苦參、赤小豆末，須蝦虀汁調服之，後用通聖散爲末，蜜丸服，間以桑樹上牛兒，陰乾，焙末調服，以平其氣。驚有二證，一者熱痰主急驚，當吐瀉之。一者脾虚，乃爲慢驚，所以多死，當養脾。急驚只用降火、下痰、養血。慢驚者，先實脾土，後散風邪，只用朱砂安神丸，更於血藥中求之。

小兒驀然無故大叫作發者，必死，是火大發則虚其氣故也。

入方

黑龍丸 治小兒急慢驚風。

牛膽南星 青礞石焰硝等分煆。各一兩 天竺黄 青黛各半兩 **蘆薈**二錢半 辰砂三錢 **僵蠶**半錢 **蜈蚣**一錢半，燒存性右爲末，甘草煎膏，丸如鷄頭大，每服一二丸，急驚煎薑蜜薄荷湯下，慢驚煎桔梗白术湯下。

治驚而有熱者：

人參　茯苓　白芍酒炒　白术

右㕮咀，薑煎，夏月加黄連、生甘草、竹葉。

【附方】

神聖牛黄奪命散　檳榔半兩　木香三錢　大黄二兩，麵裹煨熟爲末　白牽牛一兩，一半炒一半生用　黑牽牛粗末，一半生用一半炒

右爲一處，研作細末，入輕粉少許，每服三錢，用蜜漿水調下，不拘時候，微利爲度。

通聖散見斑疹類。

朱砂安神丸見驚悸類。

瓜蒂散見疸類。

疳病，或肚大筋青。

胡黃連丸 治疳病腹大。

胡黃連五分，去果子積 阿魏一錢半，醋浸，去肉積 神麯二錢，去食積 麝香四粒 炒黃連二錢，去熱積

右爲末，猪膽汁丸如黍米大，每服二三十丸，白术湯送下。又云，胡黃連丸十二粒，白术湯下。

五積丸 治小兒諸般疳積。

丑頭末一兩 黄連半兩 陳皮一兩 青皮半兩 山楂半兩

右炒焦黑色，爲末，每用巴豆霜半錢，前藥末半錢，宿蒸餅丸，麻子大，小兒二歲十丸，五更薑湯下，至天明大便泄爲度，温粥補之。未利，再服三五丸。

烏犀丸 丑頭末三兩 青皮三兩 使君子肉七錢半 白蕪荑一錢半 鶴虱五錢 蘆薈一錢，另研，燒紅醋淬 苦楝根皮半兩

右炒令焦黑色，爲末，麯丸麻子大，每服三五十丸，米飲送下，食前，量小兒大小加減。

黃龍丸 三棱三兩 黑角莪术三兩 青皮一兩半 山楂肉七錢半 乾薑七錢半

右用麯丸麻子大，日曬乾，食後，薑湯下，量兒大小加減。烏犀、黄龍間服，食前服烏犀，食後服黄龍。

肥兒丸　治小兒疳積。

蘆薈另研　胡黄連三錢　炒麯四錢　黄連　白术　山楂炒，半兩　蕪荑炒，三錢

右爲末，蘆薈末和匀，猪膽汁丸粟米大，每六十丸，食前米飲下。

疳黄食積：

白术　黄連　苦參　山楂等分

右爲末，麯糊丸麻子大，食後，白湯下十五丸。

食傷胃熱熏〔一〕蒸：

白术一兩　半夏　黄連半兩　平胃散二兩

右用粥丸，食後，白湯下二十丸。

【附録】小兒疳病者，小兒臟腑嬌嫩，飽則易傷。乳哺飲食，一或失常，不爲疳

〔一〕「熏」：原作「重」，據弘治本改。

者鮮矣。疳皆因乳食不調，甘肥無節而作也。或嬰幼缺乳，粥飯太早，耗傷形氣，則疳之根生。延及歲月，五疳病成，甚者胸陷喘噦，乳食直瀉，腫滿下利，腹脅脹疼，皮發紫瘡，肌肉先紫。與夫疳勞，渴瀉而槁，色夭骨露，齒張肚硬不食者，皆危篤矣。凡此等類，盧扁復生，難施其巧。

【附方】

集聖丸 治小兒疳通用。

蘆薈 五靈脂 好夜明砂焙 砂仁 陳皮 青皮 莪术煨 木香 使君子煨。各二錢 黄連 蝦蟆日乾炙焦。各二分

右爲末，用雄猪膽二枚，取汁和藥入糕，糊丸麻子大，每服十五丸，米飲送下。

大蘆薈丸 治諸疳。

蘆薈 蕪荑 木香 青黛 檳榔 黄連炒，二錢半 蟬殼二十四枚 黄連半兩 麝香少許

右爲末，猪膽汁二枚，取汁浸糕，爲丸麻子大，每服二十丸，米飲下。

褐丸子 治疳腫脹。

萊菔子一兩，炒　陳皮　青皮　檳榔　黑丑半熟半生　五靈脂　赤茯苓　莪术煨。各半兩　木香二錢半

右爲末，麵糊丸緑豆大，每服十五丸，煎紫蘇桑皮湯下。

子熱：

炒芍藥　香附　滑石一兩　甘草三錢　黃連二錢

右作四服，水一盞半，生薑三片煎，乳母服。

風痰：

南星一兩，切，用白礬末半兩，水泡一指厚浸，曬乾，研細入　白附子二兩

右爲末，飛白麵糊丸，如芡實大，每服一二丸，薑蜜薄荷湯化下。

白附丸　牛膽星一兩，須用黃牯牛膽，臘月粉南星，親手修合，風乾，隔一年用，牛膽須入三四次者佳　大陳半夏半兩　粉白南星一兩，切作片用，臘雪水浸七日，去水曬乾　枯白礬二錢半

右爲末，宿蒸餅丸如梧子大，用薑汁蜜湯送下。有熱加薄荷葉。

紫金泥　治小兒哮喘不止，端午日修合。

黑椒四十九粒，浸透去皮，研如泥，次入　人言一錢　鵝管石一錢

右爲末，丸如黍米大，朱砂爲衣，每一丸或二丸，量兒大小，空心，冷茶清下。當日忌生冷、葷、腥、熱物。服藥病止後，更服白附丸三五帖。

小兒腹痛，多是飲食所傷。宜：

白术　陳皮　青皮　山楂　神麯　麥蘖　砂仁　甘草

受寒痛者加藿香、吴茱萸，有熱加黄芩。

小兒腹脹：

蘿蔔子蒸　紫蘇梗　乾葛　陳皮等分　甘草减半

食减者，加术煎服。

小兒好吃粽，成腹脹疼。用白酒麯末，同黄連末爲丸，服之愈。

又方

茯苓皮　陳皮　赤小豆　蘿蔔子炒　木通各半錢　木香二分　甘草些少

右㕮咀，薑一片煎服。

【附録】小兒腹痛，多因邪正交争，與臟氣相擊而作也。挾熱作痛者，以面赤，

或壯熱，四肢煩，手足心熱見之。挾冷作痛者，以面色或白或青見之。冷甚而證變，則面色黯黑，唇爪甲皆青矣。熱證，宜四順清凉飲加青皮、枳殼。冷證，指迷七氣湯。冷熱不調，以桔梗枳殼湯加青皮、陳皮、木香、當歸。

小兒吐瀉黄疸：

三稜　莪术　青皮　陳皮　神麯炒　茯苓　麥蘖　黄連　甘草　白术

右爲末，調服。傷乳食吐瀉加山楂，時氣吐瀉加滑石，發熱加薄荷。

夏月小兒肚瀉，用益元散，錢氏五補、五瀉之藥俱可用。吐瀉、腹疼、吐乳，調脾以平胃散，入熟蜜，加蘇合香丸，名萬安膏，用米湯化下。夏月熱病，六一散最妙。

小兒痢疾：

黄連　黄芩　陳皮　甘草

右以水煎服。赤痢加紅花、桃仁。白痢加滑石末。

又方　治小兒食積痢。

炒神麯　蒼术　滑石　白芍　黄芩　白术　甘草炙　陳皮

右㕮咀，水煎，下保和丸。一方加茯苓。

小兒赤痢壯熱。用藍青搗汁，每服半盞，與之妙。

【附録】凡小兒痢疾，亦作食積論。初得之時，宜用木香檳榔丸下之，後用白术、白芍藥、黄芩、甘草、滑石。如裏急後重，加木香、檳榔、枳殻；久不止者，用肉豆蔻、粟殻炒黄。小兒赤斑、紅斑、瘡癢、癮疹，并宜用防風通聖散，爲末調服。

小兒口糜：

戴云：滿口生瘡者便是。

江茶　粉草

右爲末敷之。一方用黄丹。

又方

苦參　黄丹　五倍子　青黛

右等分，爲末敷之。

又方

青黛　芒硝

右爲末，敷口中。

又方

黄柏　細辛　青鹽

右等分爲末，噙之，吐出涎，不過三日愈。亦治大人。

治毒口瘡，五倍子、黄丹、甘草、江茶、芒硝等分爲末，敷之。

龜胸：

蒼术　酒柏　酒芍藥　陳皮　防風　威靈仙　山楂　當歸

痢後加生苄。

小兒夜啼，此是邪熱乘心。

黄連薑汁炒，錢半　甘草一錢

右用竹葉一十片煎服。又方加人參二錢半，作二服。入薑一片，水煎。

又法　夜啼不止，潛取捕鷄窠草一握，置小兒身下。

【附録】夜啼，小兒臓冷也。陰盛於夜則冷動，冷動則爲陰極發燥，寒盛作疼，所以夜啼而不歇。

【附方】

鈎藤散 治小兒夜啼。

鈎藤 茯苓 茯神 川芎 當歸 木香各一錢 甘草炙，五分

右爲末，每服一錢，薑棗略煎服。又燈草燒灰，塗敷乳上與之。

小兒脱肛：

戴云：脱肛者，大腸脱下之説。

脱囊，即外腎腫大。

戴云：脱囊者，陰囊腫大，墜下不收上之説。或云：潰爛陰丸脱出。

入方

木通 甘草 黄連炒 當歸 黄芩炒

右以水煎服。

又方 治脱肛，用東北方陳壁土泡湯，先熏後洗。

又方 治脱囊。紫蘇莖葉末，乾敷。如爛，用香油調，鵝翎刷。又用青荷葉包上。

小兒木舌：

戴云：木舌者，舌腫硬不和軟也。又言，重舌者亦是。

此類二者，皆是熱病。

入方

百草霜　芒硝　滑石

右爲末，酒調敷之。

重舌，用好膽礬研細敷之。

咯血：

戴云：咯紅者，即唾内有血，非吐血與咳血。

又方

黑豆　甘草　陳皮

右煎服。

小兒尿血：

甘草湯調益元散。加升麻煎服，尤妙。

小兒吃泥，胃氣熱故也。

入方

軟石膏　黄芩　陳皮　茯苓　白术　甘草

右用水煎服。

又方

膩粉一錢，砂糖和丸如麻子大，米飲下一丸，瀉出土，立瘥。

小兒解顱，乃是母氣虚與熱多耳。

戴云：即初生小兒，頭上骨未合而開者。

又方

四君子與四物，子母皆可服。有熱加酒炒黄芩、連、生甘草煎服。外用帛束緊，用白斂末敷之。

小兒吐蛔蟲：

以苦楝根爲君，佐以二陳湯煎服。

小兒冬月吐蛔，多是胃寒、胃虚所致，錢氏白术散加丁香二粒。

【附方】

錢氏白术散　藿香　白术　木香　白茯苓　甘草　人參各一錢　乾葛二錢

右爲末，每一錢至二錢，水煎服。

小兒口噤：

治法　用搐鼻方。

鬱金　藜蘆　瓜蒂

右爲末，水調搐之。

小兒禿頭：

用白灰燒紅，淬長流水令熱，洗之，内又服酒製通聖散，除大黄，另用酒炒入，研爲末，再用酒拌乾，每服一錢，水煎頻服。外又用胡荽子、伏龍尾即梁上灰塵、黄連、白礬爲末，油調敷。

又方

松樹厚皮燒灰　黄丹水飛，一兩　寒水石一兩，細研　白礬枯　黄連　大黄各半兩

白膠香熬飛傾石上，三兩　輕粉四盞。或云一分

右爲末，熬熟油調敷瘡上，須先洗了瘡痂，敷之佳。

又方　治小兒癩頭，并身癩等證。

松皮燒灰　白膠香　枯礬　大黄　黄柏

右爲末，用熟油調敷。

小兒頭瘡：

臘猪油半生半熟　雄黄　水銀等分

右研和勻，洗浄敷瘡上。

又方

川芎　酒片芩　酒白芍　陳皮半兩　酒白术　酒歸一兩半　酒天麻　蒼术　蒼耳七錢半　酒柏　酒粉草四錢　防風三錢

右爲末，水蕩起煎服，日四五次，服後睡片時。

又方　單治頭瘡。

松樹皮厚者，燒炭，二兩　白膠香熬沸傾石上，二兩　黄丹一兩，火飛　白礬火飛，半兩　黄芩　黄連　大黄各三錢　寒水石三錢　白芷　無名異炒，少許　木香少許，痛者用

輕粉

右爲極細末，熬熟油調敷瘡上，須洗凈瘡，去痂，敷之佳。

又小兒瘡：

猪牙皂角去皮　胡椒些少　枯礬　輕粉

右爲末，樟腦、燭油搽七日。如櫻桃膿窠，去椒。

小兒臍腫汗〔一〕出：

用枯白礬爲末敷，或黄柏爲末敷之。又，小兒臍不乾，伏龍肝涂。

小兒天火丹，臍腹起者，赤溜不妨：

蚯蚓泥炒調敷。

小兒赤溜，主傷血熱。

用生苄、木通、荆芥，苦藥帶表之類，外以芭蕉油涂患處，芒硝濃煎汁洗之。又方，鷄子清調伏龍肝，敷之。

〔一〕「汗」：疑當作「汁」。

小兒耳後月蝕瘡：

黄連　枯白礬

右爲末，敷之。

小兒鼻赤：

雄黄　黄丹

右同爲末，無根水調敷之。又蒼耳葉，酒蒸焙乾，爲末調服，最解食毒。又鼻下一道赤者，名曰䘌，以黄連末敷之。

辛夷膏　專治小兒鼻流清涕不止。

辛夷葉一兩，洗凈焙乾　細辛　木通　白芷各半兩　杏仁一兩，去皮，研如泥　木香半兩

右爲細末，次用杏仁泥、羊骨髓、猪脂各一兩，同諸藥和匀，於瓦石器中熬成膏，赤黄色爲度，於地上放冷，入腦、麝各一錢，拌匀涂囟門上，每用少許涂鼻中。

小兒變蒸，是胎毒散也。

乳兒瘧疾痞塊：

川芎二錢　生苄　白芍一錢半　陳皮　半夏　炒芩一錢　甘草二分

右作一服，薑三片，就煎下甲末半錢。

痘瘡九十五

痘瘡分氣虚、血虚，用補。

氣虚者，人參、白术加解毒藥；血虚者，四物湯中加解毒藥。凡痘瘡初出之時，色白者，便用大補氣血，參、术、芪、芎、升麻、乾葛、草、木香、丁香、酒洗當歸、白芍。若大便瀉，加訶子、肉豆蔻、酒炒芩、連，名解毒散。但見紅點，便忌葛根湯，恐發得表虚也。吐瀉食少爲裏虚，不吐瀉能食爲裏實。裏實而補，則結癰毒。陷伏倒靨爲表虚，灰白者亦表虚，或用燒人尿。紅活綻凸爲表實，表實而更復用表藥，則反潰爛，不結痂。吐瀉陷伏，二者俱見，爲表裏俱虚。黑陷甚者，亦用燒人尿，蜜水調服，出子和方。痘瘡初出時，或未見時，人有患者，宜預服此藥，多者令少，重者令輕，方以絲瓜近蒂三寸，連皮子燒灰存性，爲末，砂糖拌，乾吃。入朱砂末尤妙。痘瘡分人清濁，就形氣上取勇怯。黑陷二種，因氣虚而毒氣不能盡出者，酒炒黄芪、酒紫草、人參。顔色正者如上治。將欲成就，却色淡者，宜助血藥，用當歸、川芎、酒洗芍藥之類。或加紅花。將成就之際，却紫色者，屬熱，用凉藥解其毒，升麻、葛根、黄連、黄芩、桂枝、連翹之類，甚者犀角大解痘毒。爐灰白色，静者、怯者，作寒看；勇者、燥者，焮發者，作熱看。痘瘡，鼠粘子、連翹、山楂、甘草，此四味，始終必用之藥。全白色將靨時，如痘殼者，蓋因初起時，飲水多，其靨不齊，俗呼倒靨，不好，但服實表之劑，消息以大小便，如大便秘通大便，小便秘通小便。有初起，煩躁譫語，狂渴引飲，若飲水則後來靨不齊，急以凉藥解其標，如益元散之類亦可服。癢塌者，於形色脈上分虚實，實則脈有力，氣壯；虚則脈無力，氣怯。輕者用淡蜜水調滑石末，以羽潤瘡上。虚癢者，以實表之劑，加凉血藥。實癢，如大便不通者，以大黄寒凉之藥，少許與之，下其結糞。疏則無毒，密則有毒，宜凉藥解之，雖數十帖，亦不妨，無害眼之患。瘡乾者宜退火，濕者用瀉濕。退火止用輕劑，荆芥、升麻、葛根之類，瀉濕乃肌表間濕，宜用風藥，白芷、防風之類。如痘瘡傷眼，必用山梔、决明、赤芍、歸尾、芩、連、防風、連翹、升麻、桔梗，作小劑末調服。如眼無光，過百日後，血氣復自明。痘癰多是實毒，血熱成癰，分上下用藥，一日不可緩。已成膿，必用凉藥爲主，赤芍、甘草節、連翹、桔梗。上引用升麻、葛根，下引用檳榔、牛膝，助以貝母、忍冬草、白芷、瓜蔞之類。大便燥用大黄，發寒熱用黄芩、黄柏。痘瘡，黑屬血熱，凉血爲主；白屬氣虚，補氣爲主。中黑陷而外白起得遲者，則相兼而治。初起時自汗不妨，蓋濕熱薰蒸而然故也。痘風分氣血虚實，以日子守之，多帶氣血不足。虚則黄芪，生血活血之劑助之，略佐以風藥；實則白芍爲君，黄芩亦爲君，佐以白芷、連翹、續斷之類。若屬寒，陳氏方可用。

入方　解痘瘡毒。

絲瓜　升麻　酒芍藥　生甘草　黑豆　山楂　赤小豆　犀角

右水煎服。

又方　治痘瘡已出未出，皆可服。

朱砂

右爲末，蜜水調服，多者可減，少者可無。

痘瘡敷藥：

貝母　南星　僵蠶　天花粉　寒水石最多　白芷　草烏　大黄　猪牙皂角

右爲末，醋調敷之。

【附録】小兒瘡疹，大抵與傷寒相似，發時煩躁，臉赤唇紅，身痛頭疼，乍寒乍熱，噴嚏呵欠，嗽喘痰涎，傷寒證候類有之。始發之時，有因傷風寒而得者，有因時氣傳染而得者，有因傷食嘔吐而得者，有因跌撲驚恐蓄血而得者。或爲竄眼禁牙驚搐如風之證，或口舌咽喉腹肚疼痛，或煩躁狂悶昏睡，或自汗，或下痢，或發熱，或不發熱，證候多端，卒未易辨，亦須以耳冷骫冷足冷驗之。蓋謂瘡疹屬陽，腎臟無證，耳與骫足俱屬於腎，故腎之所部獨冷。疑似之間，或中或否，不若視其耳後，有紅脈赤縷爲真，於此可以稽驗矣。調護之法，首尾俱不可汗下，但温凉之劑兼而濟之，解毒和中安表而已。如欲解肌，乾葛、紫蘇可也。其或小兒氣實，煩躁熱熾，大便秘結，則與犀角地黄湯，或人參敗毒散輩，又或紫草飲多服，亦能利之，故前説大便不通者，少與大黄，尤宜仔細斟酌之，慎之可也。若小便赤少者，分利小便，則熱氣有所滲而出。凡熱不可驟遏，但輕解之，若無熱則瘡又不能發也。凡已發未發，并與紫蘇飲爲當。虚者益之，實者損之，冷者温之，熱者平之。是爲權度，借喻而言，亦如庖人籠蒸之法，但欲其鬆耳。如苟妄汗，則榮衛既開，轉增瘡爛，妄下則正氣内脱，變而歸腎，身體振寒，耳骩反熱，眼合肚脹，其瘡黑壞，十無一生。錢氏云：黑陷青紫者，百祥丸下之，不黑者，謹勿下。余知其所下者，瀉膀胱之邪也。又云：下後身熱氣温，欲飲水者，可治。水穀不消，或寒戰者，爲逆。余知其脾强者，土可以治水也。百祥丸大峻，當以宣風散代之。瀉後温脾，則用人參、茯苓、白术等分，厚朴、木香、甘草各半爲妙。蓋瘡發肌肉，陽明主之，脾土一温，胃氣隨暢，獨不可消勝〔一〕已泄之腎水乎？此錢氏不刊之秘旨也。朱氏曰：瘡疹已發未發，但不可疏轉，此爲大戒。又曰：瘡疹首尾皆不可下，輒用利藥，則毒氣入裹殺人。以此觀之，瘡疹證狀，雖與傷寒相似，而瘡疹治法，實與傷寒不同。傷寒所傳，從表入裏，瘡疹所發，從裏出表，蓋毒根於裏，若下之，則内氣一虚，毒不能出，而返入焉，由是，土不勝水黑陷者有之。毒發於表，若汗之則榮衛一虚，重令開泄，轉增瘡爛，由是，風邪乘間變證者有之。汗下二説，古人所深戒也。調解之法，活血調氣，安表和中，輕清消毒，

〔一〕「勝」：上科本作「弭」。

温凉之劑，二者得兼而已。温如當歸、黄芪、木香輩，凉如前胡、乾葛、升麻輩，佐之以川芎、芍藥、枳殼、桔梗、羌活、木通、紫草、甘草之屬，則可以調適矣。但小兒凡覺身熱證似傷寒，若未經瘡痘，疑似未明，且先與惺惺散、參蘇飲，或人參羌活散輩；熱甚則與升麻葛根湯、人參敗毒散。瘡痘已出，則少與化毒湯；出不快者，加味四聖散、紫草飲子、紫草木香湯、紫草木通湯，或快斑散、絲瓜湯；出太甚者，人參敗毒散、犀角地黄湯。小便赤澀者，大連翹湯、甘露飲、麥門冬、五苓散；大便秘結，内煩外熱者，小柴胡湯加枳殼最當，或少少四順清凉飲。若咽喉痛者，大如聖湯、鼠粘子湯；喘滿氣壅者，麻黄黄芩湯；胸腹脹滿者，枳殼桔梗湯、二陳加枳殼湯；煩渴者，甘草散、烏梅湯；下利嘔逆者，木香理中湯、甘草乾薑湯；陷入者，加味四聖散。更以胡荽酒，薄敷其身，厚敷其足，噴其衣服，并以厚綿蓋之。若猶未也，獨聖散入麝香，老酒調劑，或不用酒，則木香煎湯；若其瘡已黑，乃可用錢氏宣風散加青皮主之。然而瘡疹用藥，固有權度，大小二便不可不通，其有大便自利，所下黄黑，則毒氣已減，不必多與湯劑，但少用化毒湯可也，或不用亦可。若大小二便一或閉焉，則腸胃壅塞，脈絡凝滯，毒氣無從而發泄，眼閉聲啞，肌肉黧然〔一〕，不旋踵而告變矣。其壞瘡者，一曰内虚泄瀉，二曰外傷風冷，三曰變黑歸腎。春夏爲順，秋冬爲逆。凡痘瘡初出之時，須看胸前，若稠密，急宜消毒飲加山楂、黄芩酒洗、紫草，減食加人參。凡痘瘡初欲出時，發熱鼻尖冷，呵欠，咳嗽，面赤，方是痘出之候，便宜服升麻葛根湯加山楂、大力子。其瘡稀疏而易愈。凡痘瘡發熱之時，便宜惡實子爲末，蜜調，貼囟門上，免有患眼之疾。近世小兒痘瘡，上黨陳文中木香散、異功散，殊不知彼時立方之時，爲運氣在寒水司天，時令又值嚴冬大寒，爲因寒氣鬱遏，痘瘡不紅綻，故用辛熱之劑發之，今人不分時令寒熱，一概施治，誤人多矣。時值温熱，山野農家貧賤之人，其或偶中也。

【附方】

犀角地黄湯　犀角一兩　生苄二兩　赤芍三分　牡丹皮一兩

右㕮咀，三歲兒，三錢水煎。

〔一〕「然」：上科本作「黑」。

人參敗毒散 人參 茯苓 甘草炙 前胡 川芎 羌活 獨活 桔梗 柴胡已上并去苗蘆 枳殼麸炒，去穰。各半兩

右爲粗末，每服二錢，水一盞，薑二片，薄荷少許，煎温服。

紫草飲子 紫草一兩

右銼細，百沸湯大碗沃之，蓋定勿令氣出，逐旋温服。紫草能導大便，發出亦輕。

百祥丸 紅牙大戟，不以多少，陰乾，漿水煮極軟，去骨，日中曝乾，復内原汁中煮汁盡，焙爲末，水丸如粟米大，每服一二十丸，研，赤脂麻湯下，無時。

宣風散 檳榔二個 陳皮 甘草各半兩 黑丑四兩。半生半熟

右爲末，每一錢，量大小與服，蜜湯調下。

惺惺散 治小兒風熱，及傷寒時氣，瘡疹發熱。

白茯苓 細辛 桔梗 瓜蔞根 人參 甘草炙 白术 川芎等分

右爲末，每一錢，水煎，入薄荷三葉，同煎服。

參蘇飲 前胡 人參 蘇葉 乾葛 半夏湯泡七次，薑汁製 茯苓 枳殼 陳皮 甘草 桔梗

右銼，薑、棗煎，微熱服。

人參羌活散　羌活　獨活　柴胡　人參　川芎　枳殼　茯苓各半兩　前胡　北梗　天麻　地骨皮　甘草炙。各二錢半

加麻黄、薄荷、葱白煎服。汗後尚熱，宜服此，去麻黄加紫草。如已見三五點，加紫草、陳皮、赤芍，使熱退瘡出亦輕。更調辰砂末半錢，以制胎毒。

升麻葛根湯　乾葛　升麻　白芍　甘草炙。各四兩

右粗末，每服四錢，水一盞半，煎一盞，温服。

化毒湯　瘡痘已發，以此消毒。

紫草茸半兩　升麻　甘草

右銼散，每服二錢，糯米五十粒，同煎服。

加味四聖散　紫草　木通　黄芪　川芎　木香等分　甘草炙，減半

右爲粗末，水煎。大便秘加枳殼，大便如常加糯米百粒。楊氏曰：糯米能解毒發瘡。

紫草木香湯　治瘡出不快，大便泄痢。

紫草　木香　茯苓　白术等分　甘草炙，少許

入糯米煎服。楊氏云：紫草能利大便，白术、木香佐之。

紫草木通湯　紫草　人參　木通　茯苓　糯米等分　甘草減半

右銼，煎二錢，温服。内虚大便利者，可入南木香，去紫草。

快斑散　紫草　蟬殼　人參　白芍各一分　木通一錢　甘草炙，半錢

右銼散，煎二錢，温服。

又方

紫草茸五錢　陳皮二錢　黄芪三錢　赤芍五錢　甘草炙，三錢

右銼，加糯米百粒煎，二歲已上服三錢，已下一錢，服後瘡遍匀四肢，住服。

絲瓜湯　絲瓜連皮，燒存性爲末，湯調。楊氏云：發痘瘡最妙。或加甘草、紫草。

大連翹湯　連翹　瞿麥　荆芥　木通　車前　當歸　防風　柴胡　赤芍　滑石　蟬蜕　甘草炙。各一錢　黄芩　山梔子各半錢

右銼，每服加紫草煎。

甘露飲子　生芐　熟芐　天門冬去心　麥門冬去心　枇杷葉去毛　枳殼麩炒，去穰　黄芩　石斛　山茵陳　甘草炙。各等分

右銼，每二錢，水一盞，煎八分，食後服。

五苓散見中暑類。

小柴胡湯見瘧類。

四順清凉飲　當歸　赤芍　大黄虚者煨，實者生　甘草

一方加陳皮、糯米煎。

如聖飲子　桔梗　甘草生　鼠粘子炒。各二錢　麥門冬三錢

右末，竹葉煎二三錢。一方加荆芥、防風，重者竹瀝同煎。

鼠粘子湯　鼠粘子炒，四錢　荆芥穗二錢　甘草一錢　防風半錢

右爲細末，沸湯點服，去防風，名消毒散。

麻黄黄芩湯　麻黄三錢　赤芍　黄芩各二錢半　甘草炙　桂枝各半錢

右爲粗末，煎。

桔梗枳殼湯　枳殼　桔梗各二兩　甘草炙，半兩

右銼，薑煎。

甘草散 甘草炙 瓜蔞根等分

右爲末，煎服一錢。

烏梅湯 小黑豆 緑豆各一合 烏梅二個

右㕮咀，新汲水一碗，煎取清汁，旋服。

木香理中湯見寒類。 本方中加木香、甘草、乾薑。

獨聖散 牛蒡子炒，五錢 白僵蠶二錢半

右末，入紫草三莖煎，連進三服，其痘便出。

又方

穿山甲湯洗浄，炒焦黄，爲末，每服半錢，入麝少許，木香煎湯調下，或紫草煎湯，入紅酒少許調。

犀角消毒飲〔一〕 惡實四兩，炒 甘草炙，一兩 防風半兩 荆芥穗二兩

〔一〕「犀角消毒飲」：方中未列犀角，與方名不符，待考。

右爲末，煎紫草、糯米、芫荽子湯調，食後臨睡，日三。

論倒倉法九十六

倒倉法，治癱勞蠱癩等證，推陳致新，扶虚補損，可吐可下。用黄色肥牯牛腿精肉二十斤或十五斤，順取長流急水，於大鍋内煮，候水耗少再添湯，不可用冷水，以肉爛成渣爲度，濾去渣，用肉湯再熬如琥珀色。隔宿不吃晚飯，大便秘者，隔宿進神芎丸，不秘者不用。五更於密室不通風處，温服一鍾，伺膈間藥行，又續服至七八鍾。病人不欲服，强再與之，必身體皮毛皆痛，方見吐下。寒月則重湯温之。病在上，欲吐多者，須緊〔一〕服，又不可太緊，恐其不納；病在下，欲利多者，須疏服，又不可太疏，恐其不達，臨時消息。大抵先見下，方可使吐，須極吐下，伺其上下積俱出盡，在大便中見如胡桃肉狀無臭氣則止。吐利後或渴，不得與湯，其小便必長，取

〔一〕「緊」：原作「疏」，據弘治本、上科本改。

以飲病者，名曰輪迴酒，與一二碗，非惟可以止渴，抑且可以滌濯餘垢，睡一二日，覺飢甚，乃與粥淡食之，待三日後，始與少菜羹自養，半月覺精神焕發，形體輕健，沉疴悉安矣。大概中間飲至七八鍾時，藥力經涉經絡骨節，搜逐宿垢，正邪寧不牴牾，悉有急悶，似痛非痛，自有惡况，此皆好消〔一〕息，邪不勝正，將就擒耳。尤須寧耐忍受，又於欲吐未吐、欲泄未泄交作，皆有惱恬意思，皆須歡喜樂受，一以静處之，此等有大半日景象，不先説知，使方寸了然，鮮有不張皇者矣。未行此法前一月，不可近婦人，已行此法半年，不可近婦人，五年不可吃牛肉。性急好淫，不守禁忌者，皆不可行此法。倒倉全在初起三鍾慢飲最緊要，能行經隧中去。

法曰：腸胃爲市，以其無物不有，而穀爲最多，故曰倉。倉，積穀之室也。倒者，傾去積舊，而滌濯使之潔净也。《經》曰：胃爲受盛之官。故五味入口，即入於胃，留毒不散，積聚既久，致傷冲和，諸病生焉。今用黄牯牛肉，其義至矣。夫牛，坤土也；黄，土之色也。以順爲德，而效法乎健以爲功者，牡之用也。肉者，胃之樂

〔一〕「消」：原作「洗」，據弘治本、上科本改。

也，熟而爲液，無形之物也，横散入肉絡，由腸胃而滲透，肌膚、毛竅、爪甲無不入也。積聚久則形質成，依附腸胃迴薄曲折處，以爲栖泊之窠臼〔一〕，阻礙津液〔二〕血，熏蒸燔灼成病，自非剖腸刮骨之神妙，孰能去之，又豈合勺銖兩之丸散所能竅犯其藩墻户牖乎？夫牛肉全重厚和順之性，潤枯澤槁，豈有損也。其方出於西域之異人。人於中年後，行一二次，亦却疾養壽之一助也。

論吐法九十七

凡藥能昇動其氣者皆能吐。如防風、山梔、川芎、桔梗、芽茶，以生薑汁少許，醋少許，入齏汁擣服，以鵝翎勾引之。附子尖、桔梗蘆、人參蘆、瓜蒂、藜蘆、砒不甚用、艾葉、芽茶，此皆自吐之法，不用手探，但藥但湯，皆可吐。吐時先以布搭縛

〔一〕「臼」：原作「舊」，據上科本改。
〔二〕「液」：弘治本、上科本其下有「氣」字。

勒腰腹，於不通風處行此法。一法用蘿蔔子五合，擂，入漿水濾過，入清油、白蜜少許，旋半温，用帛緊束肚皮，然後服，以鵝翎探吐。其鵝翎，平時用桐油浸，皂角水洗，曬乾待用。又法，用蝦帶殼半斤，入醬葱薑等料物煮汁，先吃蝦，後飲汁，以鵝翎勾引即吐，必須緊勒肚腹。又法，苦參末、赤小豆末各一錢，齏汁調，重則宜用三錢。吐法取逆流水。益元散吐濕痰。白湯入鹽方可吐。人參蘆煎湯吐虚病。凡吐，先飲二碗，隔宿煎桔梗半兩，陳皮二錢，甘草二錢。凡吐不止，麝香解藜蘆、瓜蒂。葱白湯亦解瓜蒂。甘草總解百藥。白水總解。

充按：三法中，惟涌劑爲難用，有輕重卷舒之機，汗下則一定法也，故先生特注吐爲詳者，恐人不深造其理，徒倉皇顛倒，反有害於病耳。今總列諸法於此，使臨病隨機應變，披卷了然，不必搜檢，而便於施治也。

救急諸方九十八

魚骨鯁，用砂糖、白炭皮末、紫蘇葉、滑石末和丸，含口中，津液咽下，骨自下。

蕈毒，用木香、青皮等分，作湯飲之。

衆藥毒，用五倍子二兩重，研細用，無灰酒調服。毒在上即吐，在下即瀉。

解一切毒，用粉草五兩重，細切，微炒，搗細，量病人吃得多少酒，取無灰酒，一處研，去渣温服，須臾大吐瀉，毒亦隨去。雖十分渴，不可飲水，飲水難救。

解九里蜂，用皂角鑽孔，貼在蜂叮處，就皂莢孔上，用艾灸三五壯即安。

天蛇頭，用落蘇即金絲草、金銀花藤、五葉紫葛、天蕎麥切碎，用十分好醋濃煎，先熏後洗。

又方　用人糞雜黄泥搗之，裹在患處即安。

又方　用撲蛇燒爲炭存性，地上出火毒，研爲細末，用香油調敷。如洗只用井花水。

天火帶，用白鱔泥燒研細，香油敷之。

又方　雄鷄毛及鵝毛燒灰敷之，用香油調。

治蜈蚣全蝎傷，方同九里蜂灸法。

治一切蛇咬，用金綫重樓，水磨少許敷咬處，又爲細末，酒調飲。

又方　柏樹葉、魚胎草、皺面草、草决明，一處研細，敷咬處佳。

中牛馬肉毒，方同解一切毒法。

狗咬，以紫蘇口嚼碎涂之。

瘋狗咬，取小兒胎髮炒新香附、野菊花研細，酒調服，盡醉。

拾遺雜論九十九

小便黄用黄柏。澀者、數者，或加澤瀉。又云小便不利，黄柏、知母爲君，茯苓、澤瀉爲使。若濕熱流注下焦，小便赤黄，兼之澀滯，用黄柏、澤瀉甚當。若禀受甚壯，酒食過度，寡欲無慮之人，小便澀滯不利，莖中痛甚，却不宜用寒凉藥并滲利之藥，只宜升麻、柴胡、羌活、甘草梢，服後却用鵝翎探而入，嘔吐數十聲，其小便自通。若是下焦無血，小便澀數而赤，宜四物加黄柏、知母、牛膝、甘草梢。

凡用引經藥，正藥六兩，引經藥只可用半兩。

白蠟屬金，禀收斂堅凝之氣，外科之要藥，生肌止血定痛，接骨續筋補虚，與合歡樹皮同入長肌肉膏藥，用之神效。

凡製玄明粉，朴硝一斤，蘿蔔一斤，同煮，蘿蔔熟爲度，取出，用白皮紙濾在瓷器中，露一宿收之，冬月可製。

凡治上昇之氣，大概用香附、黄連、黄芩、山梔。

凡補中氣藥，必多服而效遲，劫藥必速效，如汗下之法。

白芍藥酒浸炒，與白术同用則補脾，與川芎同用則瀉肝，與參术同用則補氣，能治血虚腹痛，餘腹痛皆不可用。

凡面黑人不可多服黄芪，以其氣實而補之也。面白人不可多發散，以其氣虚而又虧之也。面白人不可飲酒，以酒耗血故也。氣實人因服黄芪過多喘者，用三拗湯以泄其氣。

用椒葉昇起胃氣之後，胸中滿悶，舊有痰之故，以二陳加白术、香附、炒麯。

二陳湯治濁，加昇提之藥，能使大便潤而小便長。

腰曲不能伸者，針人中，妙。

惡寒久病，亦可解鬱。

中焦有食積與痰而生病者，胃氣不虚，卒不便死。

人有病，面皮上忽見紅點者多死。

凡治病，必先問平日起居飲食如何。

氣屬陽，無寒之理，上昇之氣覺惡寒者，亢則害，承乃制故也。

人卧則氣浮於肺。

凡治病，必先固正氣。

昇降浮沉即順之，此必先歲氣，毋伐天和。

寒熱温凉則逆之，以寒治熱之法。

凡看脈，如得惡脈，當覆手取，如與正取同，乃元氣絶，必難治矣。如與正取不同者，乃陰陽錯綜，未必死。

弦堅之脈，雖是有積，亦帶陰虚，脈無水不軟之意。脈緊指者，其氣大虚，多死，峻補氣，無水，參、术、歸之類。形脱者，必補氣，參、术。面白補氣，肥人補氣。

針法渾是瀉而無補，妙在押死其血氣則不痛，故下針隨處皆可。

灸法有補火瀉火，若補火，艾焫至肉。若瀉火，不要至肉，便掃除之，用口吹風主散。

點三里穴，隨意依古法點，但趺陽脈不應即是穴，蓋三里屬陽明經也。

灸瘡不收口，用黄連、甘草節、白芷、黄丹、香油煎膏貼。

一婦人十九歲，氣實，多怒事不發，一日忽大叫而欲厥，蓋痰閉於上，火起於下而上衝，始用香附五錢，生甘草三錢，川芎七錢，童便、薑汁煎服，又用青黛、人中白、香附末爲丸，稍愈不除，後用大吐乃安。吐後用導痰湯，加薑炒黄連、香附、生薑煎，下龍薈丸。

狐臭用硇砂、密陀僧、明礬、銅青、白附子、辰砂爲末，先以皂角水洗二三次，後敷上，不過三次全好。又方，加黄丹、水銀，用白梅肉爲丸，擦之。又方，飛黄丹、密陀僧、枯礬，以蒸餅蘸藥擦之。

治赤游風，用二蠶砂炒研細，用剪刀草根自然汁調匀，先涂腹了，却涂患處，須留一面出處，患處移動爲效。剪刀草即野茨菇。

金釵石斛，每二錢洗净，生薑一片，擂細，水蕩起，煎沸去渣，食前飲之，補脾清肺甚妙。

酒風多搐，用白术半兩，人參二錢半，甘草三錢，陳皮、蒼朮、天麻細切，酒浸白芍一錢，酒浸防風、川芎一錢半，若小便多，加五味子。

右爲末，作丸服。

秘方一百

清六丸 治三焦濕，止泄瀉，産後腹痛，并自利者，以補脾補血藥送之。治血痢效。

六一散一料 紅麯炒，半兩

右爲末，陳倉米飯丸，并不單用，與他丸同行。又加五靈脂一兩，名靈脂丸，能行血。

參萸丸 治濕而帶氣者，濕熱甚者用之爲向導，上可治酸，下可治自利。

六一散一料 吴茱萸一兩，製

右爲末，飯丸。若去茱萸加乾薑半兩，名温青丸，治痢效。

固腸丸見婦人類。

補脾丸　有脾虚而惡湯藥者，製此丸，用湯吞，省口苦而易於從也。

白术半斤　蒼术三兩　茯苓　陳皮各三兩　芍藥半兩

右爲末，粥糊丸，加潤下丸，可作催生用。上熱甚者加清金丸尤妙。與此藥必無産患。

白术丸　白术一兩　芍藥半兩　冬月不用芍藥，加肉豆蔻，泄者炒丸服。

右爲末，粥丸。一方枯礬、半夏各一錢半。

潤腸丸　能潤血燥大便不通。

麻子仁　當歸　桃仁　生苄　枳殻各一兩

右爲末，蜜丸。

回令丸　瀉肝火，行濕爲之反佐，開痞結，治肝邪，可助補脾藥。

黄連六兩　茱萸一兩

右爲末，粥丸。一方名左金丸。治肺火，茱萸或半兩，水丸，白湯下。

抑青丸　瀉肝火。方見脅痛類。

龍薈丸　瀉肝火治脅痛。方見脅痛類。

清金丸　瀉肺火熱嗽。方見嗽類。

清化丸　治熱嗽。方見嗽類。

咽酸方方見吞酸類。

黃連清化丸　黃連一兩　吴茱萸浸炒，一錢　桃仁二十四個，研　陳皮半兩　半夏一兩半

右爲末，神麯糊丸緑豆大，每服百丸，薑湯下。

加減補陰丸　熟芐八兩　菟絲子四兩，鹽酒浸一宿　當歸三兩，酒浸　白芍三兩，炒　鎖陽三兩，酥炙　杜仲二兩，炒　牛膝四兩，酒浸　破故紙　枸杞一兩半　虎骨二兩，酥炙　龜版一兩，酥炙　黃柏二兩，炒　山藥　人參　黃芪各二兩　冬加乾薑一兩

右爲末，猪骨髓入蜜丸桐子大，空心服一百丸，鹽湯下。

又方

白术　白芍　人參　蓮肉　知母　黃柏等分

右爲末，糊丸，朱砂爲衣，服法如前。

清膈丸　黄芩半斤，酒浸，炒黄　南星四兩，生用　半夏湯洗七次

右爲末，薑糊丸。

寬中丸　治胸膈痞悶，停滯飲食。

山楂不以多少，蒸熟曬乾

右爲末，作丸服。

温清丸　治翻胃，伐肝邪。

乾薑一兩　滑石　甘草各二兩

右爲末，丸服。

大安丸　脾經消導之藥。

山楂二兩　神麯炒　半夏　茯苓各一兩　陳皮　蘿蔔子　連翹各半兩　白术二兩

右爲末，粥糊丸服。

右丹溪秘撰方，已散於各類甚多，如阿魏丸、保和丸、小胃丹、越鞠丸、大補丸、參术飲、束胎丸、達生散等，及諸秘法，不及一一重録，姑舉此數方，以

表其用藥之旨。大抵治法，以氣血痰爲主，凡病血虚四物，氣虚四君子，有痰二陳，酌量輕重，加入主病引經之藥，一循活法，不執專方，學者推此求之，則達其蹊徑矣。

附録

故丹溪先生朱公石表辭

宋太史濂撰

丹溪先生既卒，宗屬失其所倚藉，井邑失其所依憑，嗜學之士失其所承事，莫不彷徨遥慕，至於灑涕。濂聞之，中心尤摧，咽不自勝。蓋自加布於首，輒相親於几杖間，訂義質疑，而求古人精神心術之所寓，先生不以濂爲不肖，以忘年交，遇之必極言而無所隱，故知先生之深者，無逾於濂也。方欲聚厥事行，爲書以傳來世，而先生之子玉汝、從子嗣汜，忽踵濂門，以先生從弟無忌所爲狀，請爲表以勒諸墓上，濂何敢辭。

先生諱震亨，字彦修，姓朱氏。其先出於漢槐里令雲之後，居平陵，至晋永興中，臨海太守汎，始遷今婺之義烏。子孫蟬聯，多發聞於世，郡志家乘載之爲詳。當宋之季，有東堂府君者，諱良祐，懿然君子人也，蓋以六經爲教，以弘其宗。府君生某，某生迪功郎桂，迪功生鄉貢進士環，先生之大父也。父諱元，母某氏。先生受資爽朗，讀書即了大義，爲聲律之賦，刻燭而成，長老咸器之。已而棄去，尚俠氣，不肯出人下，鄉之右族咸陵之，必風怒電激求直於有司。上下摇手相戒，莫或輕犯。時鄉先生文懿許公，講道東陽八華山中，公上承考亭朱子四傳之學，授受分明，契證真切，擔簦而從之者，亡慮數百人。先生嘆曰：丈夫所學，不務聞道，而唯俠是尚，不亦惑乎？乃摳衣往事焉。先生之年，蓋已三十六矣。公爲開明天命人心之秘，内聖外王之微，先生聞之，自悔昔之沉冥顛隮，汗下如雨。由是日有所悟，心扃融廓，體膚如覺增長，每宵挾册坐至四鼓，潛驗默察，必欲見諸實踐，抑其疏豪，歸於粹夷，理欲之關，誠僞之限，嚴辨確守，不以一毫苟且自恕。如是者數年，而其學堅定矣。歲當賓興，先生應書秋闈，幸沾一命，以驗其所施，再往，再不利，復嘆曰：不仕固無義，然得失則有命焉。苟推一家之政，以達於鄉黨州閭，寧非仕乎？先是，府君置祭田三十餘畝，合爲一區，嗣人遞司穡事，以陳時薦。然有恒祭而無恒所，先生乃即適意亭遺址，建祠堂若干楹，以奉先世神主。歲時行事，復考朱子家禮，而損益其儀文，少長咸在，執事有恪，深衣大帶，以序就列，宴私洽比，不愆於禮。適意亭者，府君所造，以延徐文清公之地，先生弗忍其廢，改創祠堂之南，俾諸子姓肄習其中。包銀之令下，州縣承之，急如星火，一里之間，不下數十姓，民莫敢與辨。先生所居里，僅上富氓二人。郡守召，先生自臨之，曰：此非常法，君不愛頭乎？先生笑曰：守爲官，頭固當惜，民不愛也，此害將毒子孫，必欲多及民，願倍輸吾産當之。守雖怒，竟不能屈。縣有暴丞，好諂瀆鬼神，欲修岱宗祠以徼福，懼先生莫己與，以言嘗之曰：人之死生，岳神實司之，欲治其宫，孰敢干令？先生曰：吾受命於天，何庸媚土偶爲生死計耶？且岳神無知則已，使其有知，當此儉歲，民食糠核不飽，能振吾民者，然後降之福耳。卒罷其事。賦役無藝，胥吏高下其手，以爲民奸。先生集同里之人謂曰：有田則科徭隨之，君等入胥吏餌而互相傾，非策之上也，宜相率以義，絜其力之朒贏而敷之。衆翕然從。每官書下，相依如父子，議事必先集。若苛斂之至，先生即以身前，辭氣懇款，上官多聽，爲之損裁。縣大夫勸耕於鄉，將有要於民，先生懼其臨境，邪幅扉屨，往迎於道左。大夫驚曰：先生何事乃爾耶？先生曰：民有役於官，禮固應爾。大夫曰：勸耕善乎？先生曰：私田不煩官勸，第公田生青芻耳。是時圭田賦重，種户多逃亡，故先生以此爲風。大夫一笑而去。鄉有蜀墅塘，周圍凡三千六百步，溉田至六千畝而羸，堤壞而水竭，數以旱告，先生倡民興築，置坊庸，鑿爲三竇，時其淺深而舒泄之，民食其利。後十年，山水暴至，堤又壞，先生命再從子漳力任其事，以嗣其成。縣令長或問決獄得失，先生必盡心爲之開導。東陽郭氏父子三人，虐毆小民幾斃，又貫針鰍腹，逼使吞之。事移義烏鞫問，當其子父皆死。先生曰：原其故殺之情，亦一人可償爾。一子從父之令，宜從末減，若皆殺之，無乃已重乎？事上從先生議。張甲行小徑中，適李乙荷任器來，幾中甲目，甲怒拳其耳而死。甲乙皆貧人，甲又有九十之親。先生曰：貰甲罪則廢法，狥法甲必瘦死，親無以養亦死，乙屍暴於道，孰爲藏之？不若使竟其葬埋，且慰其親，徐來歸獄，服中刑耳。或曰：甲或逃奈何？先生曰：若以誠待之，必不爾也。縣如先生言，後會赦免。細民有斬先生丘木者，先生訊之，民弗服，先生聞於縣，將逮之。人交讓民曰：汝奈何犯仁人耶？民曰：計將安出？人曰：先生，長者也，急舁木還之，當爾貸。民從之，先生果置而不問。先生客吴妙湛院，尼刻木作人形，以爲厭蠱，館客陳庚得之，欲發其事，尼懼甚，先生知之，以計紿陳出，碎其木刻。陳歸怒且詈，先生徐曰：君乃士人，獲此聲於吴楚間，甚非君利，儻乏金，吾財可通用，勿憂也。尼後輦金帛爲謝，先生叱而去。方岳重臣及廉訪使者，聞先生名，無不願見，既見，無不欲交章薦之，先生皆力辭，唯民瘼吏弊，必再三蹙頞告之，不啻親受其病者。覃懷鄭公持節浙東，尤敬先生，以尊客禮禮之，衆或不樂，競短其行於公，公笑曰：朱聘君盛舉諸公之長，而諸公顧反短之，何其量之懸隔耶？皆慚不能退。初，先生壯齡時，以母夫人病脾，頗習醫，後益研磨之，且曰：吾既窮而在下，澤不能至遠，其可遠者，非醫將安務乎？時方盛行陳師文、裴宗元所定大觀二百九十七方，先生獨疑之，曰：用藥如持衡，隨物重輕而爲前却，古方新證，安能相值乎？於是，尋師而訂其説，渡浙江走吴，又走宛陵，走建業，皆不能得，復回武林。有以羅司徒知悌爲告者，知悌字子敬，宋寶祐中寺人，精於醫，得金士劉完素之學，而旁參於李杲、張從正二家，然性倨甚，先生謁焉，十往返不能通。先生志益堅，日拱立於其門，大風雨不易。或告羅曰：此朱彦修也，君居江南而失此士，人將議君後矣。羅遽修容見之，一見如故交，爲言學醫之要，必本於《素問》《難經》，而濕熱相火爲病最多，人罕有知其秘者。兼之長沙之書詳於外感，東垣之書詳於内傷，必兩盡之，治疾方無所憾，區區陳裴之學，泥之且殺人。先生聞之，夙疑爲之釋然。學成而歸，鄉之諸醫，始皆大驚，中而笑且排，卒乃大服相推尊，願爲弟子。四方之疾迎候者無虚日，先生無不即往，雖雨雪載途，亦不爲止。僕夫告痛，先生諭之曰：疾者度刻如歲，而欲自逸耶？窶人求藥，無不與，不求其償，其困厄無告者，不待其招，注藥往起之，雖百里之遠弗憚也。江浙省臣往討閩寇，深入瘴地，遂以病還錢塘，將北歸，先生脈之曰：二十日死，使道經三衢時召吾，可使還燕，然亦不能生之也。如期，卒於姑蘇驛。權貴人以微疾來召，危坐中庭，列三品儀衛於左右。先生脈已，不言而出，或追問之，先生曰：三月後當爲鬼，猶有驕氣耶？及死，其家神先生之醫，載粟爲壽，先生辭之。一少年病熱，兩顴火赤，不能自禁，躁走於庭，將蹈河，先生曰：此陰證也。製附子湯飲之。衆爲之吐舌，飲已，其疾如失。先生治療，其神中若此甚多，門人類證有書，兹不詳載。先生孤高如鶴，挺然不群，雙目有小大輪，日出明，雖毅然之色不可凌犯，而清明坦夷，不事表襮，精神充滿，接物和粹，人皆樂親炙之。語言有精魄，金鏘鐵鏗，使人側耳聳聽，有蹶然興起之意。而於天人感應殃慶類至之説，尤竭力戒厲，反覆不厭。故其教人也，人既易知，昏明强弱，皆獲其心。老者則愛慈祥，幼者則樂恭順，莫不皆知忠信之爲美，固未能一變至道，去泰去甚，有足觀者，或有小過，深掩密覆，唯恐先生之知。凡先生杖屨所臨，人隨而化。浦陽鄭太和，十世同居，先生爲之喜動顔面，其家所講冠婚喪祭之禮，每咨於先生而後定。蓋先生之學，稽諸載籍，一以躬行爲本，以一心同天地之大，以耳目爲禮樂之原，積養之久，内外一致，夜寐即平晝之爲，暗室即康衢之見，汲汲孜孜，耄而彌篤。每見誇多門靡之士，輒語之曰：聖賢一言，終身行之弗盡矣。以爲多，至於拈英摘艷之辭，尤不樂顧，且以吾道蟊賊目之。及自爲文，率以理爲宗，非有關於綱常治化，不輕論也。居室垣墉，敦尚儉樸；服御唯大布寬衣，僅取蔽體；藜羹糗飯，安之如八珍。或在豪大姓家，當其肆筵設席，水陸之羞，交錯於前，先生正襟默坐，未嘗下箸。其清修苦節，能爲人之所不能爲，而於世上所悦者，淡然無所嗜，惟欲聞人之善，如恐失之，隨聞隨録，用爲世勸。遇有不順軌則者，必誨其改；事有難處者，又導之以其方。晚年識見尤卓，嘗自括蒼還。道過永康，謂人曰：青田之民嚚悍，值此法弛令乖之時，必依險阻嘯聚爲亂。已而果然。又嘗告親友曰：吾足迹所及廣矣，風俗澆漓甚，垂髫之童，亦能操狡謀罔上，天怒已極，必假手殲之，力善以延其胤乎？時方承平，聞者咸笑先生之迂。言未幾，天下大亂，空村無煙，火動百餘里。先生所著書，有《宋論》一卷，《格致餘論》若干卷，《局方發揮》若干卷，《傷寒論辨》若干卷，《外科精要發揮》若干卷，《本草衍義補遺》若干卷，《風水問答》若干卷，凡七種。微文奥義，多發前人之所未明。先生嘗曰：義理精微，禮樂制度，吾門師友論著已悉，吾可以無言矣。故其所述，獨志於醫爲多。先生生於至元辛巳十一月二十八日，卒於至正戊戌六月二十四日。瀕卒無他言，獨呼嗣汜，謂曰：醫學亦難矣，汝謹識之。言訖，端坐而逝，享年七十有八。娶戚氏，道一書院山長象祖之女，先三十五年卒。子男二：嗣衍、玉汝。嗣衍亦先三年卒。女四，適敷似翁、蔣長源、吕文忠、張思忠。孫男一，文椐；女二，一適丁榆，一尚幼。其年十一月日，始葬先生於某山之原，卒後之五月也。先生所居曰丹溪，學者尊之而不敢字，故因其地稱之曰丹溪先生云。夫自學術不明於天下，凡聖賢防範人心，維持世道之書，往往割裂摭拾，組織成章，流爲嘩世取寵之具。間有注意遺經，似若可尚，又膠於訓詁之間，異同紛拏，有如聚訟。其視身心，皆藐然若不相關，此其知識反出於不學庸人之下。吁嚱！秦漢以來，則或然矣。然而靈豸不鳴，孽狐之妖弗息；黄鐘不奏，瓦缶之音日甚。天開文運，濂洛奮興，遠明凡聖之緒，流者遏而止之，膠者釋而通之，一期闓廓其昏翳，挽回其精明而後已。至其相傳，唯考亭集厥大成，而考亭之傳，又唯金華之四賢，續其世胤之正，如印印泥，不差毫末，此所以輝連景接而芳猷允著也。先生少負任俠之氣，不少屈撓，及聞道德性命之説，遽變之而爲剛毅，所以局量弘而載任重，寤寐先哲，唯日不足，民吾同胞之念，須臾莫忘，雖其力或弗支，苟遇惠利少足以濡物，必委蛇周旋，求盡其心，應接之際，又因人心感發之機，而施仁義之訓，觸類而長，開物成化。所謂風雨霜露，無非君子之教者，要亦不可誣也。致思於醫，亦能搜隱抉秘，倡期南方之絶學，嬰疢之家，倚以爲命。先生一布衣耳，其澤物有如此者，使其得位於朝，以行其道，則夫明效大驗，又將何如哉？嗚呼！先生已矣，其山峙淵澄之色，井潔石貞之操，與其不可傳者，弗能即矣。徒因其遺行而誦言之，見聞不博，惡能得十一於千百之間哉！雖然，捨是又無足以求先生者，敢摭狀之概叙而爲之銘曰：

濂洛有作，性學復明。考亭承之，集厥大成。化覃荆揚，以及閩粤。時雨方行，區萌畢達。世胤之正，實歸金華。綿延四葉，益燁其葩。辟諸〔一〕上尊，置彼逵路。隨其志分，不爽其度。有美君子，欲振其奇。血氣方剛，疇能侮予。七尺之軀，忍令顛越。壯齡已逾，亟更其轍。更之伊何？我笈有書。負而東游，以袪所疑。非刻非厲，曷圖曷究。豈止惜陰，夜亦爲書。昔離其罿，今廓其蒙。始知人心，同〔二〕宇宙同。出將用世，時有不〔三〕利。孚惠家邦，庶亨厥志。勸我祠事，以帥其宗。况有詩書，以陶以礲。以暢其施，期壽夫物。苟躬可捐，我豈遑恤。仁義之言，繩繩勿休。昭朗道真，釋除欲仇。上帝有赫，日注吾目。天人之交，間不容粟。聽者聳然，如聞巨鏞。有聲鏗鍧，無耳不聰。旁溢於醫，亦紹絶躅。開闡玄微，功利尤博〔四〕。斂其豪英，變爲毅弘。所以百爲，度越於人。呫呫世儒，出入口耳。競藻門華，析門殊軌。以經爲戲，此孰甚焉。不有躬行，其失曷鐫。世涂方冥，正資揚燎。夢夢者天，使埋其耀。

〔一〕「諸」：原脱，據弘治本、上科本補。
〔二〕「同」：上科本作「與」。
〔三〕「不」：上科本作「小」。
〔四〕「博」：上科本作「溥」。

精神上徹，定爲長庚。與造化游，白光焞焞。表德幽墟，遵古之義。僉曰允哉，是詞無愧。

丹溪翁傳

戴九靈良撰

丹溪翁者，婺之義烏人也，姓朱氏，諱震亨，字彦修，學者尊之曰丹溪翁。翁自幼好學，日記千言。稍長，從鄉先生治經，爲舉子業。後聞許文懿公得朱子四傳之學，講道八華山，復往拜焉。益聞道德性命之説，宏深粹密，遂爲專門。一日，文懿謂曰：吾卧病久，非精於醫者，不能以起之。子聰明異常人，其肯遊藝於醫乎？翁以母病脾，於醫亦粗習，及聞文懿之言，即慨然曰：士苟精一藝，以推及物之仁，雖不仕於時，猶仕也。乃悉焚棄向所習舉子業，一於醫致力焉。時方盛行陳師文、裴宗元所定大觀二百九十七方，翁窮晝夜是習，既而悟曰：操古方以治今病，其勢不能以盡合。苟將起度量、立規矩、稱權衡，必也《素》《難》諸經乎？然吾鄉諸醫，鮮克知之者。遂治裝出遊，求他師而叩之。乃渡浙河，走吴中，出宛陵，抵南徐，達建業，皆無所遇。及還武林，忽有以其郡羅氏告者。羅名知悌，字子敬，世稱太無先生，宋理宗朝寺人，學精於醫，得金劉完素之再傳，而旁通張從正、李杲二家之説。然性褊甚，恃能厭事難得意。翁往謁〔一〕焉，凡數往返不與接。已而求見愈篤，羅乃進之，曰：子非朱彦修乎？時翁已有醫名，羅故知之。翁既得見，遂北面再拜以謁，受其所教。羅遇翁亦甚歡，即授以劉、張、李諸書，爲之敷揚三家之旨，而一斷於經，且曰盡去，而舊學非是也。翁聞其言，涣焉無少凝滯於胸臆。居無何，盡得其學以歸。鄉之諸醫泥陳、裴之學者，聞翁言，即大驚而笑且排，獨文懿喜曰：吾疾其遂瘳矣乎！文懿得末疾，醫不能療者餘十年，翁以其法治之，良驗。於是，諸醫之笑且排者，始皆心服口譽。數年之間，聲聞頓著。翁不自滿足，益以三家之説推廣之。謂劉、張之學，其論臟腑氣化有六，而於濕、熱、相火三氣致病爲最多，遂以推陳致新瀉火之法療之，此固高出前代矣。然有陰虚火動，或陰陽兩虚濕熱自盛者，又當消息而用之。謂李之論飲食勞倦，内傷脾胃，則胃脘之陽不能以升舉，并及心肺之氣，陷入中焦，

〔一〕「謁」：原作「竭」，據弘治本、上科本改。

而用補中益氣之劑治之，此亦前人之所無也。然天不足於西北，地不滿於東南。天，陽也；地，陰也。西北之人，陽氣易於降；東南之人，陰火易於昇。苟不知此，而徒守其法，則氣之降者固可愈，而於其昇者亦從而用之，吾恐反增其病矣。乃以三家之論，去其短而用其長，又復參之以太極之理，《易》《禮記》《通書》《正蒙》諸書之義，貫穿《内經》之言，以尋其指歸。而謂《内經》之言火，蓋與太極動而生陽、五性感動之説有合；其言陰道虚，則又與《禮記》之養陰意同。因作相火及陽有餘陰不足二論，以發揮之。其論相火有曰：陽動而變，陰静而合，而生水火木金土。然火有二焉，曰君火，曰相火。君火者，人火也；相火者，天火也。火内陰而外陽，主乎動者也，故凡動皆屬火。以名而言，形質相生，配於五行，故謂之君；以位而言，生於虚無，守位禀命，故謂之相。天生物恒於動，人有此生，亦恒於動。然其所以恒於動者，皆相火助之也。見於天者，出於龍雷則木之氣，出於海則水之氣也，具於人者寄於肝腎二部，肝屬木而腎屬水也。膽者肝之府，膀胱者腎之府，心胞絡者腎之配，三焦以焦言，而下焦司肝腎之分，皆陰而下也。天非此火不能生，人非此火不能以有生。天之火雖出於木，而皆本乎地。故雷非伏、龍非蟄、海非附於地，則不能鳴，不能飛，不能波也。鳴也，飛也，波也，動而爲相火者也。肝腎之陰，悉具相火，人而同乎天也。或曰相火，天人所同，東垣何以指爲元氣之賊？又謂火與元氣不兩立，一勝則一負，然則如之何而可使之無勝負乎？曰：周子曰，神發知矣。五性感動而萬事出，五者之性，爲物所感，不能不動。謂之動者，即《内經》五火也。相火易動，五性厥陽之火又從而扇之，則妄動矣。火既妄動，則煎熬真陰，陰虚則病，陰絶則死。君火之氣，《經》以暑與熱言之，而相火之氣，則以火言，蓋表其暴悍酷烈，有甚於君火也。故曰相火元氣之賊。周子曰：聖人定之以中正仁義而主静。朱子亦曰：必使道心常爲之主，而人心每聽命焉。此善處乎火者也。人心聽命於道心，而又能主之以静，彼五火將寂然不動。而相火者，惟有扶助造化，而爲生生不息之運用爾。夫何元氣之賊哉！或曰：《内經》相火注，言少陰少陽矣，未嘗言及厥陰太陽，而吾子言之何也？曰：足太陽少陰，東垣嘗言之，治以炒柏，取其味辛，能瀉水中之火。戴人亦言膽與三焦、肝與胞絡，皆從火治。此歷指龍雷之火也。余以天人之火皆生於地，如上文所云者，實廣二公之意耳。或曰：《内經》言火者非一，往往於六氣中見之，而言臟腑者未之有也。二公豈他有所據耶？曰：《經》以百病皆生於風寒暑濕燥火之動而爲變者。岐伯歷指病機一十九條，而屬火者五，此非相火爲病之出於臟腑者乎？考之《内經》，諸熱瞀瘛，則屬之火；諸狂躁越，則屬之火；諸病胕腫痛酸驚駭，則屬之火。又《原病式》曰：諸風掉眩，屬於肝火之動也；諸風膹鬱病痿，屬於肺火之昇也；諸濕腫滿，屬於脾火之勝也；諸痛癢瘡瘍，屬於心火之用也。是皆火之爲病，出於臟腑者然也。噫！以陳無擇之通達，猶以暖識論君火，日用之火論相火，是宜後人之聾瞽哉！其論陽有餘陰不足，有曰：人受天地之氣以生，天之陽氣爲氣，地之陰氣爲血。然氣常有餘，而血常不足，何爲其然也？天，大也，爲陽，而運於地之外；地，居天之中爲陰，而天之大氣舉之。日，實也，屬陽，而運於月之外；月，缺也，屬陰，而稟日之光以爲明者也。則是地之陰已不勝夫天之陽，月之陰亦不敵於日之陽，天地日月尚然，而況於人乎？故人之生，男子十六歲而精通，女子十四歲而經行。是有形之後，猶有待於乳哺水穀之養，而後陰可與陽配成乎人，而爲人之父母。古人必近三十、二十而後嫁娶者，可見陰氣之難於成，而古人之善於保養也。錢仲陽於腎有補而無瀉，其知此意者乎？又按《禮記》注曰：人惟五十，然後養陰者有以加。《内經》年至四十，陰氣自半，而起居衰矣。男子六十四歲而精絶，女子四十九歲而經斷。夫以陰氣之成，止爲三十年之運用，而竟已先虧，可不知所保養也。《經》曰：陽者，天也，主外；陰者，地也，主內。故陽道實陰道虛，斯言豈欺我哉！或曰：遠取諸天地日月，近取諸男女之身，曰有餘，曰不足，吾已知之矣。人在氣交之中，今欲順陰陽之理，而爲攝養之法，如之何則可？曰：主閉藏者，腎也；司疏泄者，肝也。二臟皆有相火，而其繫上屬於心。心，君火也，爲物所感，則易於動，心動則相火翕然而隨。聖賢教人收心養心，其旨深矣。天地以五行更迭衰旺而成四時，人之五臟六腑，亦應之而衰旺。四月屬巳，五月屬午，爲火不旺。火爲肺金之夫，火旺則金衰；六月屬未，爲土大旺，土爲水之夫，土旺則水衰。况腎水嘗借肺金爲母，以補助其不足。古人於夏月，必獨宿而淡味，兢兢業業，保養金水二臟，正嫌火土之旺爾。《內經》又曰：冬藏精者，春不病温。十月屬亥，十一月屬子，正元氣潛伏閉藏，以養其本然之真，而爲來春升動發生之本。若於此時，不恣欲以自戕，至春升之際，根本壯實，氣不輕浮，尚何病之可言哉！於是，翁之醫益聞。四方以病來迎者，遂輻輳於道，翁咸往赴之。其所治病凡幾，病之狀何如，施何良方，飲何藥而愈，自前至今，驗者何人，何縣里、主名，得諸見聞，班班可紀。浦江鄭義士病滯下，一夕忽昏仆，目上視，溲注而汗瀉。翁診之，脈大無倫，即告曰：此陰虛陽暴絶也，蓋得之病後酒且內，然吾能愈之。急命治人參膏，而且促灸其氣海。頃之手動。又頃而唇動。及參膏成，三飲之，蘇矣。其後服參膏盡數斤，病已。天台周進士病惡寒，雖暑亦必以綿蒙其首，服附子數百，增劇。翁診之，脈滑而數，即告曰：此熱甚而反寒也。乃以辛凉之劑，吐痰一升許，而蒙首之綿減半，仍用防風通聖飲之，愈。周固喜甚。翁曰：病愈後，須淡食以養胃，内觀以養神，則水可生，火可降，否則附毒必發，殆不可救。彼不能然，後告疽發背死。浙省平章南征閩粤還，病反胃，醫以爲可治。翁診其脈，告曰：公之病不可言也。即出，獨告其左右曰：此病得之驚後而使内，火木之邪相挾，氣傷液亡，腸胃枯損。食雖入而不化，食既不化，五臟皆無所稟，去此十日死。果如言。鄭義士家一少年，秋初病熱，口渴而妄語，兩顴火赤，醫作大熱治。翁診之，脈弱而遲，告曰：此作勞後病温，惟當服補劑自已。今六脈皆搏手，必凉藥所致，竟以附子湯啜之，應手而瘥。浙東憲幕敷氏子，病妄語，時若有所見，其家妖之。翁切其脈，告曰：此病痰也。然脈虛弦而沉數，蓋得之當暑飲酸，又大驚。敷曰：然，嘗夏因勞而甚渴，恣飲梅水一二升，又連得驚數次，遂病。翁以治痰補虛之劑處之，旬浹愈。里人陳時叔，病脹，腹如斗，醫用利藥轉加。翁診之，脈數而澀，告曰：此得之嗜酒。嗜酒則血傷，血傷則脾土之陰亦傷，胃雖受穀，不能以轉輸，故陽昇陰降而否矣。陳曰：某以嗜酒，前後溲見血者有年。翁用補血之劑投之，驗。權貴人以微疾來召，見翁至，坐中堂自如。翁診其脈，不與言而出。使詰之，則曰：公病在死法中，不出三月，且入鬼録，顧猶有驕氣耶！後果如期死。一老人病目無見，使來求治。翁診其脈微甚，爲製人參膏飲之，目明如常。時後數日，翁復至，忽見一醫在庭煉礞石，問之，則已服之矣。翁愕然曰：此病得之氣大虚，今不救其虚，而反用礞石，不出夜必死。至夜參半，氣奄奄不相屬而死。一男子病小便不通，醫治以利藥，益甚。翁診〔一〕之，右寸頗弦滑，曰：此積痰病也，積痰在肺。肺爲上焦，而膀胱爲下焦，上焦閉則下焦塞，譬如滴水之器，必上竅通而後下竅之水出焉。乃以發〔二〕大吐之，吐已，病如失。一婦人病不知，稍蘇，即號叫數四而復昏。翁診之，肝脈弦數

〔一〕「診」：原脱，據弘治本、上科本補。
〔二〕「發」：上科本作「法」。

而且滑，曰：此怒心所爲，蓋得之怒而强酒也。詰之，則不得於夫，每遇夜，引滿自酌解其懷。翁治以流痰降火之劑，而加香附以散肝分之鬱，立愈。一女子病不食，面北卧者且半載，醫告術窮。翁診之，肝脈弦出左口，曰：此思男子不得，氣結於脾故耳。叩之，則許嫁，夫〔一〕入廣且五年。翁謂其父曰：是病惟怒可解。蓋怒之氣擊而屬木，故能衝其土之結，今第觸之使怒耳。父以爲不然。翁入而掌其面者三，責以不當有外思，女子號泣大怒，怒已，進食。翁復潛謂其父曰：思氣雖解，然必得喜，則庶不再結。乃詐以夫有書，旦夕且歸，後三月，夫果歸，而病不作。一婦人産後，有物不上如衣裾，醫不能喻。翁曰：此子宫也，氣血虚故隨子而下。即與黄芪、當歸之劑，而加升麻舉之，仍用皮工之法，以五倍子作湯洗濯，皴其皮。少選，子宫上。翁慰之曰：三年後可再生兒，無憂也。如之。一貧婦，寡居病癩，翁見之惻然，乃曰：是疾世號難治者，不守禁忌耳。是婦貧而無厚味，寡而無欲，庶幾可療也。即自具藥療之，病愈。後復投四物湯數百，遂不發動。翁之爲醫，皆此類也。蓋其遇病施治，

〔一〕「夫」：其下原有「人」字，據弘治本、上科本删。

不膠於古方，而所療皆中，然於諸家方論，則靡所不通。他人靳靳守古，翁則操縱取捨，而卒與古合。一時學者咸聲隨影附，翁教之亹亹忘疲。一日，門人趙良仁問大極之旨，翁以陰陽造化之精微與醫道相出入者論之，且曰：吾於諸生中，未嘗論至於此，今以吾子所問，故偶及之，是蓋以道相告，非徒以醫言也。趙出，語人曰：翁之醫，其始橐籥於此乎！羅成之自金陵來見，自以爲精仲景學。翁曰：仲景之書，收拾於殘篇斷簡之餘，然其間或文有不備，或意有未盡，或編次之脱落，或義例之乖舛，吾每觀之，不能以無疑，因略摘疑義數條以示。羅尚未悟，乃遇治一疾，翁以陰虚發熱，而用益陰補血之劑療之，不三日而愈。羅乃嘆曰：以某之所見，未免作傷寒治。今翁治此，猶以芎歸之性辛温，而非陰虚者所宜服，又况汗下之誤乎？翁春秋既高，乃狥張翼等所請，而著《格致餘論》《局方發揮》《傷寒辨疑》〔一〕《本草衍義補遺》、《外

〔一〕「傷寒辨疑」：宋濂《故丹溪先生朱公石表辭》作「傷寒論辨」，證之《玉機微義》諸書，疑當作「傷寒論辨」。

科精要新論》〔一〕諸書，學者多誦習而取則焉。翁簡慤貞良，剛嚴介特，執心以正，立身以誠，而孝友之行，實本乎天質。奉時祀也，訂其禮文而敬泣之；事母夫人也，時其節宣以忠養之。寧歉於己，而必致豐於兄弟；寧薄於己子，而必施厚於兄弟之子。非其友不友，非其道不道。好論古今得失，慨然有天下之憂。世之名公卿多折節下之，翁每直陳治道，無所顧忌。然但語及榮利事，則拂衣而起。與人交，一以三綱五紀爲去就。嘗曰：天下有道，則行有枝葉；天下無道，則辭有枝葉。夫行，本也；辭，從而生者也。苟見枝葉之辭，去本而末是務，輒怒溢顔面，若將浼焉。翁之卓卓如是，則醫又特一事而已。然翁講學行事之大方，已具吾友宋太史濂所爲翁墓志，兹故不録，而竊録其醫之可傳者爲翁傳，庶使後之君子得以互考焉。

論曰：昔漢嚴君平，博學無不通，賣卜成都。人有邪惡非正之問，則依蓍龜爲陳其利害。與人子言，依於孝；與人弟言，依於順；與人臣言，依於忠。史稱其風聲氣

〔一〕「外科精要新論」：宋濂《故丹溪先生朱公石表辭》作「外科精要發揮」，證之《玉機微義》諸書，疑當作「外科精要發揮」。

節，足以激貪而厲俗。翁在婺，得學道之源委，而混迹於醫。或以醫來見者，未嘗不以葆精毓神開其心。至於一語一默，一出一處，凡有關於倫理者，尤諄諄訓誨，使人奮迅感慨激厲之不暇。左丘明有云：仁人之言，其利博哉！信矣。若翁者，殆古所謂直諒多聞之益友，又可以醫師少之哉？

右楊楚玉類集心法，中間水腫、虛腫、痛風、肢節痛、麻木、婦人小便不通等證，文多重出，又取別論附於其間，雖能補其缺略，不免混淆難別，致丹溪主病之旨不明。王季瓛因正論及附論中方未備載，又作附録，如夢遺椿樹根丸、淋證六味地黄丸、婦人三補丸等，不録丹溪原方，却於他書取方名相同增入，藥味與病懸隔。充恐用者不察反致有誤，今以丹溪原論考訂遺誤，録於證首，次附戴原禮辨證，次録正方，以見正法不雜，其附論不去，題曰「附録」，用存編者之意也。復盡載附論中方，題曰「附方」，恐人妄去取也，庶幾明白。又增入外科倒倉等法，以翼其未備，觀者詳焉。

成化庚子花朝日程充識